妇科腹腔镜手术进阶之道：

比手术经验更重要的训练方法

主　编　〔日〕矶部真伦
主　审　曲芃芃　朱颖军
主　译　饶　阳　马耀梅　米　玮　于向阳
副主译　李　雷　陈　震　刘彩艳　范晓东

北京科学技术出版社

著作权合同登记号 图字：01-2022-0639

图书在版编目（CIP）数据

妇科腹腔镜手术进阶之道：比手术经验更重要的训练方法 /（日）矶部真伦主编；饶阳等主译. — 北京：北京科学技术出版社，2022.5
ISBN 978-7-5714-2125-0

Ⅰ. ①妇… Ⅱ. ①矶… ②饶… Ⅲ. ①腹腔镜检一妇科外科手术 Ⅳ. ①R713.165

中国版本图书馆CIP数据核字(2022)第027077号

责任编辑： 张真真
责任校对： 贾 荣
图文制作： 申 彪
责任印制： 吕 越
出 版 人： 曾庆宇
出版发行： 北京科学技术出版社
社　　址： 北京西直门南大街16号
邮政编码： 100035
电　　话： 0086-10-66135495（总编室）
0086-10-66113227（发行部）
网　　址： www.bkydw.cn
印　　刷： 北京宝隆世纪印刷有限公司
开　　本： 787 mm × 1092 mm 1/16
字　　数： 300千字
印　　张： 16
版　　次： 2022年5月第1版
印　　次： 2022年5月第1次印刷
ISBN 978-7-5714-2125-0

定　　价：198.00元

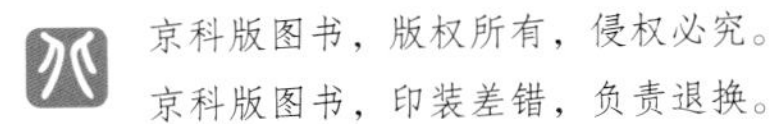

译者名单

（按姓氏拼音排序）

陈　震　天津市中心妇产科医院普通妇科

程广艳　天津市中心妇产科医院肿瘤科

范晓东　天津市中心妇产科医院普通妇科

李　雷　中国医学科学院北京协和医院妇产科

李　潇　天津市中心妇产科医院肿瘤科

刘彩艳　天津市中心妇产科医院肿瘤科

刘子平　山东大学第二医院胃肠外科

马耀梅　天津医科大学肿瘤医院妇科肿瘤科

米　玮　航空总医院妇产科

强天山　天津市中西医结合医院·南开医院手术部

覃慧斯　广西壮族自治区妇幼保健院生殖中心

饶　阳　天津市中心妇产科医院肿瘤科

宋华林　天津医科大学肿瘤医院妇科肿瘤科

宋丽娜　甘肃省甘南藏族自治州人民医院妇产科

许瑞青　天津市中西医结合医院·南开医院妇科

于达克　天津市中心妇产科医院肿瘤科

于向阳　天津市中西医结合医院·南开医院胃肠外一科

张　弘　苏州大学附属第二医院生殖中心

张怡舜　厦门医学院附属第二医院妇产科

朱维培　苏州大学附属第二医院妇产科

序

腹腔镜技术于20世纪90年代初被引入我国，早期主要应用于疾病诊断及绝育手术。随着能量器械的发展，腹腔镜技术在妇产科领域中蓬勃发展，从良性妇科疾病的治疗到恶性肿瘤手术，腹腔镜技术目前已经可以胜任几乎所有的妇科（尤其是妇科肿瘤）手术。

因此，腹腔镜手术技术是所有妇产科医生都必须掌握的。传统的学习方法包括实验模型教学和干箱训练、作为手术助手在实践中向高年资医生学习、参加腹腔镜技术专业培训、参加学术会议、观看手术视频等。对年轻医生来讲，从腹腔镜技术的初学者慢慢变成能够胜任复杂手术的成熟术者常常需要长期的磨炼，正所谓“十年磨一剑”。而对那些已经能够胜任妇科肿瘤腹腔镜手术的术者来讲，他们所经历的磨炼则更为严苛。

年轻医生都希望能够快速掌握腹腔镜手术必备的基本技能，当然，从初识腹腔镜手术所需要的基本技能到基本掌握，再到熟练应用，最后到游刃有余，可能需要漫长的过程，如何缩短这个过程，使年轻医生迅速成长、早日成才，便成为大家十分关注的问题。

日本的医学教育方式以及对年轻医生的培养经验是值得我们学习的，在腹腔镜手术技术培训方面的经验更值得我们借鉴。在众多腹腔镜手术的参考书中，本书是最值得推荐的，并且特别适合腹腔镜初学者。此书是以金尾祐之医生主办的“面向年轻医生的腹腔镜特训研讨会（the Training seminar to Reinforce laparoscopic surgeries of Young generations，TRY 研讨会）”为主要框架编写的通俗易学的教科书。TRY 研讨会曾在日本燃起了全国中青年医生对腹腔镜手术学习和教学的热情。本书附以大量的视频和解读，无论是想学腹腔镜手术技术的年轻医生，还是从事腹腔镜手术技术教学的人员，都可以使用。

希望通过对这本书的学习和领会，年轻的医生们在爱上这本书的同时也能够更好地掌握腹腔镜手术相关的各种技能，并通过临床实践快速提升自己，让患者受益。

中国医学科学院北京协和医院 妇科肿瘤中心

吴　鸣

前 言

当我最后一次点击"保存"，随着鼠标的一声"嘀嗒"，这本书的翻译校对工作宣告完成。侧首望向窗外闪烁的霓虹，思绪回到一年前。那时我作为援助医疗队成员刚刚踏上甘南藏族自治州不久，正在踌躇满志地计划将历练多年的腹腔镜技术传授给翘首已久的西部偏远地区的同行们。

彼时，疫情改变了人们的生活模式，线上的专业学术交流如火如荼。在一次中日妇产科腹腔镜的线上会议中，我有幸听到了新潟大学妇产科矶部真伦医生的精彩演讲，结束时他向中国同行推荐了他作为主编的这本在日本刚一出版就非常受欢迎的著作。我当时就有把它翻译成中文的念头，虽然之前对此毫无经验可谈。之后的过程出乎意料的顺利，这得益于米玮医生和张真真编辑从中斡旋，顺利谈妥了日本中外医学出版社和北京科学技术出版社的版权事宜，随后我便邀请十余位志同道合的中青年医生，开始了翻译工作。

回想起我们自己的专业成长经历，想必大多数国内同行都有相似的感受。毕业后专业技能的继续教育及成长历程大多是由本单位固有的技术水平决定的。随着各大学会的交流日益活跃，中青年同行们能够更容易地获取更多的交流学习机会，包括能够更容易地看到著名专家的手术演示。但是对专业教育背景参差不齐的众多中青年同行们来说，在对不同专家百花齐放的风格进行观摩学习时也势必会有迷茫的感觉。该如何开始着手练习，才能掌握那些专家们历经千锤百炼方窥得堂奥的高超技术呢？对于漂亮而安全的手术，单纯地模仿动作，似乎并不如想象中那么容易复制成功。在为数众多的妇科微创手术专业医生中，能够获得资助到国内仅有的几家腹腔镜技术培训中心学习以及真正能够脱产去心仪的医院实地研修的医生毕竟有限，更不要说出国进修了。事实上，国内不乏介绍高精尖技术的专业书籍，然而适合入门者和缺乏正规培训经历同行的，能够跟上时代步伐的成体系、规范化的教材和课程却为数寥寥。

能从基本技能入手，将流程定型化，并易于传承的技术才是好的技术，正如本书原版的副标题"学习比手术经验更重要的训练方法"，不先去掌握正确的基本知识和技术原理，怎么能做到技术上的"守、破、离"呢？

专业书籍大多会给人晦涩难懂的印象，因此，翻译尤其要讲究精准和流畅。可以想象，对于大多数日语功底较浅的译者，翻译这样一本洞见底蕴、包含大量妇科腹腔镜手术技术细节描述的专著，无异于攀藤附葛。本书对于我们几经摸索才悟出的"只可意会不可言传”的、期盼已久却无处可寻的技术细节和哲学背景的描述，纤悉毕具。此外，书中还穿插了作者们的成长感悟，这些都能令读者甘之如饴。虽然本书还称不上伟大的著作，但它的问世必会令人耳目一新，尤其是踯躅于“陡峭学习曲线”的人们，读完此书，定会一扫平日里心安理得的慵懒之气，打开一扇通往成功的大门，这也是译者们坚持下去的动力，我也为自己最初的决定而感到欣慰。

原版上市后在日本青年一代学者中掀起了一股学习热潮，甚至形成了一个志趣相投的群体。异国有这样一群同行在以这样的一种方式成长，这让我们也期待其译作早日在中国问世，与之相映成辉。

读书犹如慧海拾贝，妇科甚至外科的读者如能从此书中领略到哪怕一点点的感悟，也是对作者和译者的最好回馈。本书的翻译工作得到了曲芃芃教授、朱颖军教授的大力支持，以及北京协和医院李雷教授的悉心指导，在此一并致谢。译文难免有不妥之处，恳请读者批评指正。

饶　阳

2021年5月于新疆和田

原书序

世界上的妇科腹腔镜手术教科书不计其数，我们用心编写这本教科书的理由又是什么呢？本书的特点归纳为如下5点。

- 本书是以在金尾祐之先生主办的“面向年轻医生的腹腔镜特训研讨会（the Training seminar to Reinforce laparoscopic surgeries of Young generations，TRY研讨会）”上学到的知识为基础而编写的通俗易学的教科书。
- 本书内容超越了“TRY研讨会”的框架，使全国的年轻医生和中坚医生群体中燃起了腹腔镜手术学习和教学的热情。
- 本书附以大量的视频和解读，因此无论是对想学腹腔镜手术的人，还是对想教学腹腔镜手术的人，本书都是通俗易懂的教材。
- 书中对腹腔镜手术必须掌握的知识、技术的阐述自不必说，对学习态度的描写更是浓墨重彩。
- 本书不是单纯地介绍“如何做”，而是围绕“为什么是必要的”“为什么要学习”等重视操作规范的哲学背景展开阐述。

每个人都会遇到改变人生的契机，对笔者来说，这个契机无疑是TRY研讨会。如果没有TRY研讨会，应该也不会有这本教科书的诞生。我自己学习腹腔镜技术的契机、行医的态度以及作为教育者的醒悟，都是源于TRY研讨会。

TRY研讨会是自2011年开始举办的历时3年的面向年轻医生的腹腔镜特训研讨会，Ethicon™为赞助商，由当时隶属于仓敷成人病中心的金尾祐之医生担任中心策划人。它和一般的研讨会有何不同呢？它是怎样改变我们的人生的呢？详细情况将会在第1章中叙述。TRY研讨会不仅培育出了众多技术认证医生，其毕业生也在日本各地成为指导者，他们在培养后辈的同时，还在学术会议上大放异彩。另外，我们还超越了TRY研讨会毕业生的界限，创建了涵盖全国的志趣相投、教学相长的医生社群。

以前笔者就有过把TRY研讨会上所学到的内容编写成教科书的想法。基于此，笔者于2019年7月在新潟举办的第61届日本妇科肿瘤学会学术演讲会的“外科系教育的新时代”研讨环节上发表了有关TRY研讨会的演讲。当时，中外医学出版社的上冈先生也提议将TRY研讨会的内容编写为教科书。虽然此前也有由TRY研讨会的毕业生编写教科书的方案，但为了使教科书的内容更具多样性，笔者最终认定最好的方案是超越越TRY研讨会的框架，让来自全国各地的医生聚集在一起编写此教科书，旨在提高腹腔镜手术的技术水平，培育后辈的学习热情。因此，笔者没有拘泥于TRY研讨会的范畴，而是向全国各地的年轻医生和中坚医生发出邀请。

笔者对本教科书的编纂者的请求是“以语言表述和视频为重点”。通过大量使用语言表述和视频，使本书成为不仅对想学习腹腔镜技术的医生，同样对教学者来说也是有用的教科书。

另外，知识和技术的内容自不必说，对学习态度（思想准备）方面的阐述也用了重笔浓墨，因为TRY研讨会不仅包括知识和技术的传授，也包括对学习态度的培养。

而且，笔者认为在日常的学习和教育的过程中，最重要的是两者中各自所蕴含的哲学。教育不仅是单纯地讲方法论，每个人的人生观、社会背景、哲学思维都千差万别，例如“为什么是必要的”“为什么要学习”这些问题，每个人都遵循各自的行动规范和哲学原理前进。这些内容也将包含在本教科书中。相比之下，单纯讲“如何做”的教科书则显得内容浅薄、毫无生趣。

当读者通过阅读本书掌握了与腹腔镜手术相关的各种各样的技能时，衷心希望医生们每天的手术质量都有很大的提升，患者也能从中享受到微创手术的益处。另外，也衷心希望那些为教学而烦恼的教育者们能够通过阅读本书，使自身日常的手术教育发生变化，同样通过学习者的成长，最终使患者从微创手术中获益。

新潟大学妇产科
矶部真伦

目　录

第1章　什么是TRY研讨会　［砚部真伦］1

第2章　学习腹腔镜手术的必要性　［古俣　大］10

第3章　训练环境准备　［堀泽　信］15

第4章　干箱训练的基本知识　27

第5章 实际的训练方法 90

第1章 什么是TRY研讨会

新潟大学妇产科 矶部真伦

正如“序”中提到的那样，毫不夸张地说，TRY研讨会改变了我的人生。没有TRY研讨会，也就不会有这本教科书。我自己学习腹腔镜技术的契机、行医的态度以及作为教育者的觉醒，都是源于TRY研讨会。

TRY研讨会是自2011年开始举办的历时3年的面向年轻医生的腹腔镜特训研讨会。Ethicon™为赞助商，由当时隶属于仓敷成人病中心的金尾祐之先生担任中心策划人。TRY研讨会培育出了很多技术认证医生，这些医生继而成为各地的指导者，进一步培养年青一代，并参与了学术团体中的技术交流传播等活动。此外，他们还超越了研讨会毕业生的界限，在全国范围内形成了一个志趣相投、教学相长的医生社群。

这本教科书的执笔者大多是TRY研讨会的毕业生。这个TRY研讨会和一般的研讨会有何不同，又是怎样改变我们的人生的呢？TRY研讨会的特点不胜枚举，下面列举几个主要的特别之处。

①腔镜界领袖人物主办研讨会。

这是由在学术会议上听众们会站起来观看他演讲的腔镜界领袖人物主办的研讨会，仅此一点就使该研讨会与众不同。

②参加者从全国招募，并以论文形式进行选拔。

像这样从全国招募并以论文形式选拔参加者的私人研讨会是很稀有的。第1届选拔出6人，淘汰率80%。这种特训研讨会对参加者克服困难的能力是有要求的，所以论文形式的自我展示显得很有必要。

③每一期都会布置作业，如果未通过评价该课题的考试就不能被认定为毕业生。

在考试不合格就绝不发资格证书的特训研讨会上考试不合格的可能性很小，这是一个充满魅力、动力和胁迫力的特训研讨会。

④研讨会共3期，包含完成作业的时间在内，为期半年。

现在举行的研讨会大部分都是单次的，而TRY研讨会总共3期，包含完成作业的时间在内，持续半年时间。

TRY研讨会还有很多其他特别之处，但它究竟是什么样的研讨会呢？我将用当时分发的小册子来说明我参加的第1届TRY研讨会。

概述

请看图1–1，有足够的冲击力吧？腔镜界的超凡领袖人物称其为“最理想的研讨会”，这没有理由不令人感到兴奋。

不过，它也提出了参与者应有的思想准备（图1–2）。集训营形式，预示着学员们将面临持续半年的漫漫征途，而且强调只限定年轻医生参加，并将受到严厉的指导，可以看出领袖人物的教育确实是动真格的。然后还要进行考试，如果没有取得参加研讨会的资格，连被判定是否合格的机会都没有。仅此一项就能预想到这是一个足够严格的研讨会了，然而它仍进一步用了更加严格的措辞进行强调（图1–3）：“只请认真的人参加。”这会是什么样的研讨会在等待着我呢？我当时既紧张又兴奋。

TRY 研讨会
面向年轻医生的腹腔镜特训研讨会
The Training seminar to Reinforce laparoscopic surgeries of Young generations
我认为最理想的研讨会
我目前能做的最好的研讨会
那就是TRY研讨会
course coordinator 金尾祐之先生

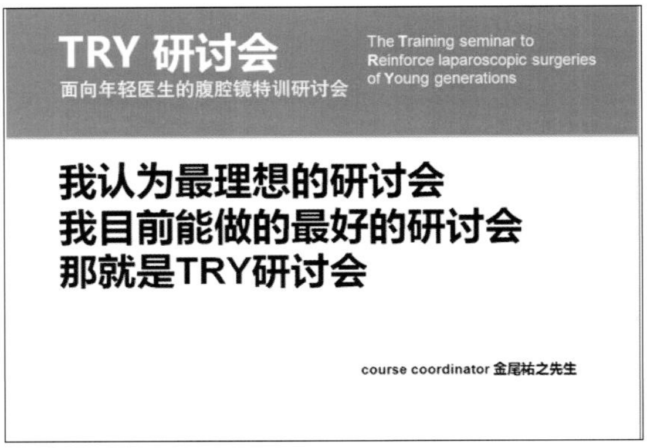

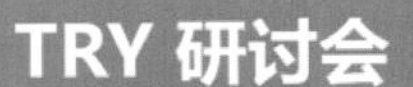

图1–1 TRY研讨会手册（第一部分）

TRY 研讨会
面向年轻医生的腹腔镜特训研讨会
The Training seminar to Reinforce laparoscopic surgeries of Young generations
参加研讨会之前需要了解的事
研讨会采取腹腔镜“浸泡式”集训营形式。
基本风格为“社团活动集训”。因为将受到严厉的指导，所以限定年轻医生参加。
每一期都会布置作业，并进行考试以判定是否合格。
course coordinator 金尾祐之先生

图1–2 TRY研讨会手册（第二部分）

TRY 研讨会
面向年轻医生的腹腔镜特训研讨会
The Training seminar to Reinforce laparoscopic surgeries of Young generations
我会认真教你。
因此，只请认真的人参加。
course coordinator 金尾祐之先生

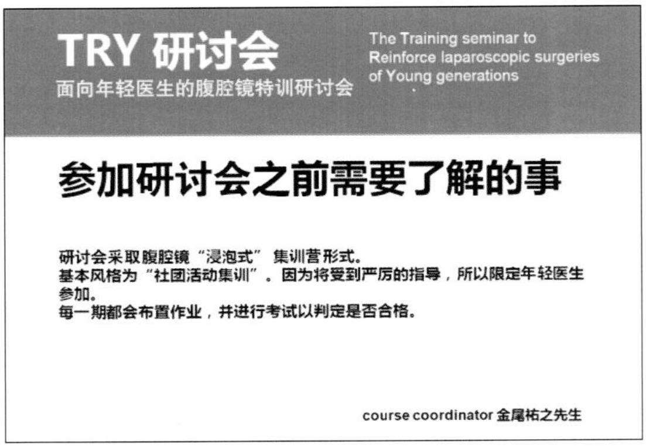

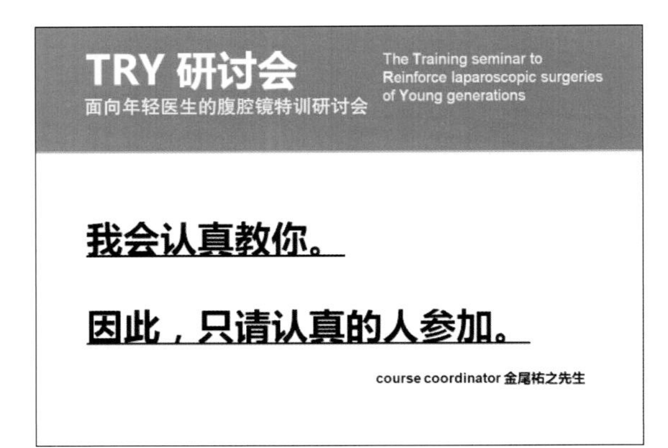

图1–3 TRY研讨会手册（第三部分）

概念

研讨会的概念是什么呢？研讨会大部分都是以干箱训练或演讲等特定形式举办。但是，无论怎么动手训练或从演讲中获取了多少知识，也还是不会做腹腔镜手术。而对手、眼、脑同时进行训练是这个研讨会的最大特点。

手的训练

首先是手的训练（图1-4），这要借助于干式训练箱。毫不夸张地说，全世界的培训研讨会都集中在干箱训练，这是最正统的方法。但是，TRY研讨会的特别之处是每一期都会布置作业，并对结果提出要求。一般的研讨会培训大多强调“坚持”，实则“有始无终”，而TRY研讨会评价的是实践的结果，对是否达标做出判定。来自领袖人物的合格与否的判定不可能不催生出日常训练的强制性吧？

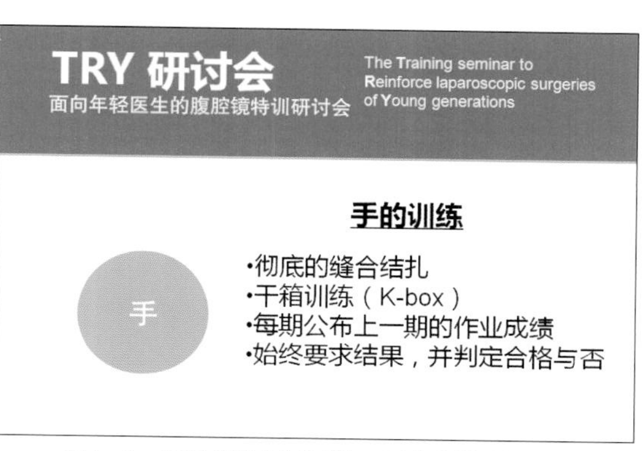

图1-4　TRY研讨会手册：手的训练的说明

眼的训练

接下来是眼的训练（图1-5）。学员将多次观摩金尾先生主刀的未经编辑的腹腔镜下全子宫切除术（TLH）有声视频。腹腔镜手术之所以具有教学性，是因为手术视频可以反复观摩。另外，有声视频在如今虽然很常见，但在当时还是很新颖的。观看无声视频并不能揣摩出术者当时的意图，而通过加入音频，教学变得更易懂。那观摩有什么要领呢？对初学者来说，用心感受手术很重要。“Don’t think! Feeeel!”这么讲并不过分。另外，在我们自己进行实战手术后再回过头来看专家视频时，即使是过去已经看了很多遍的手术也会有不同感受。观摩专家手术视频就是这样，即使是同一个视频，随着我们的成长，再次观看时也会产生新的感悟。

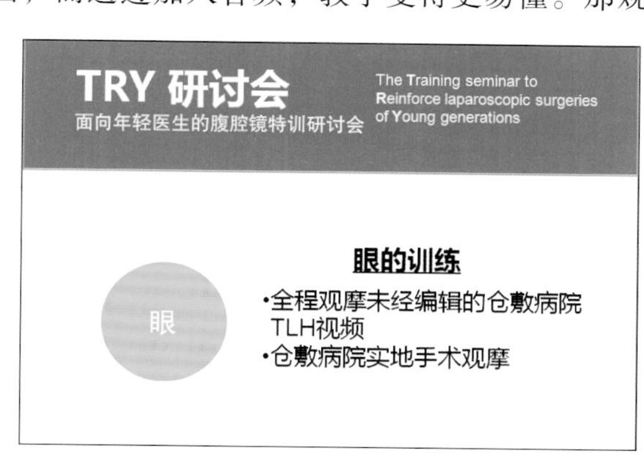

图1-5　TRY研讨会手册：眼的训练的说明

脑的训练

无论看了多少遍手术视频或进行了多少次干箱训练，都无法在不了解解剖结构的情况下完成手术。如今很多医生描述的“膜、层次、间隙”的概念在当时还是很新颖的。专家将腹腔镜放大视野下立体结构的思考转化成理论灌输给我们，这是根据实战经验总结的解剖方法（图1−6）。

TRY研讨会就是将以上三要素融合在一起来学习TLH（图1−7）。

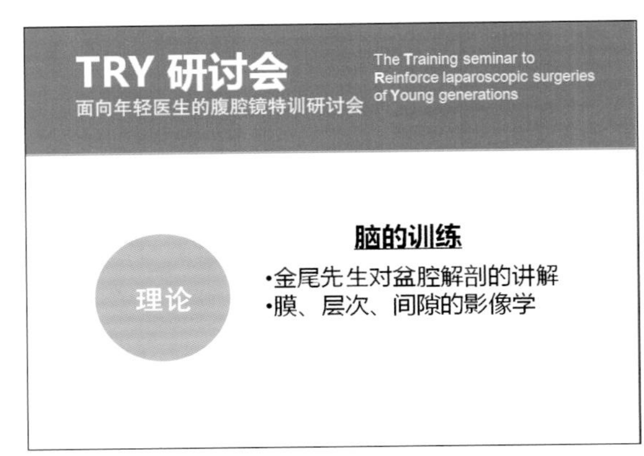

图1−6　TRY研讨会手册：脑的训练的说明

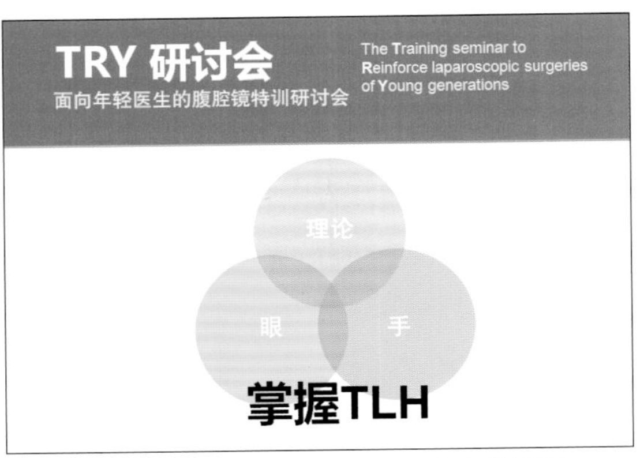

图1−7　TRY研讨会手册：三项能力的掌握

招募要求和选拔方法

招生简章如下。

①取得专科医师资格13年内的医生。

②有30例腹腔镜手术主刀经验者。

③能全程参加研讨会1～3期者。

④能够认真对待每一期作业，并持续努力者。

此外，选拔方法为小论文形式，要求用语言表述并自我展示对腹腔镜手术的“激情”。当时全国约有30名医生报名，最终从中选拔出6名。

研讨会的实际情况

研讨会的实际情况如下（图1−8）。

1期　大阪

1期于2011年11月举行，从全国选拔的6位医生聚集在大阪，所有参加者都是初次见面。

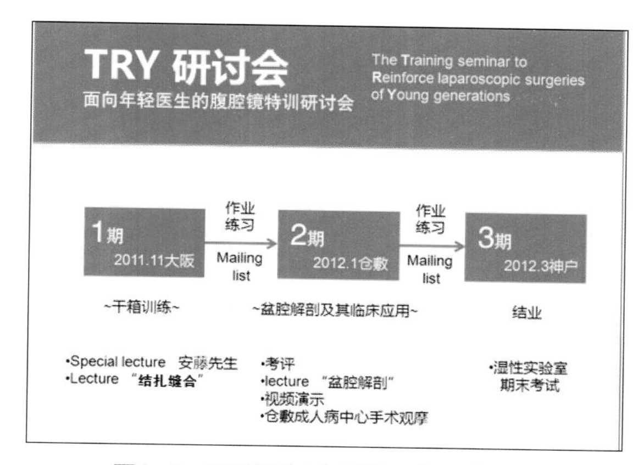

图1-8　TRY研讨会手册：实际的日程

开场是金尾先生题为“我的成长之路”的演讲。作为腹腔镜专家，作为奔走于全国各地传播技术的超凡的领袖人物，金尾先生当然并非一开始就很顺利，而是经历了高潮和低谷，以及职业、工作环境的诸多变数才走到今天。他谈到了自己真实的“历史”，例如如何修正自己的目标，以及家人的支持等。这个演讲非常新颖并具有冲击力，对之后的我产生了深远的影响。说到演讲，我以往对演讲唯一的概念就是展示自己的手术技术和论文等知识，但金尾先生通过分享他的个人成长史，让我知道即使是专家也需要克服各种各样的困难。成为专家的路途虽然遥远，但目标清晰可见，这也许就是我所理解的动力吧。如今在我主办的研讨会上，我也一定会邀请某位参与者讲述自己的成长史。

随后，实际的技术指导开始了。为了评估每个人当时的能力，学员要在大家面前完成一项任务：把逆向放置的20 cm 1-0薇乔针线转换成顺向持针，完成3次结扎并剪断。值得注意的是，这个任务是在研讨会几乎刚开始时做的预测试，而且这些操作都是在所有人的注视下进行的。在随后的6个月中，在矢志同心的伙伴们面前进行缝合结扎这样的“自我展示”的做法具有以下意义：①痛感自己的实力不足；②有了“只能通过暴露自己的真实情况才能进步”的觉悟；③与既是伙伴又是竞争对手的其他参与者一起进行自我展示，增强伙伴意识。当时大家紧张地进行结扎的情景，我至今仍记忆犹新。

后来，我们听了缝合结扎的讲座，并花了一整天时间进行训练。晚上是联谊会，起初大家都比较尴尬拘谨，但随着酒精慢慢发挥作用，气氛逐渐融洽，我们谈论起各自的梦想和烦恼。在这个研讨会中，联谊活动的作用不可小觑，不仅能获得知识和技能，还能在联谊聚会中形成社群。

第二天，金尾先生布置了作业，在预测试中进行的“把逆向放置的20 cm 1-0薇乔针线转换成顺向持针，完成3次结扎并剪断”要在45秒内完成。他要在2个月后的第2期研讨会上对该项作业进行验收评估。当时，我们被反复告知“结果就是一切”。

任何“注重过程”的论调都只是搪塞的借口而已。与手术一样，训练的成绩需要“一次性地”展现。怀揣着新的决心，我们回到了各自的家乡继续训练。

本地的培训

每个人都回到各自的家乡并开始训练，我们6个人和金尾先生之间的联络媒介是Mailing list。到家之后，金尾先生给我们发了一封“只看结果进行评价”的邮件，这使我们充满了动力。大家用Mailing list相互鼓励，随后便开始了各自的训练。尽管如此，本地的训练却是极其困难的，理由如下。

①在接受关于缝合的讲座指导之后，就没有复习缝合方法的途径了。

当时，诸如e-learning之类的形式还没有被开发出来，还无法从YouTube以及Ethicon等网站了解关于缝合技巧的知识。

②缺乏反馈。

自己一个人学习是很难的。由于对缝合训练中有待改进之处和优点无法做到评价和分享，所以我只能在孤独的状态下闭门造车。

③没有形成良好的社群。

Mailing list这种形式，让我感到与千里之外的伙伴之间的距离非常远，很难了解竞争对手们进行了什么样的训练及他们是如何成长的。

基于对这些困难的考虑，第2届的学员们开始使用“Facebook”代替Mailing list交流，并创建了社群，这样一来就实现了视频的交换和相互之间的反馈。这些将在第10章中详细描述。

2期　仓敷

2期是2012年1月在仓敷举行的。正式比赛前一天，全体人员进行了模拟练习。我至今还记得比赛前夜辗转反侧，早上5点我就醒来继续最后的练习。

终于到展示作业成绩的时刻了。“把逆向放置的20 cm 1-0薇乔针线转换成顺向持针，完成3次结扎并剪断”，这一连串动作要在45秒内完成，有2次尝试的机会。我至今还清楚地记得那一刻的情景，我的成绩是41秒。2个月的努力获得回报的同时，我发现测评居然也如此激励人心。这是下一期作业的公告：“用3-0薇乔缝线在3D缝合垫上做10次褥式缝合，20分钟内完成。”看来下一期我还要更加努力。

随后是金尾先生的TLH和盆腔解剖的讲座。如今许多医生已经认识到膜、层次和间隙的关系，其实这些都是金尾先生率先提出的。金尾先生将大家平时凭感觉做的手术用语言进行表述，从而使其理解起来更为容易，也对我之后的手术操作产生了很大的影响。这次，我们还得到了金尾先生的带语音解说的TLH无剪辑视频。“每天都要看！”也是我们的作业之一。

接下来，6名学员轮流进行演讲，每人用10分钟的时间介绍有关腹腔镜的内容，并将各自平时在临床上做的手术用语言进行表述。这一环节同样是以“强调结果”为特征的，大家给各自的演讲打分，然后排名。我的成绩排在第3名，虽然很不甘心，但当时我明白了演讲中表达自己观点的重要性。

当晚的联谊会上，友谊渐深的学员们回顾了这2个月的训练和当天进行的测试，我还获得了大家的高度赞扬。

第二天的安排是去仓敷成人病中心观摩手术。我们观摩了3例TLH，1例腹腔镜下卵巢囊肿摘除术。有机会在现场观看恩师做手术是最激动人心的事。将在前一天的讲座中学到的TLH和盆腔解剖理论与现场实际相结合，进一步强化了我们的学习效果。随后，我们6名学员离开了仓敷，怀着新的决心向3期出发。

本地的培训

此后，我们又各自开始了在家乡的训练。在Mailing list中，来自金尾先生的话激励着我，同时我的伙伴意识也增强了，同期学员们的成长也鼓舞着我。邮件中也出现了“初次操刀TLH”“渐入佳境”这样令人振奋的话。

3期的期终测评中也有一个将被判定是否达标的项目——在动物实验室进行“膀胱输尿管新吻合术”。与备考预习视频一同发送来的是金尾先生严厉的声明：“如果不合格，就不会被认定为TRY毕业生。”随后，我们终于迎来了研讨会的最后一期。

3期　神户

3期在神户举行，这是时隔2个月后我与伙伴们的再次聚首。首先，学员们听取了有关能量设备的讲座，并通过视频学习了诸如电刀、Harmonic、Enseal等能量器械和设备的原理、不良事件等。如今，诸如手术能量使用基本原理模块（the fundamental use of surgical energy，FUSE™）这样的有关能量设备的hands-on研讨会[1]已经司空见惯，但在当时这种讲座还是非常少见的。虽然明明知道在进行腹腔镜手术时熟悉能量装置很重要，但现状是医生们还是在一知半解的情况下进行了手术。我觉得这是非常值得学习的内容，不仅可以应用于日常的诊疗，还可以应用于与手术相关的所有医生、护士、临床工程技师（ME）等工作人员的工作中。我预计像FUSE™这样的研讨会将会越来越受欢迎。

晚上是这个研讨会的最后一次联谊会，我们与TRY工作人员的友谊进一步加深，气氛非常高涨。与一起学习了半年的伙伴们的互相赞赏，让我们对第二天的期终测评充满了期待。

毕业测评内容是在动物实验室进行的“膀胱输尿管新吻合术”。历经半年的研讨会训练，羽翼渐丰的6个人均成功地通过了TRY研讨会期终测评，并获得了毕业证书。

1　指有实际动手操作训练内容的培训班。——译者注

庆祝仪式

最后，为了庆祝TRY研讨会的结业，我们举行了毕业典礼。每个人都从金尾先生手中获得了毕业证书，一起参加半年研讨集训的伙伴们相互祝贺鼓励。此时，一个令人感动的结尾出现了，屏幕上播放了总结半年研讨会点点滴滴的“落幕曲”，感动的泪水不由自主地落下。接下来，我们最后一次聆听了金尾先生的教诲，他交给毕业生们两项任务。

①在学会团体中传播未来的成果。

②培养年青一代。

怀揣着新的决心，6名学员告别了TRY研讨会，踏上新的征程。对我来说，当时的胸牌和手册（图1–9）至今仍然是珍贵的收藏。

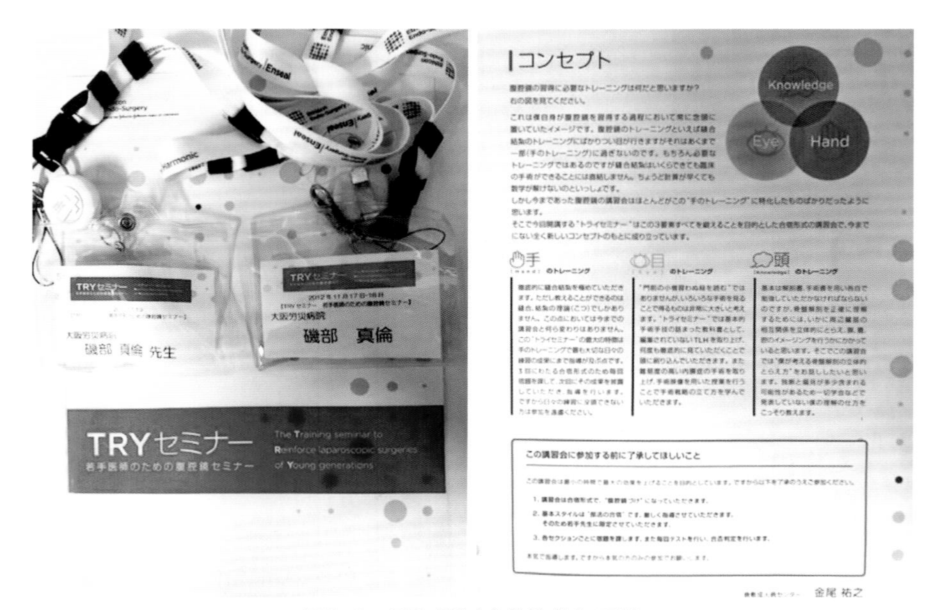

图1–9　TRY研讨会的胸牌和手册

TRY 研讨会后续

个人

就个人而言，我通过TRY研讨会获得了长足的进步，总结如下。

①获得腹腔镜手术所需的能力和知识。

通过这次研讨集训，我获得了腹腔镜手术所需的基本能力，手、眼、脑得到了均衡的训练，这成为我后来提高诊疗能力的重要基石。

②态度（思想准备）。

我了解到，作为医生，态度是多么的重要。思想和动机，决定了诊疗的质量，甚至也决定了成长方式。

③取得日本妇产科内视镜学会技术认证医师资格。

带着从TRY研讨会毕业的自豪和信心，我取得了技术认证医师资格证书。

④形成遍布全国的社群。

在过去，医院和医局（译者注：医局是日本医学界独有的组织机构）一直被认为是医生的社群，而现在我们发现全国到处都有志同道合的同行。而且，同舟共济半年的TRY研讨会的伙伴们形成了不可替代的终身社群。

⑤作为教育者的觉醒。

我尝到了育人的妙处和乐趣，并有志成为和金尾先生一样能培育人才的医生。我自己作为教育者的觉醒正是源于TRY研讨会。

全体

TRY研讨会连续举办了3届，第1届6名学员，第2届10名学员，第3届10名学员。从第2届开始，采用了由毕业生教育新学员的“屋瓦式教育法”。

另外，使用Facebook作为替代Mailing list的通信方式，同届学员即使远隔千里也能获得“同步感”。观看作为竞争对手的同届学员共享的视频可以起到激励作用。将自己的视频上传给指导医生和前辈后得到反馈也是极为有效的进步方式。利用Facebook的教学方法将在第10章中介绍。

3届共26名学员中有22名学员获得了由日本妇产科内视镜学会颁发的腹腔镜技术认证医师资格证书。此外，毕业生们正在逐步引领日本各地的腹腔镜手术技术，并指导年青一代。后来，TRY研讨会历经数年演变为GETS（Gain the Expert’s Technique Seminar）研讨会，同样也培养出了大批毕业生。

毕业后我们利用Facebook来维系社群，半年间同甘共苦的伙伴们与前辈及后辈的关系都非常融洽。我们经常分享当前所在供职机构的报告、各种烦恼、教育方法以及研讨会的资讯等。另外，每逢学术集会，我们一定会举办同学会。我们的社群不仅限于TRY研讨会和GETS研讨会，还有很多志同道合的同行紧紧地联系在一起，形成了全国范围内的医生社群。

第2章　学习腹腔镜手术的必要性

长冈中央综合病院妇产科　古保　大

要　点

- 腹腔镜手术是妇科良性疾病的标准手术方式。
- 腹腔镜手术不是亚专科。腹腔镜手术是妇产科医生的必修课。
- 掌握腹腔镜手术有路可循，但存在一扇关闭道路的“门”。
- 推开这扇门，就一定能学有所成，开始训练吧！

如今，腹腔镜手术在妇产科医生中早已深入人心。特别是年轻医生，学习腹腔镜手术技术的愿望非常强烈。但是，持“腹腔镜手术是特殊手术”观点的仍大有人在。希望通过本章的分析，能消除读者对腹腔镜手术的“偏见”，提高读者学习腹腔镜手术的积极性。

妇科良性疾病的腹腔镜手术

随着腹腔镜手术的发展和普及，“针对恶性肿瘤的腹腔镜手术”成为各个学会的热门话题；相反，“针对良性疾病的腹腔镜手术”的话题却有所减少。因此，让我们重新审视一下“针对良性疾病的腹腔镜手术”的适应证。2019年修订的《妇产科内视镜手术指南》中，良性卵巢肿瘤为“强烈推荐”，子宫良性肿瘤的腹腔镜下全子宫切除术为“推荐选择适合的病例”。具体情况需要自行确认，如果是良性，则推荐腹腔镜手术。“选择适合的病例”主要是针对可能出现的手术并发症的考量，如果评估后确认手术能够安全实施则推荐采用腹腔镜手术。

“腹腔镜手术是妇科良性疾病的标准手术方式”，仅需排除“恶性疾病的可能性”和“（由于肿瘤的大小、位置等）不能安全实施腹腔镜手术”的病例。即便初衷和结果与“从良性病例中选择适合腹腔镜手术的对象”相同，但手术方式选择的过程却截然不同。换句话说，前者只需从良性疾病中排除禁忌证，而后者则是在良性疾病中寻找适应证，希望大家能认识到这一点。如果只从后者的角度出发，腹腔镜手术在扩大适应证方面就会始终停滞不前。

腹腔镜手术是亚专科吗？

取得妇产科专科医生资格后，在考虑所谓的“亚专科”时，常见的选项有“肿瘤”“围产期医学”“生殖医学”和“内视镜手术”（图2-1a）。毫无疑问，前三者是“亚专科”，但“内视镜手术”也如此吗？从各个相关学会认证的资格名称来看，与“妇科肿瘤专科医生”“围产期医学专科医生”和“生殖医学专科医生”相比，“内视镜技术认证医生”并不是专科医生。顾名思义，只是认定有技术，并不是代表医生的亚专科归属。如果换成容易理解的语言，前三者是“job”，而内视镜手术是“skill或ability”。近年来备受关注的“针对恶性肿瘤的腹腔镜手术”，可以理解为是妇科肿瘤专科医生用内视镜（腹腔镜）“skill”进行的。

在日本，从事妇产科诊疗工作的医生，即使各有专长，也大多是每天都在进行良性疾病手术。如前所述，考虑到“腹腔镜是良性疾病的标准手术方式”，大部分妇产科医生都需要掌握腹腔镜手术的“skill”（图2-1b）。

相反，不需要做腹腔镜手术，或者说不需要做良性疾病手术的妇产科医生都有哪些呢？应该是个体开业医生和兼职医生等只从事门诊、分娩业务的医生，以及医院的全职医生中的围产期中心的专职医生等。但是，即使他们目前的状况是“无须对良性疾病进行手术”，那未来也会这样吗？另外，“因为我的专业是××”的说辞，除了为了表明专业以外，不就是作为回避腹腔镜手术的借口吗？当患者被告知“我的专业是围产期医学专业，因此我只能为您实施开腹手术”时，患者能接受吗？

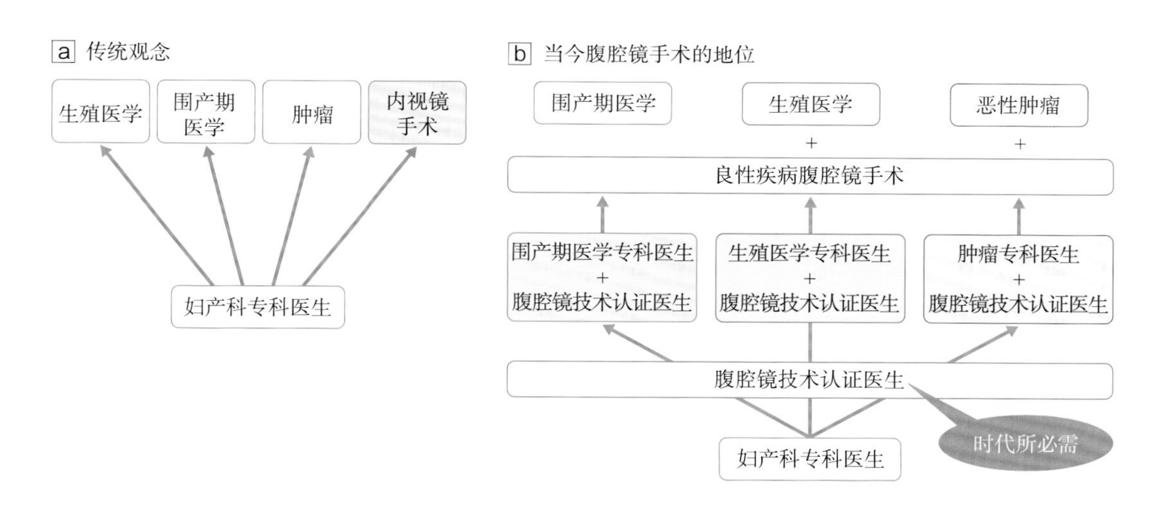

图2-1　妇产科的亚专科

学习腹腔镜手术的障碍

遗憾的是，当真正想学习腹腔镜手术时，自身所处的环境可能无法接受腹腔镜手术培训。笔者认为其中最大的问题是“人”。没有其他医务人员的配合是无法进行医疗工作的，这在腹腔镜手术中表现得尤为显著。近年来，随着腹腔镜手术的普及、设备的完善，腹腔镜手术得到了人们更多的理解和支持。但笔者认为变化最慢的还是妇产科医生。处于领导地位的妇产科医生对腹腔镜手术的抵触，成为年轻医生学习的障碍。

腹腔镜手术是“酸葡萄”？！

“腹腔镜手术是××所以……”这句话是不是很耳熟？被自己的上司这么一说，往往就无法反驳，只能顺从了。抱怨上司“落后于时代”很简单，但是这除了宣泄负面情绪以外无济于事。或许应该试着理解和接受对方。

心理学上有一种理论叫“酸葡萄理论”，这来源于伊索寓言《狐狸和葡萄》，通过诸如“我不想要葡萄，因为它很酸”这样的理由来放弃无法达到的目标。这在心理学上被称为“防御机制”，有“通过放弃可以稳定心理状态”的作用。也就是说，对那个上司来说，“腹腔镜手术是酸的”这一说辞是必要的（图2-2）。只要理解了这一点，秉持正论，不与对方发生冲突就可以了。

在思考“哪边正确”的时候，通常一定要分出胜负。然而，讨论的结果也有可能是被经验丰富的上司说服了，自己也觉得“酸”。应该去理解对方觉得“酸”是有他自己的理由的，而自己保持自己的价值观就够了，没有必要勉强彼此共享价值观。

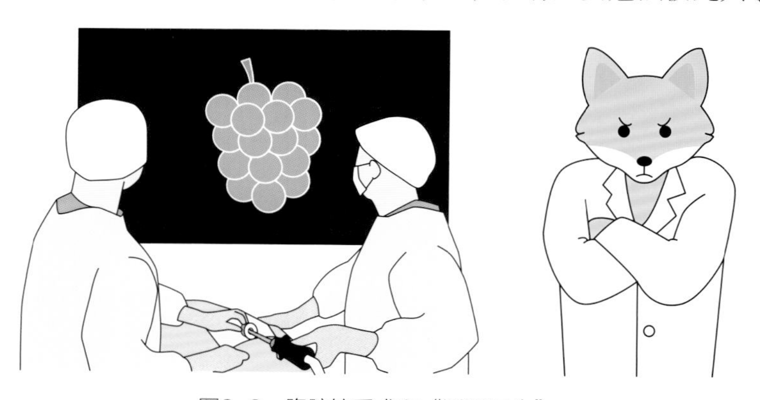

图2-2　腹腔镜手术和“狐狸医生”

学习腹腔镜手术的“门”

笔者希望以学习腹腔镜手术为目标的读者能够意识到，存在着一扇“关闭通向目标道路的门”（图2-3）。在腹腔镜手术发展的黎明期，许多先驱者开拓了道路。虽然有了“学习腹腔镜手术的道路”，但这条道路上存在巨大的障碍，需要通过“特别的”努力来克服它。但是现在，许多前辈们已经清除了那些障碍，我们可以走那条路了。前辈们已经规范了手术技术和教育方法，因此我们无须“异常努力”就能学会。学习腹腔镜手术的道路是所有人都可以走的。

但是，在这条道路的入口处存在着一扇关闭道路的“门”。你也许没有意识到那扇门后有条路，甚至可能连门的存在都没注意到。相反，如果门开得太大，你可能也会忽视门的存在。希望大家知道“门在所有人面前都存在”和“门的前方是通往目标的道路”。

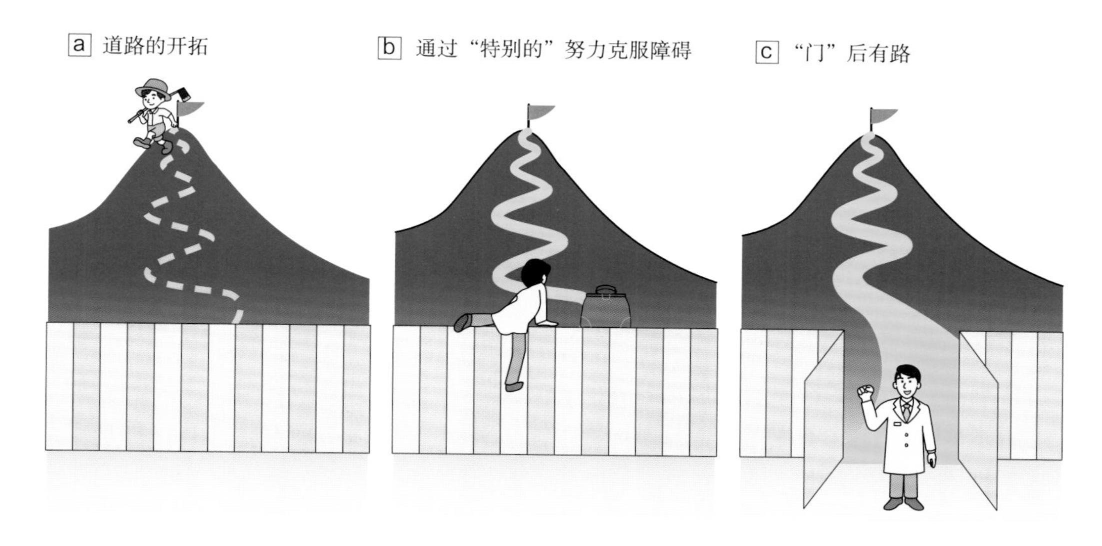

图2-3 “腹腔镜手术学习之路”的变迁

门一定会打开

请思考一下自己面前的那扇门：门开着吗？很多人无法前进，因为门是关着的，看不见路，或者根本不知道门在哪里。对于那扇紧闭的门，你是怎么想的呢？

很多人会认为“我不想费尽心思地去打开这扇门”，笔者也是这样的人。只要确信能达到目标，就会努力，但当面对那些无法确定是否能实现的目标时，人们就会缺乏动力。然而，有一次，门在我面前自然地打开了。穿过那扇门，我真切地感受到有一条通往目标的道路。从那次经历中，我开始思考“门不一定要自己去刻意打开”。我想告诉大家，每个人面前都有一扇门，而且，除非视而不见，否则门一定会打开，道路就会出现在前方。

但是，打开的门可能很快就会关上，门打开时如果不进去就会失去机会，所以要时刻准备着。可能突然有一个可以主刀的机会，如果当时没准备好，机会就会给别人，下次你可能就没有机会了。熟读本书，加以锻炼，定能抓住机会向前进发。

事在人为

虽然知道门是开着的，但如果你仍想在门前逗留，那么还请三思：“那扇门以后还是开着的吗？”也许这扇门只有现在开着，当你觉得“差不多该进去了”的时候，门可能已经关上了。同样的道理也适用于门当前处于关闭状态的情况。如果门打开的时候你不进去，门将会再次关闭。

笔者最担心的是“你自己将门关上，并上锁”。如果只是因为“现在其他的事情都忙不过来”或“现在做不到”而远离腹腔镜手术，等回过神来可能就会变成“自己不需要腹腔镜手术”，最终成为否定腹腔镜手术本身的“狐狸医生”，甚至有成为后辈们前进道路上的障碍的风险。想象一下，对后辈高高在上地说“腹腔镜是‘酸’的！”时自己的姿态。为了避免这种情况，希望你从现在开始准备，哪怕只做一点点努力。

未来的定位

现在有很多这种敞开大门的环境。今后的“门”会更容易通过，未来你的后辈会理所当然地走在这条道路上。那时你的位置在哪里呢？作为前辈，是走在前面了呢，还是站在“自己落锁而紧闭的门”前，望着他们的背影？要变成哪种情况取决于自己。“腹腔镜手术是妇科良性疾病的标准手术方法。”希望在不久的将来，你能坚定地说出这句话。

参考文献

1）日本産婦人科内視鏡学会，編．産婦人科内視鏡手術ガイドライン2019年版．東京：金原出版；2019.

第3章 训练环境准备

长野赤十字病院妇产科 堀泽 信

要 点

- 为了进行干箱训练，需要准备干式训练箱、练习用的持针器和钳子、戳卡、摄像头和显示器，以及练习用的消耗品（针线、海绵、器官模型等）。
- 为了凑齐器材，创造训练的环境，需要5万～20万日元（约合人民币3000～12000元）。
- 以干式训练箱为例，市面上有很多训练专用干式训练箱在销售，但由于这些干式训练箱各具特色，因此要考虑本机构的手术环境来选择最适合的干式训练箱。
- 在选择摄像系统时，除了画质和成本外，还需要考虑实际操作和显示器显示图像之间的时滞。

干箱训练对于做好腹腔镜手术来说也并非不可或缺，实际上，没有干箱训练习惯的专家大有人在。他们中的大多数人在腹腔镜手术盛行之前就已经身经百战，因为手术本身就是一个训练场。在对医疗安全的关注愈发密切的今天，这种On-the-job训练[1]的机会非常有限，渴望获得技能的医生数量与患者数量的比例正在增加，而训练只能在数量非常有限的医疗机构中进行。因此，在实际主刀之前通过模拟训练进行Off-the-job训练[2]的必要性日益增高。如何有效进行Off-the-job训练，也是本书的主题。

为了进行有效的训练，第一步是构筑理想的训练环境。在本章中，我们将针对在家中或工作场所营造训练环境时，需要购买什么、在哪里购买、大致费用，以及能否低价（或免费）获取进行解说。

干箱训练所需的器材

个人进行腹腔镜手术的训练，需要准备模拟度高的干式训练箱、持针器和钳子、戳卡、摄像头和显示器、针线、海绵和器官模型。大约7～8年前，当笔者立志进行腹腔镜手术训练时，市场上还没有供个人使用的干式训练箱，而且市场上正在销售的干式训练箱价格非常昂贵，手术的模拟度也很差。此外，我找不到任何市售的专门用于练习的钳子，因此我购买了昂贵的实际手术用的钳子。我当时购买了相对便宜的网络

1 即临床工作中，特别是外科手术实际操作中的技术训练。——译者注

2 即工作之余利用模拟工具或者其他交流媒介对手术基本技能技巧、手眼协调能力及手术理解能力的训练。——译者注

摄像头，但现在回想起来其画质之差实在是令人绝望。没有练习用的模型，就使用在居家卖场购买的海绵和指套等进行缝合训练。这种状况在近几年有了显著改善，构筑训练环境的成本也大大降低了。即便如此，为了创造理想的训练环境，也是需要付出相应费用的。虽然没有必要投入数十万日元以上购买器材（即便是昂贵的摄像系统集成一体化的训练箱的模拟度往往也较差），但可以考虑将5万～20万日元（约合人民币3000～12000元）的预算作为对自己未来的投资。

干式训练箱

选择干式训练箱要考虑以下要点：①port[1]布局的模拟度；②高模拟度port的类型和自由度；③组装的便捷性；④易于理解的使用方法；⑤尺寸；⑥价格。不存在适合所有人的完美训练箱，因此，了解每种训练箱的特点并选择适合自己的训练箱尤为重要。例如，自制训练箱的手术环境模拟度高，价格也便宜，但是组装起来非常麻烦。而镜头和显示器一体化的系统，虽然组装简单，但个人购买价格过高，而且模拟度也难以保证。

可供购入的干式训练箱有不少，这里仅向大家介绍一下2万日元（约合人民币1121元）就能买到的3种干式训练箱以及自制训练箱，包括笔者总结的它们的优缺点（表3-1）。

表 3-1　干式训练箱的比较

项目	J-Box	Lapatre K	LapaSta	自制训练箱
Port 布局的模拟度	○	○	○	○
Port 布局的类型和自由度	◎（模拟多种布局）	△（3 种布局，不可调）	◎（可任意布局）	△（根据需要）
组装	○	○	◎	×（费事）
使用的难易度	○	◎	△（对初学者来说有些困难）	◎
直视下的训练	△	△	○	△（根据需要）
尺寸（长 × 宽 × 高）	35cm × 30cm × 17cm 1.0kg	30cm × 30cm × 20cm 1.8kg	最大高度 21cm 350g/2 个	
价格（含税，不含运费）	18000 日元（约合人民币 1009 元），附带练习用海绵	23474 日元（约合人民币 1316 元）	26400 日元（约合人民币 1480 元）	材料费 + 工具费

注：○—效果佳；◎—效果很好；△—效果一般；×—效果不佳。

1　腹腔镜手术的操作通道和腹部穿刺孔入路，有时意思等同于戳卡。——译者注

J-Box（图3-1）

这是原本使用钻石布孔法进行手术的医生，出于掌握平行布孔法的必要性而开发的干式训练箱。它不仅可以模拟钻石布孔法手术和平行布孔法手术，还可以模拟同轴（co-axial）布孔法手术和单孔法手术。在实际的平行布孔法手术中，由于希望使用斜视镜头俯瞰手术钳方向的视野，所以顶板的前半部分是空着的，以免妨碍镜头。由于可将戳卡插入顶板和左右侧面的黑色海绵的任何部位，因此可根据场地和身高微调port的位置。

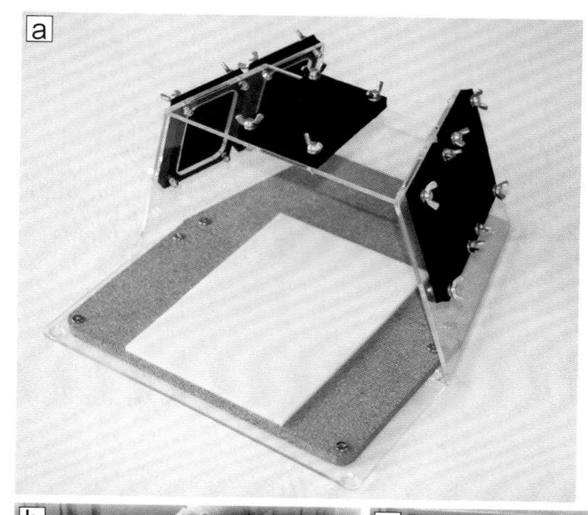

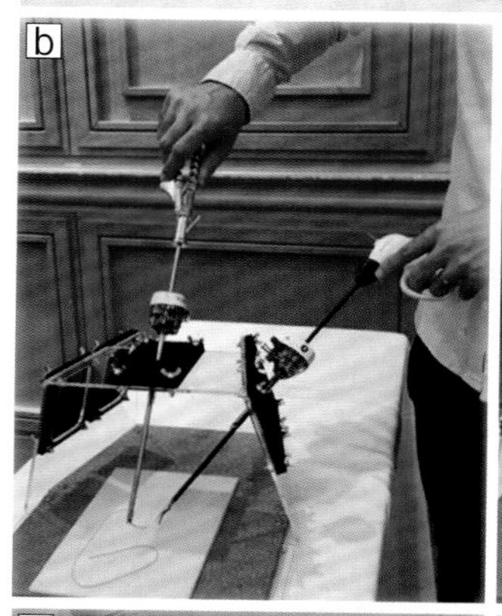

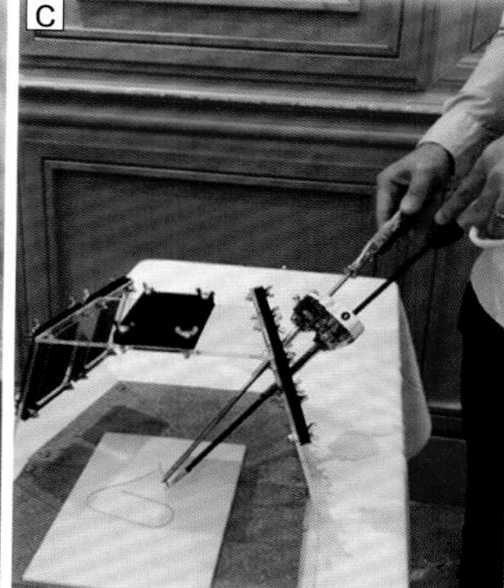

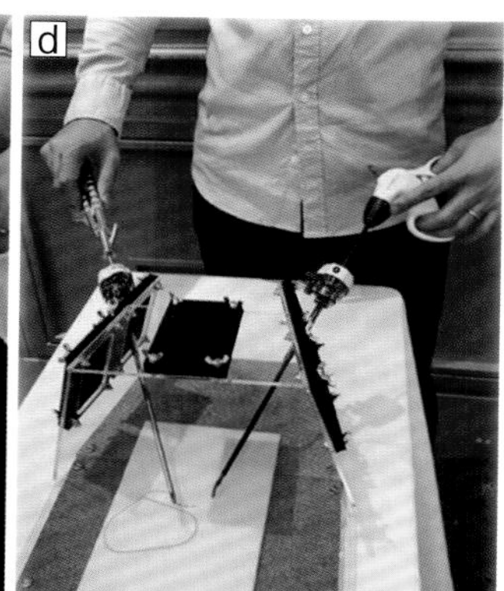

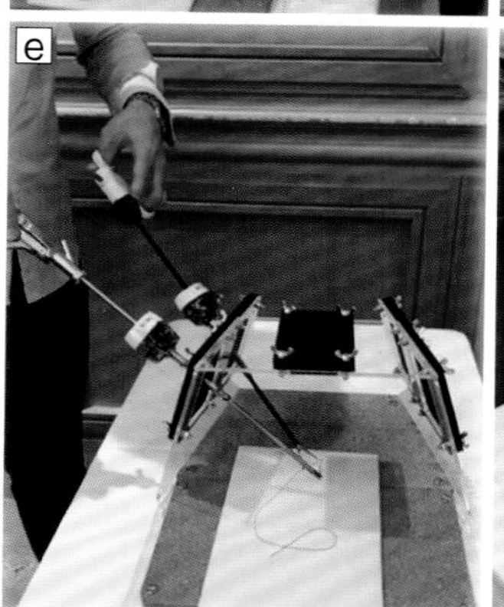

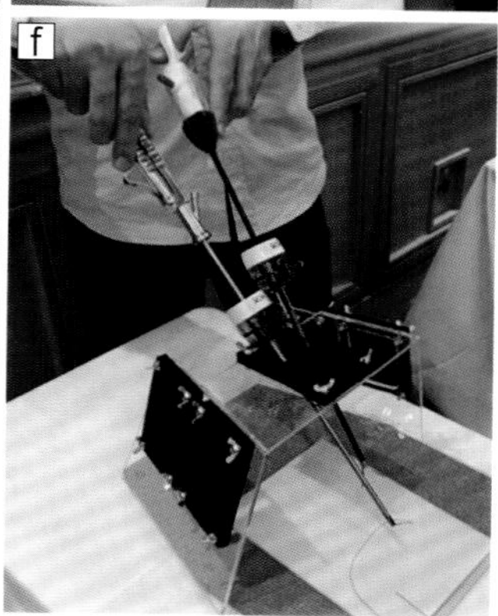

a. J-Box
b. 钻石布孔法
c. 平行布孔法（患者左侧站位）
d. 同轴布孔法
e. 平行布孔法（患者右侧站位）
f. 单孔法

图3-1 使用J-Box进行的各种训练

Lapatre K（图3-2）

这是金尾先生与寿技研株式会社共同制作并销售的干式训练箱，其可以模拟钻石布孔法手术、同轴布孔法手术和单孔法手术。顶板部分可倾斜30°，port位置可稍作调整。由于插入戳卡的位置是固定的，所以自由度较低，但反过来对初学者来说可能会比较友好。Lapatre K与《专家日常实践的腹腔镜训练法——癌研有明妇科金尾祐之医生实演DVD》的套装有折扣。

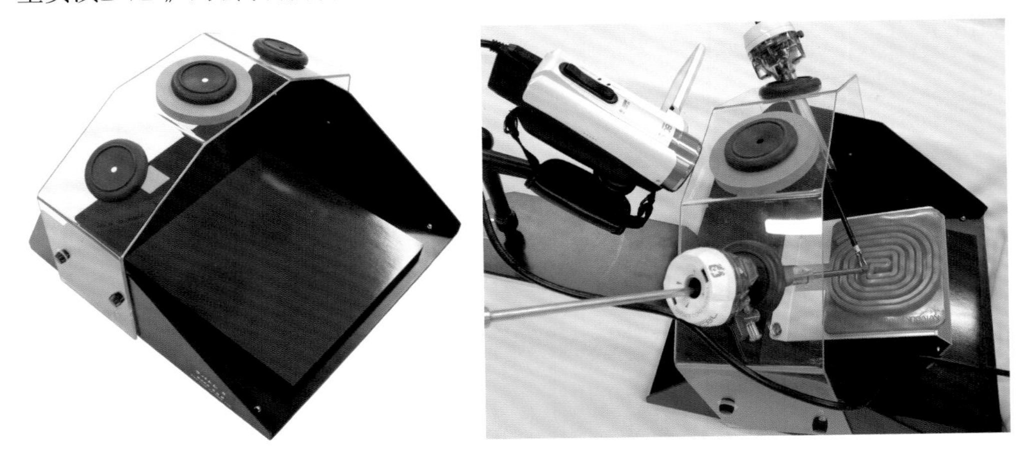

图3-2　Lapatre K

LapaSta（图3-3）

为了进行训练，“箱”并不是必要的，只要有固定的“port”就可以了，这在某种意义上是颠覆常识的干式训练“箱”。只需用吸盘固定两个底座，再下点功夫就可以模拟任意布局。不过由于它的自由度过高，将其摆放到正确的位置对初学者来说可能比较困难。另外，由于没有箱子的实体，需要通过想象来构建患者的腹腔。这是我推荐的3款中体积最小的，便于携带。对于没地方放训练箱的人来说，它是完美的选择。但是每次练习时都要取出存放的LapaSta，并设置好镜头和显示器以及在训练后进行清理等一系列工作，使得这款训练箱仅适用于意志坚定的人。

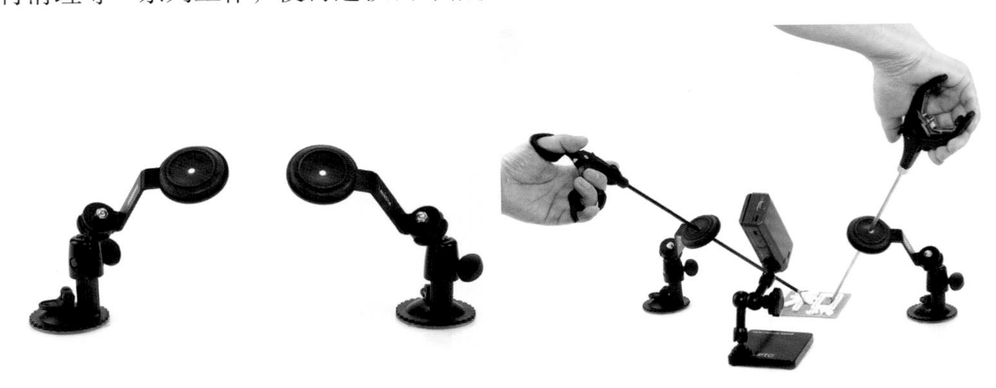

图3-3　LapaSta

自制训练箱

笔者虽然以前没有自制训练箱的经验，但视频网站上可以找到很多有关训练箱制作方法的视频。自制训练箱的最大好处是可以得到与自己工作单位的port布孔相匹配的使用方便的训练箱。不过，制作过程还是很辛苦的。此外，还需要购买工具（钻头、亚克力树脂板弯曲加热器、切割机等），这样看来，成本可能与市面上销售的成品相差无几。

番外篇・活页夹式腹腔镜训练箱（图3-4）

还可以使用活页夹式可收纳的紧凑型干式训练箱。只需要打开活页夹并将带有后置摄像头的平板电脑放在摄像头支架上就可以进行练习了。

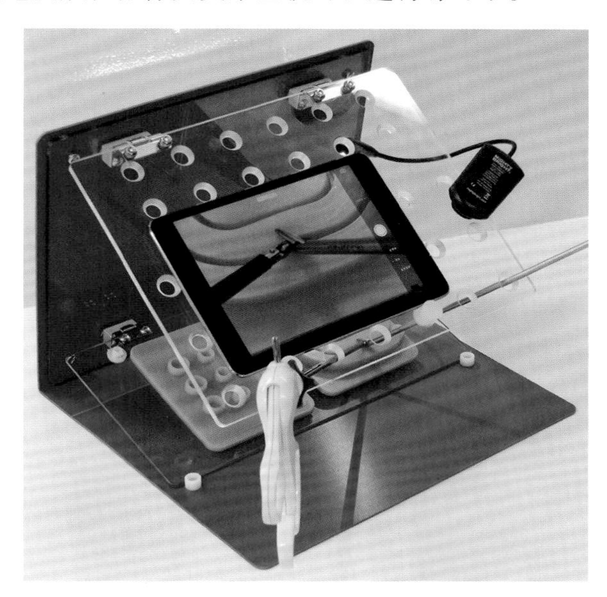

图3-4　活页夹式腹腔镜训练箱

干式训练箱的摆放

拿到一个干式训练箱后，不要将其放在柜子里，需要的时候才拿出来，而是要将其放在经常能看到的地方（如家里的某个角落、单位的办公桌）。预备的针线、锐器盒、器官模型等也要放在附近。为了尽可能地模拟手术的环境，摆放训练箱的高度也要符合身高的要求。

戳卡

虽然市面上有练习用的戳卡，但一般不需要购买。想必大部分人都是将手术中使用过的戳卡清洗后再利用的（当然，再次使用沾过血液的戳卡时，与感染有关的风险要自行承担）。如要避免使用沾过血液的戳卡，可以请供应商提供样品，或者在居家卖场购买细筒状的东西来代替（练习时戳卡中防止气腹泄露的阀门装置是不必要的）。还有一种不使用戳卡的练习方法（尽管橡胶阀的阻力影响操作），大家可以尝试一下。

持针器、钳子

尽管不像干式训练箱那样多样化，但一些便宜的持针器和钳子类器械也可供练习使用。练习专用的钳子虽然也能达到充分练习的目的，但最理想的还是使用实际手术时使用的器械来练习，以便从训练环境顺利地过渡到实际手术的环境。所以尽管实际手术时使用的器械价格昂贵，但也是可以考虑的。

临床用持针器、钳子的获取方法

购买

市面上有多种持针器，但是每个医院常用的持针器只有1～2种，可以与销售商或代理店协商购买。如果不是医院购买，而是个人练习使用而购买的话，价格也许是可以协商的。

医院更新器械时接受旧品

临床上使用的钳子都有耐用次数，超过一定使用次数的手术钳无法保持手柄部位的绝缘性，极有可能发生意外漏电等事故。医院更新超过耐用次数的手术钳时，有时可以将手术钳清洗灭菌后作为练习专用手术钳。

获取一次性钳子

有几家公司销售临床用的一次性抓钳和剪刀产品。这些产品在使用后，可清洗后用于练习。另外，也可以与厂家协商后购买。

练习用持针器、钳子的购买方法

在互联网搜索的话，可以很容易地购买到几种练习用的持针器和钳子，下面以其中一部分为例，连同价格一起介绍。

练习用持针器（图3-5为EYP2009-CNK）

练习用持针器CNK-J系列（直型、左曲型）

价格：各22000日元（含税，不含运费，约合人民币1233元）

不锈钢练习用持针器EYP2009-CNK（直型、左曲型）

价格：各24200日元（含税，不含运费，约合人民币1356元）

练习用钳子（图3-6）

JPTC练习用分离钳

价格：各11000日元（含税，不含运费，约合人民币616元）

JPTC练习用剪刀

价格：各11000日元（含税，不含运费，约合人民币616元）

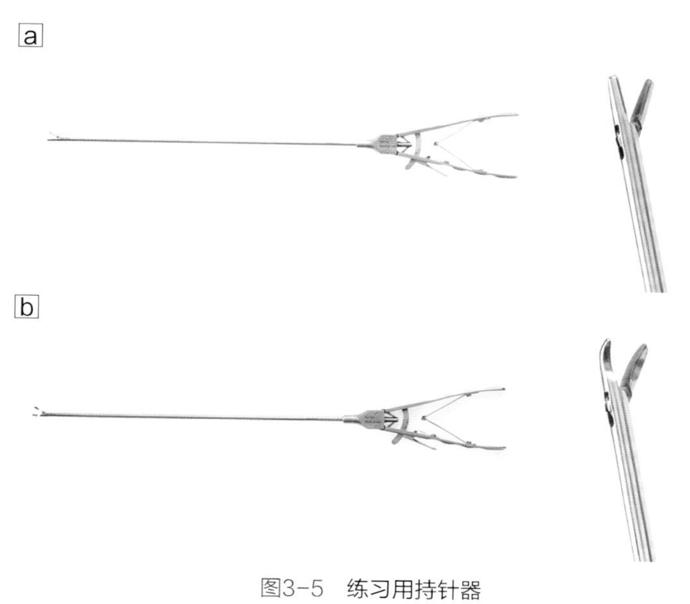

图3-5　练习用持针器

a. 直型；b. 左曲型

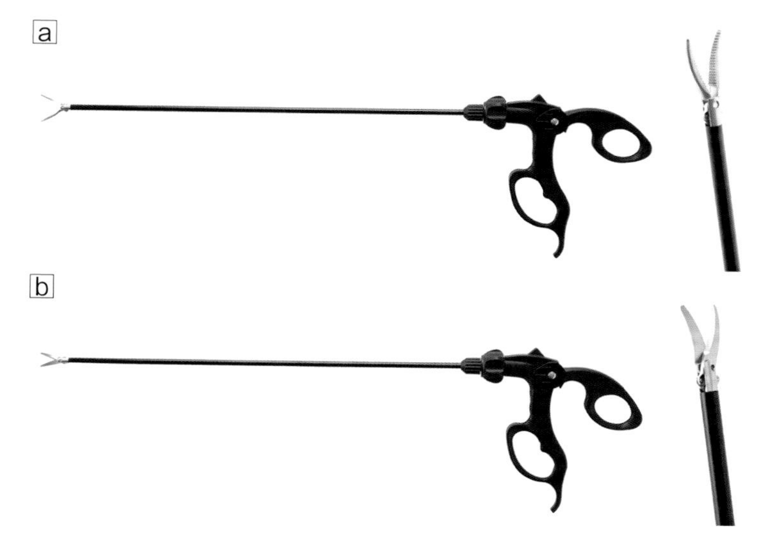

图3-6　练习用钳子

a. 练习用分离钳；b. 练习用剪刀

摄像头、显示器

有观点认为，即使在不使用镜头和显示器的直视下练习也可以进行同样有效的训练，但是为了更快地学会在2D显示器下进行手术，训练时最好也在2D环境下进行。为此，必须准备镜头和显示器。可供训练使用的镜头有：①摄像机；②网络摄像头；③智能手机或平板电脑终端。由于画质、成本、时滞等各不相同，下面就其特征进行比较说明。

摄像机

将摄像机通过HDMI线缆与液晶显示器连接后使用。摄像机售价约2万日元（约合人民币1121元），液晶显示器的价格约为15000日元（约合人民币840元）。尽管最昂贵，但它似乎是目前最为理想的选择。极少数情况下摄像机的图像可能不能实时显示在显示器上，选购时要特别注意。

网络摄像头

通过USB连接到电脑显示器使用。有的电脑显示器可能无法全屏显示，因此有必要单独购买网络摄像头的软件。屏幕显示会有时滞，画质中等。可选用高规格的电脑和网络摄像头。摄像头及其软件价格都在3000日元（约合人民币168元）左右，因此可以用较低成本创建训练环境。

智能手机或平板电脑终端

a）用HDMI线缆将智能手机和液晶显示器相连

需要一个适配器将智能手机连接到HDMI线缆，然后再连接液晶显示器。画质良好，价格低廉，但是图像时滞较长。

b）将智能手机与电脑（或平板电脑）无线连接

在WiFi环境中，可以实现在智能手机和电脑（或平板电脑）上启动视频电话，或者将智能手机投屏到显示器上，这样就可以在电脑显示器上显示手机的画面了。如果有智能手机、电脑和WiFi，则完全不需要额外的器材，这是一种简便的方法，但是由于画像时滞太长，训练时会感觉很痛苦。未来如果能通过技术革新消除时滞的话，或许这是一种可以成为主流训练方式的方法。

a）和b）都存在这样的问题：如果智能手机有电话接入，练习就会被强制中断。

c）用平板电脑作为镜头和显示器

使用特殊设备（如活页夹式腹腔镜训练箱）进行训练时就是这种情况。通常不建议使用此方法，因为显示器和镜头的位置关系受到限制，但优点是不需要购买其他设备。

表3-2列出了各种设备条件下的时滞。从在各种设备条件下进行训练的实际感受来看，我认为0.2秒的时滞是能否进行有效训练的界限。

这是2018年3月的测定值，根据使用型号的不同会有偏差，敬请谅解。

表 3-2　各种设备条件下的时滞

设备条件	时滞 / 秒
手术室的摄像系统	0.06
摄像机 + 液晶显示器（HDMI 线缆连接）	0.10
网络摄像头 + 电脑显示器	0.15
智能手机 + 液晶显示器（HDMI 线缆连接）	0.22
智能手机 + 电脑显示器（无线连接）	0.29 ~ 0.33

针线

如果能得到临床上实际使用的针线是最理想的，但这种针线在日常训练中使用成本过高。日本高分子技研株式会社销售的练习用针线（图3-7），每一根的价格是160 ~ 180日元（约合人民币9 ~ 10元），如果个人练习使用的话，这是一个令人犹豫的价格。有一种免费获取针线的方法是使用实际手术中剩余的针线。但是，由于剩余的针线可能沾有血液，所以不推荐，由此引发的感染等风险请自行承担。

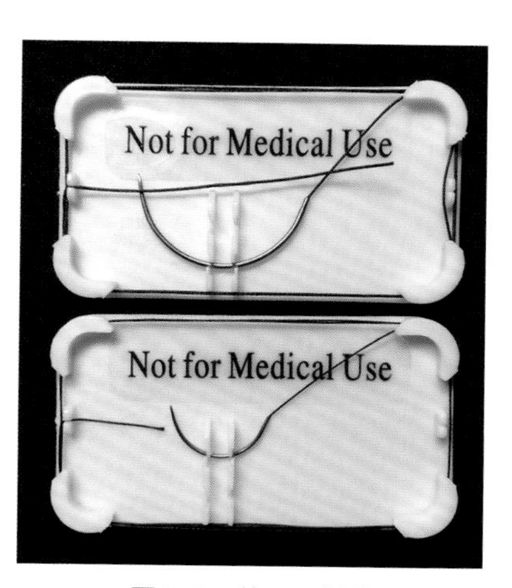

图3-7　练习用针线

海绵和器官模型

目前市面上有多种训练专用的器官模型，本书的第5章将对此进行阐述，敬请参考。但是，使用高价的器官模型的训练是在经过一定程度的反复练习，手术钳的操作已经得心应手，为了进入下一阶段而进行的。对初学者来说，建议先使用简单的海绵来进行训练。

任何适用于训练的海绵都可以，但是我认为那些硬海绵不适合用来进行训练，因为其网孔粗糙，在运针和结扎过程中经常被撕裂。笔者认为适用于练习的海绵网眼细小、柔软，由即使适度拉扯也不会撕裂的材料制成。最初我寻遍居家卖场也没有找到这种海绵，但3年前我发现了它，现在J-Box网店也有销售。这种海绵在第4章第5节（第71页）的视频中有展示。

结束语

干箱训练是非常枯燥乏味的艰苦工作，特别是在还不能得心应手的阶段。为了能坚持这项艰苦工作，最好始终将设备摆放在触手可及的地方，并且不要每次都整理好它，这样可以尽可能地减少每次开始训练前的麻烦和障碍。因此，不要有“医院有技能培训室，我并不需要自己的训练箱”的想法。要拥有自己的训练箱和自己的持针器，将它们放在家里或者医院。

这几年训练专用器材的种类明显增多，想要获取训练专用器材很容易。这似乎反映了一种普遍认知，即在干式训练箱中进行的Off-the-Job训练对于学习腹腔镜手术是必不可少的。考虑到这是对未来的投资，希望大家制定一下这几方面的预算，创造一个最理想的训练条件。

本章介绍的设备可以在以下网站购买。

- J-Box、练习专用海绵。
  J-Box网店（https://junbox.thebase.in/）。
- Lapatre K、活页夹式腹腔镜训练箱等。
  腹腔镜训练箱店，寿技研株式会社（https://www.tech-kg-shop.com/）。
- LapaSta、练习专用持针器、练习专用针线等。
  日本高分子技研株式会社（http://www.jptc.co.jp/index.html）。

参考文献

1） Lin C-C, Huang S-C, Lin H-H, et al. Naked-eye box trainer and training box games have similar training effect as conventional video-based box trainer for novices: a randomized controlled trial. Am J Surg.2018; 216: 1022-7.

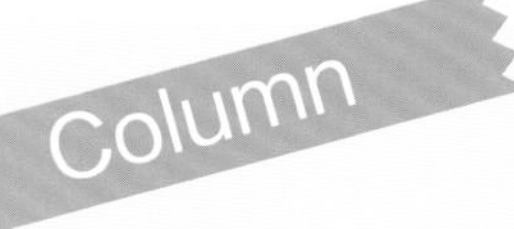

J-Box，大卖特卖！

J-Box自2015年开始销售以来，销量突破400台，最近还在学会主办的研讨会上使用。从一开始，我们就保持了自己接收订单，不花广告费，只靠口碑来销售的模式。

从TRY研讨会毕业后，我去了顺天堂大学进修，那里是平行布孔法手术的“圣地”。我认为平行布孔法手术也可以通过训练来学习，所以入职伊始我就着手制作训练箱。当然，不仅是平行布孔法手术，我还试图模拟钻石布孔法和其他戳卡布孔的手术。

我在2014年4月完成了原型（图3−8）。虽然模拟度并不尽如人意，但我确定了改进的方向。测量port间的距离，认真绘制设计图，改良后的第1代J-Box（图3−9）于2014年7月完成。第1代J-Box以顺天堂医学部工作人员为中心销售了25台。笔者感受到这一需求后，决定将其定位为“由该领域的临床医生制作的价廉物美、高模拟度的训练箱”来销售。经过和长野县赤十字病院附近的一家亚克力树脂加工公司的社长反复磋商，第2代J-Box（图3−10）于2015年1月完成。出于在模拟度方面较第1代有大幅提升的自信，我在2015年3月开设了一家网店开始在线销售。之后又不断地改

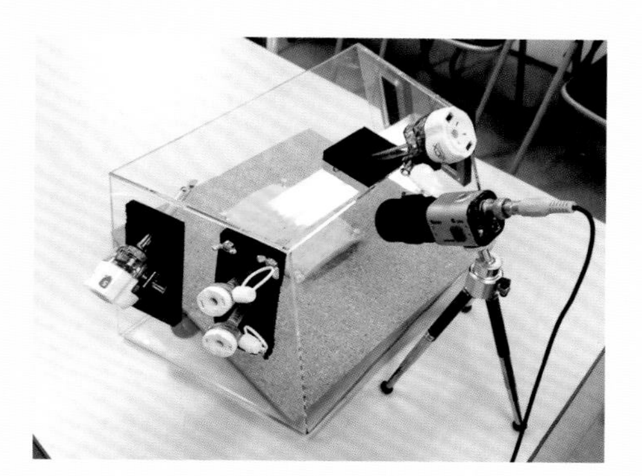
图3−8　原型

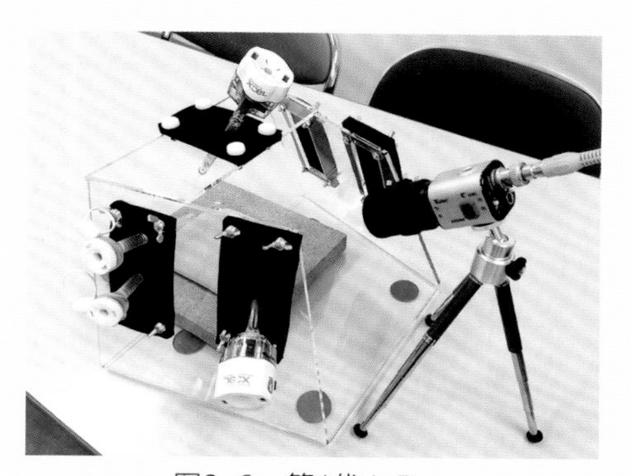
图3−9　第1代J-Box

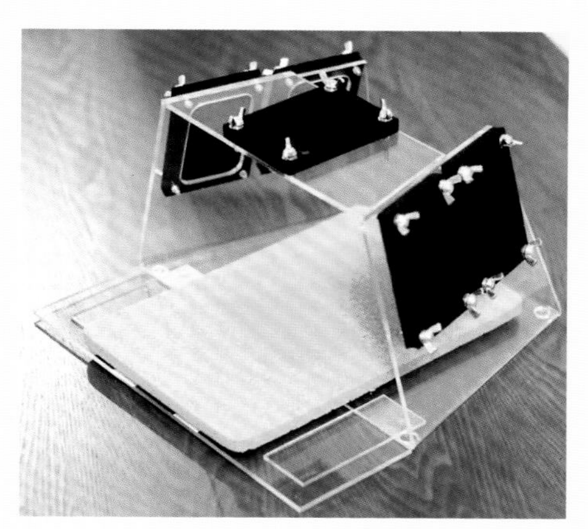
图3−10　第2代J-Box

良，现在的第3代J-Box（第17页，图3-1）与练习专用的海绵一起销售。

时常有人会问“您没有申请专利吗”，我确实没有。那些致力于设备开发的人应该知道，无论是专利产品还是实用新型产品，一旦销售便不再有新颖性，申请专利就会变得困难。通过J-Box，我还学到了明细申报、税制、发票和账单交换等社会知识。

J-Box是从我自己练习钻石布孔法和平行布孔法手术的需求中诞生的，但它似乎也符合社会的需求。我仍会以低廉的价格来销售J-Box。

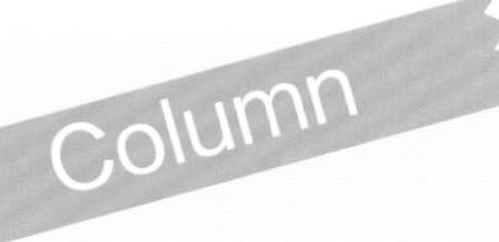

因邂逅而改变的腹腔镜人生

当医生的第五年冬天，笔者任职于长野县立木曾病院。木曾地区的面积与香川县相近，人口却只有3万人左右。当时每年的分娩量约为150例，子宫全切术仅5例，当然是没有腹腔镜手术的。“腹腔镜时代已经来临！”这一变迁对年轻医生来说是巨大的冲击。我当时比较清闲，每周大小手术合计1～2例。

我意识到自己医院的局限性，于是找上级和院长反映，他们同意我每个月到其他医院参观2次，当然我是自费的。特快列车沿线的县立多治见病院的竹田明宏先生接纳了我，在那里，一天的手术量相当于木曾病院一个月的数量。得益于观看了很多台悬吊式腹腔镜手术，在信洲大学前辈们的帮助下，木曾病院也成功地开展了10例左右的腹腔镜手术。大约也是在这个时候，我购买了昂贵的干式训练箱，利用空闲时间开始练习。

第二年9月，我第一次参加了在札幌举办的内视镜学会的学术年会。在和Twitter网友的酒会上，癌研的野村秀高先生出现了，我跟随野村先生去了第二次聚会，遇到了本书的主编矶部真伦先生和作者之一的黑田浩先生，从而了解到了TRY研讨会。11月，参加TRY研讨会是我人生的重大转机。

从TRY研讨会毕业1年后，我获准到顺天堂大学进行国内进修。在顺天堂大学进修，是继我经历TRY研讨会磨炼之后的再次洗礼，1年内我经历了将近1000例手术，亲身体验了北出真理先生和熊切顺先生等专家的手术，并掌握了平行布孔法手术。

正因为有了无数的幸运和邂逅，才有了现在的自己。但是，所谓的幸运，绝不是触手可及和不劳而获的。即使觉得自己身处不利的环境中，只要确定了目标，就应该为之拼命努力。说不好改变我人生的邂逅是哪里，也许是学术会议，也许是见习的医院，当然，同行间的聚会和网络社交也不容小觑。

第4章 干箱训练的基本知识

1 干箱训练的必要性

昭和大学妇产科教研室/国立癌研究中心东病院NEXT医疗器械开发中心　竹中　慎

要　点

- 干箱训练不是腹腔镜手术的充分条件，但却是必要条件。
- 腹腔镜手术相对于开腹手术来说对术者的技术要求更高。腹腔镜手术的术者至少要具备独当一面的能力才行。
- 干箱训练可以提高手眼协调运动（hand-eye coordination）的能力和空间认知能力。
- 为了获得手眼协调运动的能力，建议首先通过干箱训练完成结扎和缝合的练习。
- 干箱训练是解决“确保患者安全和足够的学习机会”这个两难问题的有效工具。
- 若想持之以恒，“创造环境”“结交伙伴”以及“掌握训练技巧”是至关重要的。

擅长干箱训练就意味着擅长手术吗?

有许多报道表明，模拟训练可以提高实际操作的水平。以腰椎穿刺为例，与接受传统教育（包括临床经验）的2～4年的住院医生相比，使用腰椎穿刺模拟器进行教育训练的第1年住院医生能在更短的时间内掌握腰椎穿刺技术。对于简单的操作，模拟器训练的效果有时会超过临床经验。但这是否同样适用于腹腔镜手术呢？对于腹腔镜手术这种复杂的技术，“擅长干箱训练”就不等于“擅长手术”了。曾有一项研究，选取了50名可熟练进行干箱训练的外科医生，将训练技能定量化，并记录这些医生在实际手术中的出血量和手术时间，结果显示干箱训练技能和实际手术的出血量、手术时间并无相关性。所以得出结论，优秀的术者，除了熟练的手部动作，其他的因素也是必要的。

若想取得腹腔镜手术技能的进步，“手”“脑”“眼”“心”4个要素的均衡发展很重要（图4-1）。毕竟干箱训练只是手的训练，只占技能培训的一部分。也就是说，干箱训练是腹腔镜手术的必要条件，而不是全部的条件（关于脑训练的讲解请参阅第6章“理解解剖的必要性”，关于眼训练的讲解请参阅第7章“手术视频研习”，关于心训练的讲解请参阅第9章“手术的态度”）。

但是，手的训练仍然是腹腔镜手术的必要条件，这一点是不变的。在开腹手术中依靠日常生活中的手眼协调动作就可以了，但是在腹腔镜手术中，由于腹腔镜显示器导致立体视觉感缺失、触觉反馈受限，而且需要使用长轴的专用器械，这些感觉和动作都是日常生活中接触不到的，所以没有训练是无法做到操作自如的。但是，通过一段时间高效的干箱训练，就可以将这种特殊感觉转变为日常感觉。图4-2显示了初学者在学习了要领之后，每天训练30分钟、持续6周的缝合结扎时间的变化曲线（有关训练要领，请参阅第96页第5章第2节）。第一个月每天只训练30分钟，技能就突飞猛进。持之以恒的训练固然很重要，但还是建议首先要全力以赴地集中训练一个月。笔者认为学习腹腔镜手术和练习骑自行车是一个道理。

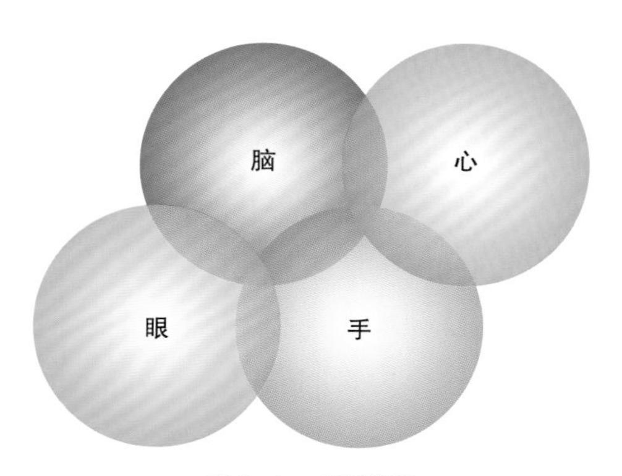

图4-1　4项训练

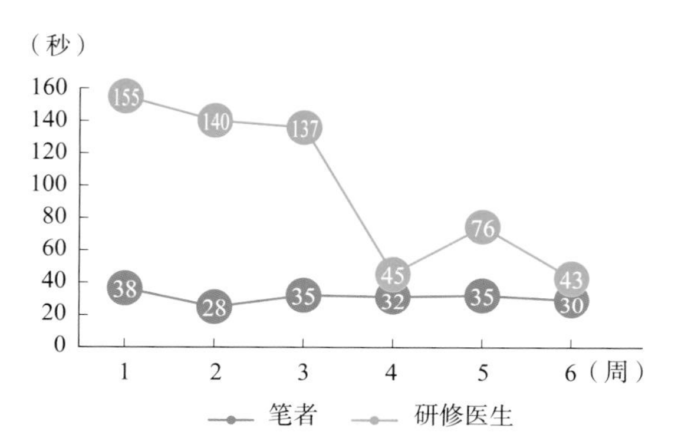

图4-2　笔者和研修医生的干箱缝合结扎时间对比

- 不练习就不会骑。
- 骑一次就不会忘记。
- 很快就能进步到一定水平。
- 然后，成为可终生使用的技术。

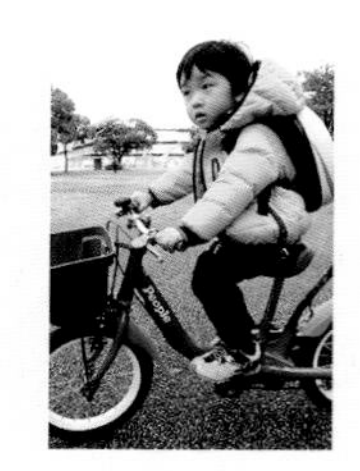

手的训练的重要性

我们为什么选择腹腔镜手术呢？除了伤口更小、疼痛更少等这些对患者的益处，对医生的裨益则是，腹腔镜可以提供扩大的视觉效果和到达体腔深部的能力。而且腹腔镜手术具有比开腹手术更加精细的优点。但是如果术者无法随心所欲地运用双手去操作，那么选择腹腔镜手术的意义将大打折扣。如果术者可以随心所欲地操作，则有可能实现超越开腹手术的治疗效果。

此外我们要知道，腹腔镜手术中助手（指导医生）不能马上替代术者进行操作。在开腹手术中，助手可以随时动手帮助术者，但在腹腔镜手术中，只有将手术暂停，助手替换到术者的位置才能继续操作。通常腹腔镜手术时助手只能用右手操作一把钳子协助手术。因此与开腹手术相比，腹腔镜手术对术者的要求更高，术者至少要具备独当一面的能力才行。

在使用昂贵的模拟器之前

高度拟真训练的效果会更好吗？飞行员训练用的飞机模拟器上配置着与真机完全相同的仪器，屏幕上呈现的景色也非常真实。难道腹腔镜手术训练也需要使用这些昂贵的模拟器和动物实验室吗？答案是否定的。腹腔镜手术训练中，即使是简单的模拟器也可以提高手术技巧。模拟教学中最重要的是“对象（学习者的水平）”和“目的（教什么）”。

腹腔镜手术的大多数初学者最欠缺的是手眼协调运动能力。通过在干箱内利用海绵的运针练习，可以显著提升手眼协调运动能力，详细内容将在后文叙述。只要改变运针的位置、角度以及针的大小就可以完成多样化的任务。

只要学习者的水平和需求与之匹配，使用海绵和硅胶制成的较昂贵的TLH模拟模型（图4-3）以及在动物实验室里应用猪进行手术练习，都是非常有效的训练方法。但是如果初学者在没有掌握手眼协调运动能力和解剖学知识的情况下，使用这些模型训练，其效果将会大打折扣。总之，腹腔镜初学者要想掌握手眼协调运动能力，建议首先在干箱内练习缝合结扎。

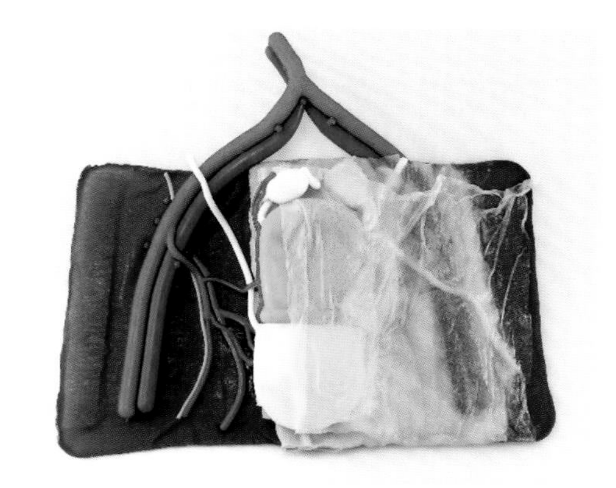

图4-3　TLH模拟模型

（引自Fasotec株式会社主页）

模拟教育的益处

知识与行动之间的鸿沟

听说过Miller金字塔模拟教学原理吗？医学教育家Miller指出：“在平静的环境中学习得到的以知识为中心的能力，与通过模拟教育获得的应对能力之间存在着差异。”4个类别的知识构建了三角形的框架（图4-4）。即使你知道该怎么做，但受到诸如环境和压力等因素影响，你也可能无法真正做到，这被称为“知识与行动之间的鸿沟”。而模拟训练可以有效地弥合这道鸿沟。对腹腔镜手术而言，即使学习了解剖学的知识和设备的使用方法（Knows）、观看了手术视频、了解了如何做手术（Knows how），但在实际手术中因为环境和压力等原因，也不能很好地将该技术马上运用到腹腔镜手术操作中（Does）。通过干箱训练的模拟（Shows How）确认能够做到，就可以在实际手术中有良好的表现（Does）。干箱训练可以帮助自己在面对患者之前确认所获得的知识和能力是否达到了实践水平。

模拟教育大有裨益
Does
(Action)
临床实际操作
Shows How
(Performance)
模拟演练操作
Knows How
(Competence)
理解如何操作
Knows
(Knowledge)
知识

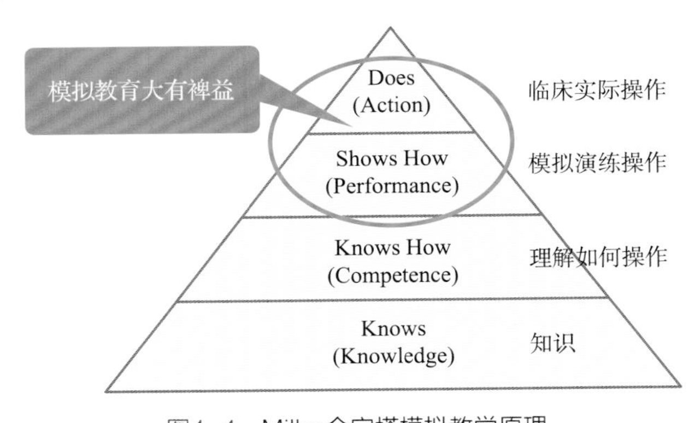

图4-4　Miller金字塔模拟教学原理

（引自Miller GE. Acad Med. 1990; 65: S63-67）

确保患者的安全和医生的学习机会

训练分为两种，在手术中接受指导的On-the-Job训练和利用模拟器进行的Off-the-Job训练。据说，要想成为音乐家或其他各个领域的专家，最少需要约10000小时的练习，在医疗领域也是如此。为了拥有稳定娴熟的技能，需要在实践环境中反复练习。但是，在医疗领域On-the-Job训练意味着要在患者身上进行训练，因而我们必须要考虑患者的安全。手把手的指导未必是高效率的培训，对Trainer（培训老师）和Trainee（培训学员）双方来说都是充满压力的。解决“确保患者安全和医生的学习机会”这两难问题的有效方法，就是模拟的Off-the-Job训练。模拟教育的益处如下。

模拟教育的益处

- 不受时间限制。
- 可以任意选择操作手法。
- 可以反复练习。
- 能够进行伴随危险和疼痛的“侵入性操作”的训练。
- 允许多次失败，从失败中学习。
- 能够确保患者的安全。

通过干箱训练掌握的技能

接下来，我们将具体介绍通过干箱训练可以掌握的技能。

手眼协调运动

手眼协调运动是指手部动作与视觉的联动性。多见于如棒球、网球等用眼睛看球同时身体对球做出反应，需要手部做出动作的体育运动。在日常生活中，也经常使用手眼协调运动的能力，例如当我们从餐桌上取盐的时候：①眼睛确认盐的位置；②将手伸向正确的位置；③拿到盐；④拿到身边。

腹腔镜手术中会使用日常生活中不使用的特殊感觉和动作，例如显示器缺乏立体视觉感、触觉反馈受限、需要使用长轴的专用器械等。如果没有相应的手眼协调运动能力，是无法自如操作的。为了提高腹腔镜手术时的手眼协调运动能力，干箱训练是最合适的方法。笔者通过大量的干箱训练，获得了“从各个方向看一个点的感觉”（图4-5）。即将平面（显示器）上显示的物体捕捉为立体感觉映射到头脑中。这或许就是掌握了手眼协调运动的能力。

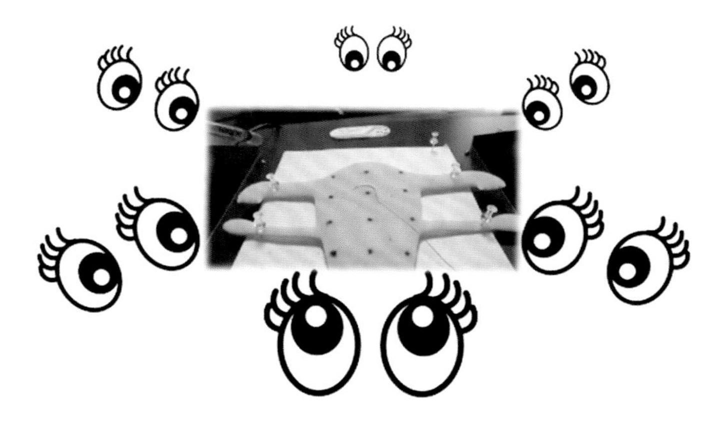

图4-5　获得从各个方向看一个点的感觉就是拥有手眼协调运动能力

要达到手眼协调运动，最好的训练就是缝合结扎。“握住钳子”“夹持海绵上放置的针”“把针移到海绵上”“结扎3次”和“剪线”，完成这一系列操作需要各种各样的动作。坚持练习完成这项任务，就能掌握腹腔镜手术中的手眼协调运动。

提高空间认知能力

如前所述，腹腔镜手术需要将放映在显示器上的平面物体在大脑中构建出立体结构。目标物的形状，以及目标物的距离、戳卡的位置、钳子的角度、镜头的角度等各种信息也需要同时在脑海中描绘出来。干箱训练有助于培养这种空间认知能力。在基本的缝合结扎任务中也可以培养这种能力，但是如果总是在相同的位置进行缝合，移动的角度也总是千篇一律的。在此，推荐几种可以提高空间认知能力的训练方法。

在不同的位置和不同的距离进行缝合结扎

可以在海绵的不同位置设定结扎点，还可以通过改变干箱的高度完成缝合结扎任务，以提高空间识别能力。如图4-6所示，笔者在海绵垫上的不同位置进行了若干次的“3次缝合结扎计时测试”，记录并比较了完成时间均数的差异。发现与其他位置相比，在距离中央戳卡下方垂直点尾侧3.5 cm处和7 cm处进行缝合结扎所用的时间最短。另外，如图4-7所示，就操作器械进入人体的长度差异而言，在器械进入中央戳卡6～24 cm的不同长度中，14 cm时所用的缝合结扎时间最短。为什么不同的位置，缝合结扎所需时间会有长有短呢？笔者对包括人体工程学因素在内的主要原因进行了分析，图4-8、图4-9、图4-10所示为其中一部分。在意识到这些因素的情况下进行练习并再次计时测试，发现操作时间明显缩短。因此，我们认为这样的训练对提高空间识别能力是有用的。

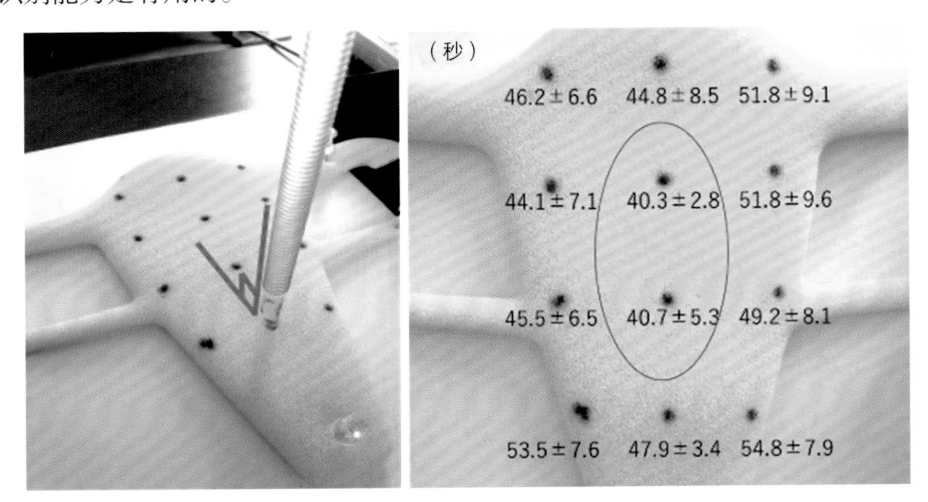

图4-6　不同位置的缝合结扎（3次结扎剪线）所用的时间

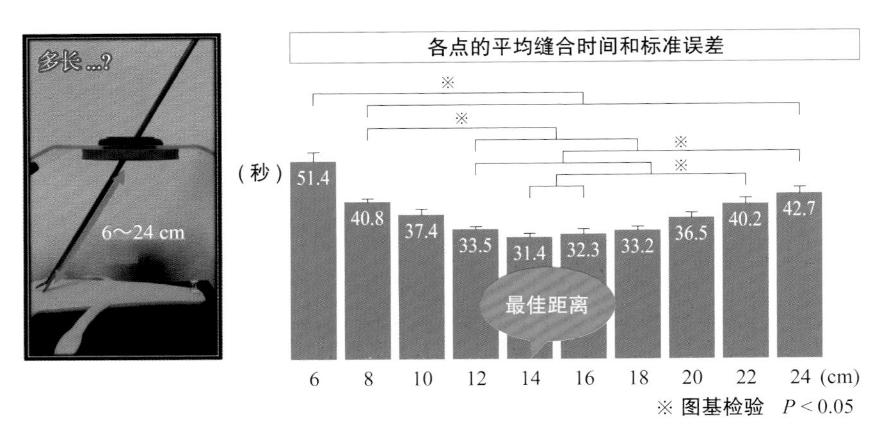

图4-7　不同距离的缝合结扎所用的时间

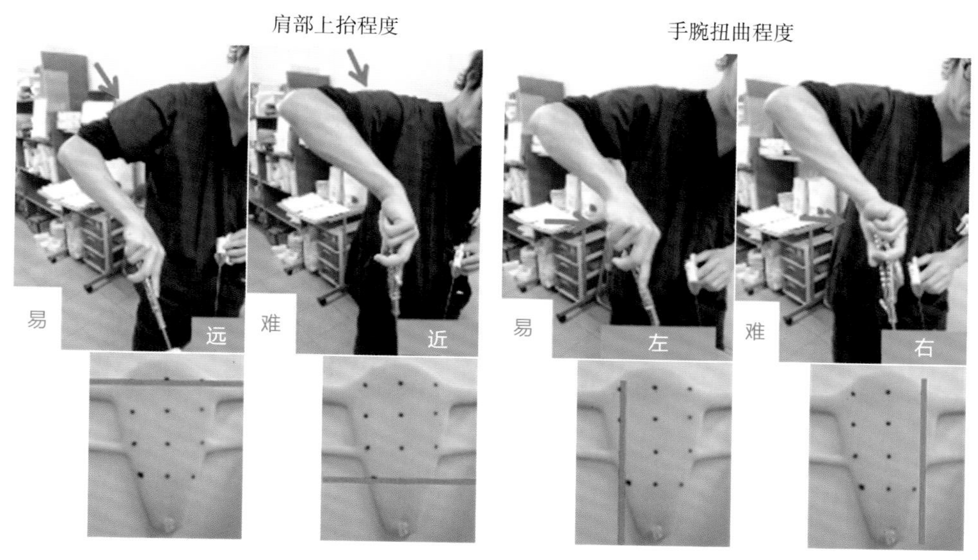

图4-8　姿势因位置不同发生变化

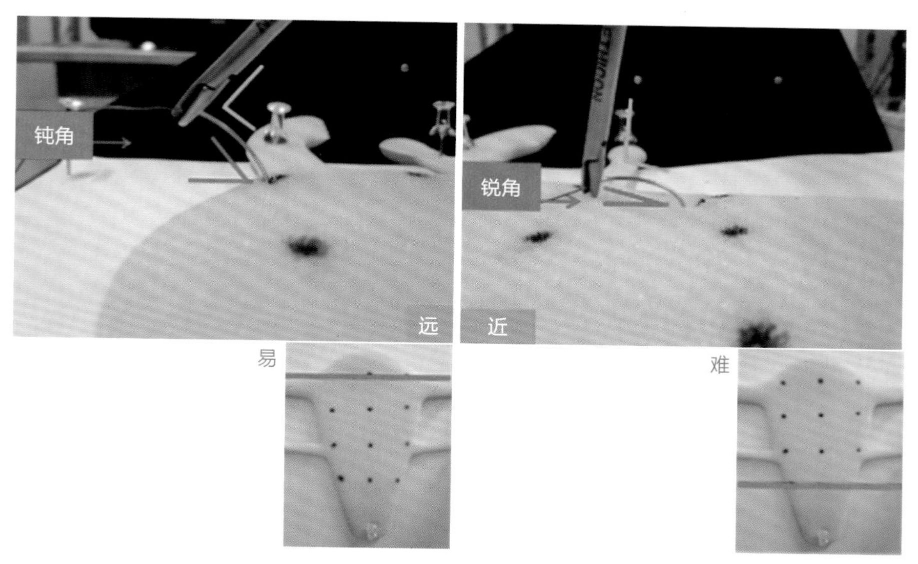

图4-9　运针角度因位置不同发生变化

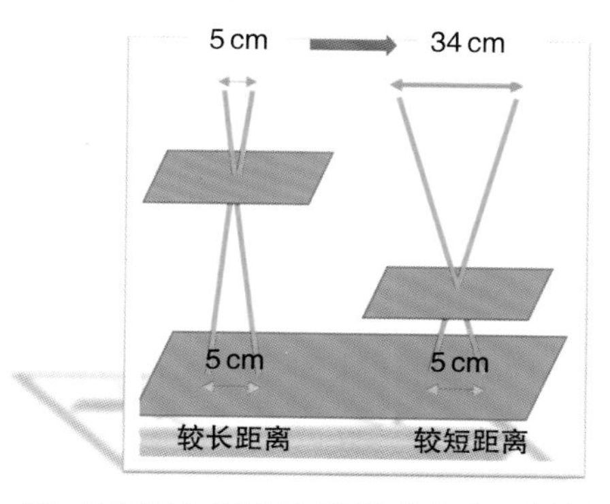

图4-10　不同目标物距离所导致的移动距离的变化

使用各种缝合模型

KOTOBUKI Medical株式会社销售的腹腔镜下子宫肌瘤剔除术（LM）缝合模型套件是用于提升识别戳卡位置和缝合面立体关系能力的最佳训练产品（图4-11）。详细信息请参阅研发该产品的黑田医生撰写的第5章第5节（第122页）。

另外，3-Dmed®发售的软组织缝合垫是一种能够模拟各种方向、角度和组织厚度的训练套件（图4-12）。它常被用于TRY研讨会和GETS研讨会的训练。笔者曾见过许多医生通过使用这个缝合垫进行训练，空间认知能力有了飞跃性的提高。

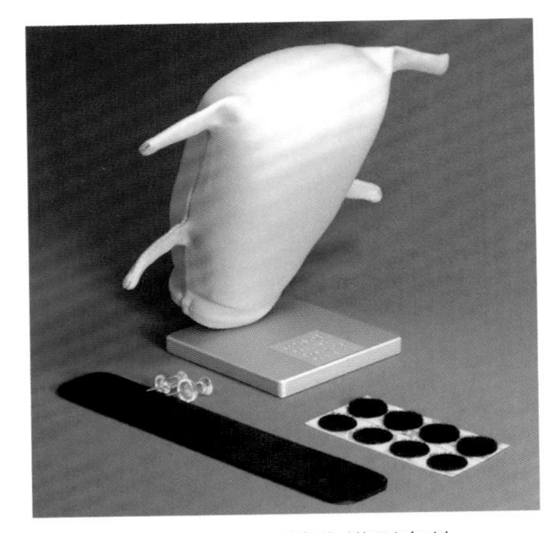

图4-11　LM缝合模型套件
（引自KOTOBUKI Medical株式会社首页）

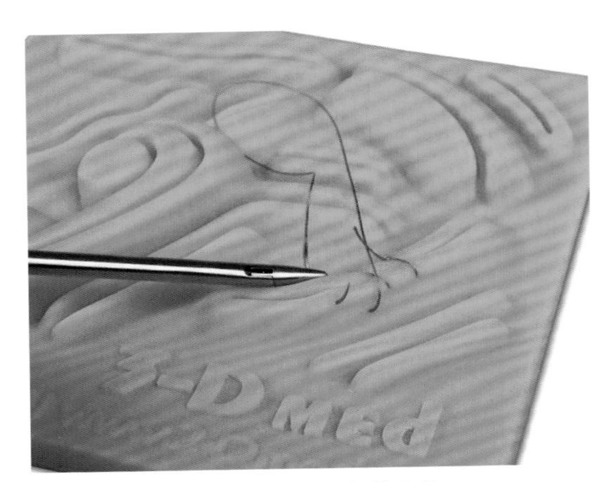

图4-12　软组织缝合垫
（引自3-Dmed®首页）

坚持干箱训练的方法

最后我想告诉大家坚持干箱训练的方法。任何人开始干箱训练都相对容易，但是坚持却非常难。医生每天都要忙于日常工作，如果临床工作到深夜才结束，那么理所当然地，当天剩下的时间里与其做干箱训练，倒不如与家人或恋人见面。而且练习也会令人厌倦，无论多么有趣的练习，一旦失去新鲜感，就会变得千篇一律。如何克服厌倦是提高腹腔镜技术的4个要素中“心”的部分。为了保持动力，笔者尝试了各种各样的方法。以下分享坚持干箱训练的诀窍。

- 将干箱放置在一个触手可及的地方。
- 找一个好的竞争对手。
- 进行计时测试。
- 了解各种训练方法。
- 进行与临床实践直接相关的训练。
- 在学会上发表自己的训练成果。
- 参透这本教科书。

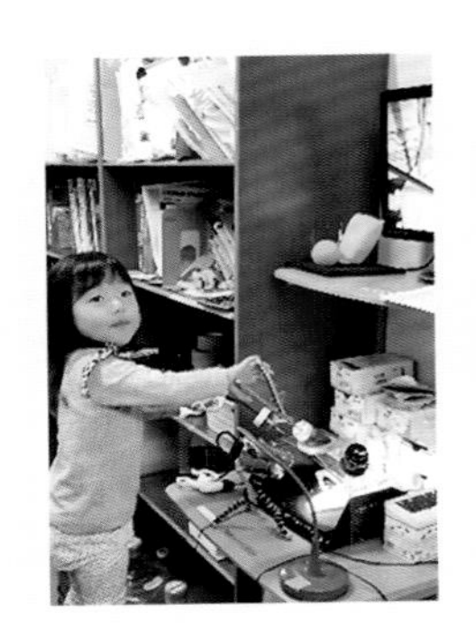

将干箱放置在一个触手可及的地方

如第3章所述，将干箱放置在一个便于随时练习的地方是很重要的。很少有人可以特意跑去模拟训练中心进行干箱训练。理想的放置位置是从病房到自己办公桌的过道，当然也可以直接放在办公桌上面。每次训练结束不要收起摄像机，这样下次只要打开电源就可以马上进入练习。工作结束后马上面对干箱训练的环境，可以降低坚持干箱训练的难度。

找一个好的竞争对手

一个人练习时经常会感到孤独，但是如果有竞争对手的话，想要战胜对手的心情就会成为巨大的动力。如果没有竞争对手，可以邀请同事参加并将其当作竞争对手。对手有时会成为很好的顾问。观看与自己水平相当的人的技术时所获得的“启发”，对自己来说也是巨大的“食粮”。让我们彼此分享“启发”，共同提高技术吧！

进行计时测试

如果没有竞争对手也不必担心，计时测试是客观评价自己现状的良好方法。与自己的目标进行比较后感受到的不满足，与和他人比较后感受到的挫败感不同，前者会成为强大的动力。并且练习使得操作时间缩短，通过这种肉眼可见的形式可以切实感受到自己的成长。与同事们定期聚在一起进行计时测试也是非常有效的训练。详细情况请参照第5章。

了解各种训练方法

训练的方法多种多样。如前所述，只要通过改变缝合的位置、角度和距离，改变缝合的材料，改变针的尺寸，就可以进行多种不同的缝合结扎训练。此外，我们还可以做一些缝合以外的练习，比如单纯进行持针练习。移动珠子、折纸鹤、利用血管模型（图4-13）等其他多种训练模块的练习也非常重要。

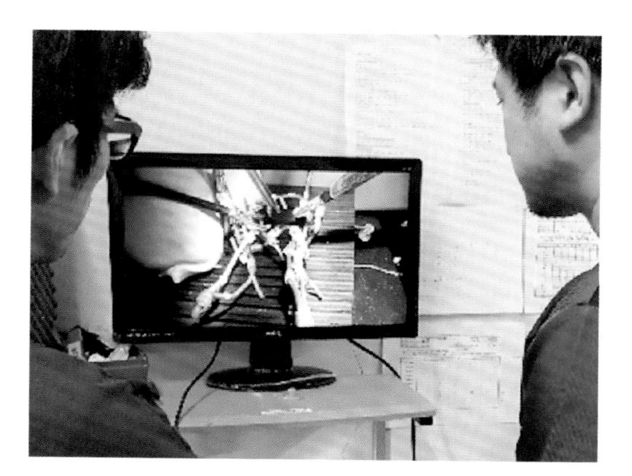

图4-13　利用血管模型进行模拟训练的场景

进行与临床实践直接相关的训练

如果训练任务与临床实践直接相关，则可以将学到的技能立即应用于临床实践。将阴道残端的缝合、韧带的缝合等手术的实际场面进行想象，并将其再现于干箱内进行练习。如果是为了明天的手术而练习的话，动力就会格外高涨。另外，术后对做得不满意的部分进行针对性练习也是非常有效的方式。

在学会上发表自己的训练成果

为了保持动力，笔者经常在学会上发表训练成果。比如前文所述的位置、距离变化对缝合结扎的影响，以及子宫周围血管走行模型可用于腹腔镜下广泛全子宫切除术的模拟（图4-14）等。如果能在学会上发表，那么耗费在训练上的大量时间就会变成收集数据的时间，可谓一举两得。因此，干箱训练可以完成临床、教学、研究这三种角色的职责。

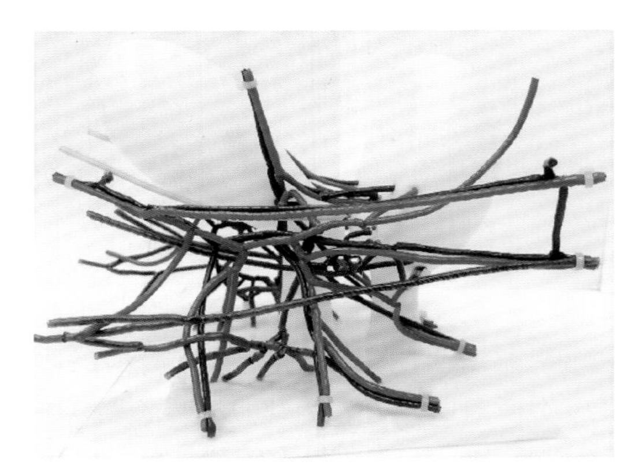

图4-14　子宫周围血管走行模型

参透这本教科书

周围有人支持你的干箱训练吗？至少这本教科书将全力支持你。当你感到练习辛苦的时候，当你感到厌倦的时候，请打开这本教科书。这本不仅包含了“技术”，而且包含了“心”的教科书，定会让你感到振奋，并会再接再厉。这本书也可以被当作某种自我启发的书来看待，让我们一起努力训练吧！

参考文献

1） Barsuk JH, Cohen ER, Caprio T, et al. Simulation-based education with mastery learning improves residents' lumbar puncture skills. Neurology. 2012; 79: 132-7.

2） Twijnstra AR, Hiemstra E, van Zwet EW, et al. Intracorporeal knot tying in a box trainer: how proficient is in vitro evaluation in laparoscopic experts?. J Minim Invasive Gynecol. 2014; 21: 291-5.

3） Nagendran M, Toon CD, Davidson BR, et al. Laparoscopic surgical box model training for surgical trainees with no prior laparoscopic experience. Cochrane Database Syst Rev. 2014; (1).

4） Miller GE. The assessment of clinical skills/competence/performance. Acad Med. 1990; 65(9 Suppl):S63-7.

5） 志賀 隆．シミュレーション教育の原理．In：志賀 隆．実践シミュレーション教育．東京：メディカル・サイエンス・インターナショナル；2014．p.2-13.

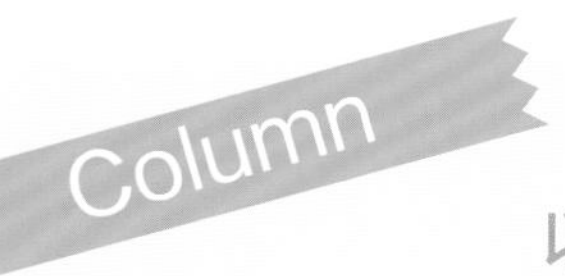

以获得学会大奖（视频类）为目标！

在日本妇产科内视镜学会的学术演讲中，有一个名为“学会奖（视频类）”的竞赛。学会奖的申请方法如下。

（1）注册时除了填写会议演讲题目和摘要以外，还要提交一段5分钟的妇产科腹腔镜领域的演示视频。

（2）评选委员会进行预选，预选通过后将被提名为学会奖候选人。

（3）学会奖评选环节中，共有6位学会奖候选人进行演讲。评委们评价最高的2个人将获得学会奖（视频类）。

我想分享我赢得该奖项后总结的6个要点。

1. 将自己遇到的困惑当成素材

我们每天都会遇到很多临床问题，我们应该持续关注并记录这些问题，不要回避这些“不便”。然后利用“训练和经验”解决这些“不便”。以下是我获奖演讲文稿的3个思路。

- 在腹腔镜干箱训练中发现在边缘进行缝合结扎是很困难的
  →“干箱训练”→边缘缝合时姿势与进针方向等因素的解析
- 对腹腔镜下根治性子宫切除术的血管走行情况理解困难
  →根据教科书和手术经验→利用钢丝制作三维血管模型
- 对腹腔镜下单纯子宫切除术输尿管周围解剖结构理解困难
  →根据手术经验和“上级医生指导”→用手指表现输尿管周围的解剖结构

2. 不要忘记教育的要素

如果有多个“已解决”的内容，请选择具有较强教育意义的素材。制作幻灯片时，不要忘记要为后来的训练者提供帮助。如果演讲内容只是讲自己做到了什么，就无法给听众带来实质性的帮助。

3. 注意趋势和需求

一定要牢记，学会总是喜欢那些当前流行和需求量大的素材。6年前是干箱训练的黎明期，3年前是腹腔镜下广泛全子宫切除术成为先进医疗技术的时候，1年前是腹腔镜下单纯子宫切除术逐渐普及并追求定型化的时候，这些都是迎合时代的素材。当然，像这样的素材仅是其中一种，还有各种各样其他的趋势和需求，所以要抓住时代脉搏，莫失良机。

4. 使幻灯片浅显易懂

将做好的幻灯片进行彻底修改，使其浅显易懂。让听众在脑海中解读幻灯片，我会觉得很不舒服，所以幻灯片要力求制作简洁，能够快速入脑，以医疗外行人都能看懂的内容为目标。为此，我经常给我妻子看我制作的幻灯片，看她是否可以理解其中的内容，以保证我的幻灯片的易懂性。

5. 增加幻灯片的冲击力

要在演示的紧要关头，加进一张极具冲击力和引人深思的幻灯片，目的是令观众微微起鸡皮疙瘩。另外，正如被大众称为“演示达人”的微软公司的泽円先生所说，切换幻灯片或者设计一些简单明了的消息类幻灯片，是巧妙演示幻灯片的“核心”功夫。

6. 使用视频编辑软件提高图像质量

虽然我对视频编辑并没有那么在行，但是我可以展示一下Windows中常用的视频编辑方法。①在幻灯片“放映”选项卡上点击“排练计时”进行幻灯片放映；②在导出文件选项卡中选择“创建视频”创建MP4视频；③将视频放入视频编辑软件（便宜的软件就可以，我使用Adobe Premiere Element）并使声音静音；④后期制作中重新插入配音的音频，并以MP4格式导出即可完成。后期录音使用的是仅售2000日元（约合人民币111元）左右的USB插入型麦克风。重新导入新的录音可以减少幻灯片收音不良带来的噪声，好的录音效果可以给幻灯片加分。另外，后期录制过程中如果发现导出的幻灯片时间与录音时间不匹配，要对幻灯片时间进行微调。如果幻灯片的切换效果过于夸张的话，会显得很笨拙，因此使用简洁的切换效果比较好。

以上就是我在作品设计上所做的努力。学会奖的年龄限制为45岁以下。该奖项仅在你年轻时才能获得，因此，如果你有兴趣，请一定要积极报名！

2 结扎・外科结

京都大学医学研究科妇产科分部　砂田真澄

要　点

- P-loop[1]法可以克服C-loop[2]法的缺点。
- 结扎的要点是“使线与持针器并行”，掌握拉线技术。
- 了解overlap和underlap[3]，及其适用于哪种情况和部位的结扎。
- 了解方结和假结，并正确选择半结的组合。
- 外科结是必不可少的技术，在第二次绕线操作时必须让线保持竖起状态，以便成功完成双半结。

腹腔内的缝合结扎，几乎是所有人被绊倒的第一个“坑”。谁都有过即使已经在干式训练箱中拼命练习，但在实际手术中无法按照练习的效果完成结扎的经历。那为什么在练习中做得到，到了实际手术中却做不到呢?

在干式训练箱中，是在理想的位置和环境条件下进行的结扎，但实际手术却要在盆腔这一狭小且深的空间内进行。另外，还有可能存在各种不利条件，比如缝线上沾有血液使其软塌塌的而不能随心所欲地操作，也有可能受到膀胱和直肠的阻碍而无法在理想的位置结扎等。这些术野的不利条件的确是原因之一，但实际上还是因为没有正确理解结扎操作而无法克服这些困难所致。

本节中，我们旨在学习理想的结扎方法，做到即使条件稍差也能立即修正，并能够完成不会松动的结扎。

由“C-loop 法”发展而来的“P-loop 法”

长期以来腹腔镜手术中的腹腔内打结方法以“C-loop法”为基础，并且已经普及。近年来，“P-loop法”作为“C-loop法”的改进版本也逐渐普及。首先，我来介绍一下“C-loop法”。

C-loop法

镜下打结时，将不带针的尾侧的那一段短线称为“short tail”（短尾，指缝合后不

1　可理解为P形环，指打结初始动作时将带针一端长的缝线摆成字母P形。——译者注
2　可理解为C形环，指打结初始动作时将带针一端长的缝线摆成字母C形。——译者注
3　原文和译文中均有解释，为日式英语，本书指缝合打结时顺逆时针的两种绕线方向，也用于其他手术技术的命名，例如胃肠外科的吻合方式，后者未在本书中涉及。——译者注

带针一端短的缝线尾巴），将有针这一侧的长线称为“long tail”（长尾，指缝合后带针一端长的缝线）。用C-loop法打结时，首先用长尾创建C形的环。用另一只手中不抓线的手术钳（或持针器）在C形环中绕线，抓住短尾，然后完成结扎操作。可以通过对称的操作，重复两三次完成重叠结扎（图4-15）。

C-loop法由于每次打结时都进行左右对称的操作，所以结扎操作简单易懂，可以始终将线向正确的方向（顺向）上结扎。但是，每次打结时都需要从左右两侧重新拉起长尾，故左右两侧都需要宽敞的操作空间。妇科手术主要在狭窄而深的盆腔内操作，所以必须要克服这个缺点。另外，C-loop法的特点是，当从患者左右两侧插入两把钳子时（两把钳子夹角大于90°时）容易操作。盆腔手术需要从下腹部左右两侧插入手术钳，这给术者的身体带来沉重的负担，所以在日本很少使用。如果是日本国内常用的变形的钻石布孔法和平行布孔法，当两把手术钳形成的夹角小于90°时，则需要使用其他的打结方法。

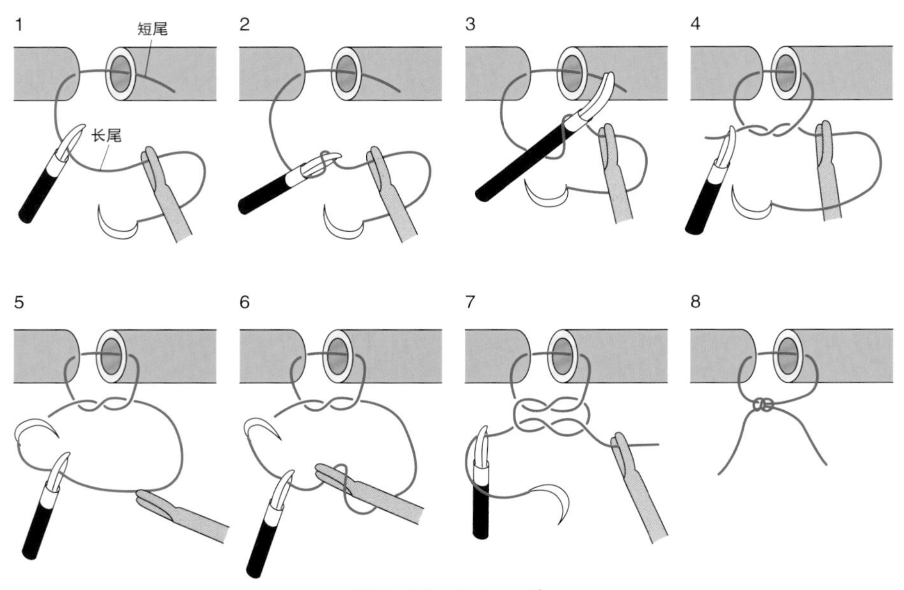

图4-15　C-loop法

P-loop法

视频 4-1

能够克服上述C-loop法缺点的方法是进行与开腹手术中器械打结相同的操作，即P-loop法。P-loop法是右手的持针器对左手抓持的长尾进行绕线，再去夹持短尾。钳子可以在不放开长尾的同时继续结扎操作（ 视频4-1）。

在开腹手术中，右手的持针器可以自由移动。但是，腹腔镜手术是无法大幅度改变持针器的方向（轴）的，因此需要根据持针器的方向调整长尾的方向。如果创建线轴和持针器并行的线环，结扎就容易了。

简而言之，“做好loop”是成功打结的关键。为了做好这个“loop”，需要将长尾摆成C字形，并使线与持针器并行（图4-16的绿色虚线）。在我们最常用的戳卡布孔法（变形钻石布孔法）中，持针器从下腹正中插入，而手术钳从左下腹插入。用通过脐部插入的镜头观察时，持针器是位于腹部正中位置的。换句话说，如果将线摆成向上隆起的“山形”，那打结就很简单了。实施这种打结法时形成的loop看起来像P字形，因此称其为“P-loop法”。

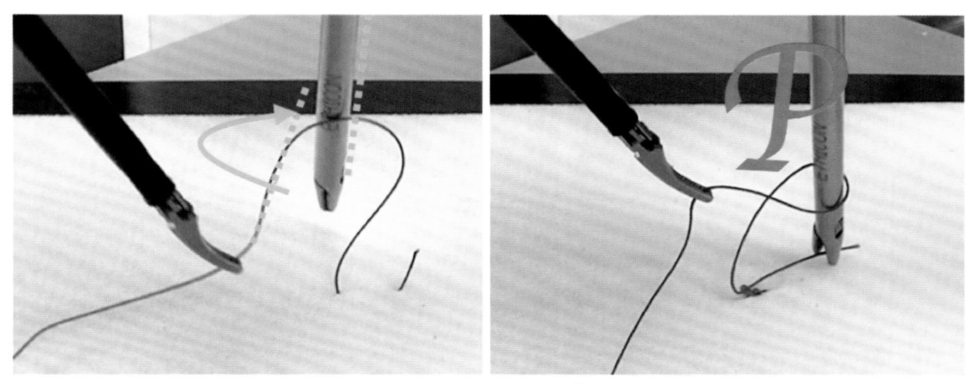

图4-16　P-loop法

钳子操作的基本要素

在说明结扎操作之前，先对手术钳操作的基本要素（图4-17）加以说明。腹腔镜手术是通过戳卡来操作钳子和持针器的，因此和开腹手术不同，钳子的操作是受到限制的。钳子的运动可以分为以下几种。

一种是以戳卡为支点的运动，包括钳子的①摇摆运动和②回旋运动。另一种是以戳卡为轴的运动，是钳子进出戳卡的③活塞运动和转动钳子的④旋转运动（内旋、外旋）。内旋、外旋的运动除了可以通过转动前臂来进行以外，还可以用手指转动钳子上的转子来进行。最后是不借助戳卡的运动，即钳子的⑤开闭运动。

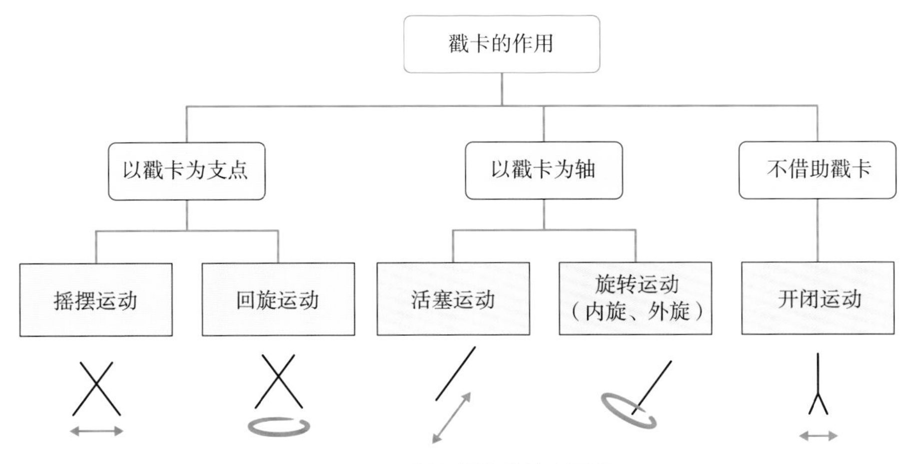

图4-17　钳子操作的基本要素

进行P-loop法操作时，左手钳子主要做将线缠绕在持针器上的①摇摆运动和②回旋运动。严格地说，为了像在地面上画圈一样移动钳子，还应包括③活塞运动的要素。同时，右手持针器以戳卡为轴进行运动（主要是③活塞运动），使线缠绕在持针器上。

使用 P-loop 法进行结扎的方法

以下就使用P-loop法进行结扎的方法进行说明。

① 使缝线与持针器平行竖立。
② 在持针器上绕线，创建P-loop。
③ 持针器穿过P-loop，牵拉短尾。

① 使缝线与持针器平行竖立

首先，用左手钳子夹持长尾，线和钳子的角度为90°（图4−18），用钳口前端夹持的话，会使接下来的绕线相对容易。要在长尾没有扭曲的状态下将其夹持，并将线垂直于地面竖起。长尾的长度要达到行半结扎操作所需的最小长度。

将线竖起时，左手钳子尖端要同时水平移向出针点。

在实际的手术中，缝线可能出现被血液或体液沾湿变得软塌塌而无法立起的情况，此时，要注意以下3点。

- 旋转夹持长尾的左手钳子，确认线是否可以立起。
- 右手的持针器夹持长尾的顶点处，并做拉线动作使其竖起。为使长尾平行于持针器，要向戳卡插入的方向拉线。该操作要注意右手的活塞运动（图4−19）。
- 如果隆起太小，即绕在持针器上的线比较短时，持针器夹持顶点，同时左手钳子沿缝线滑动以获取合适的长度。此时，不仅要调整线的长度，还要再次确认钳子夹持的方向和角度。

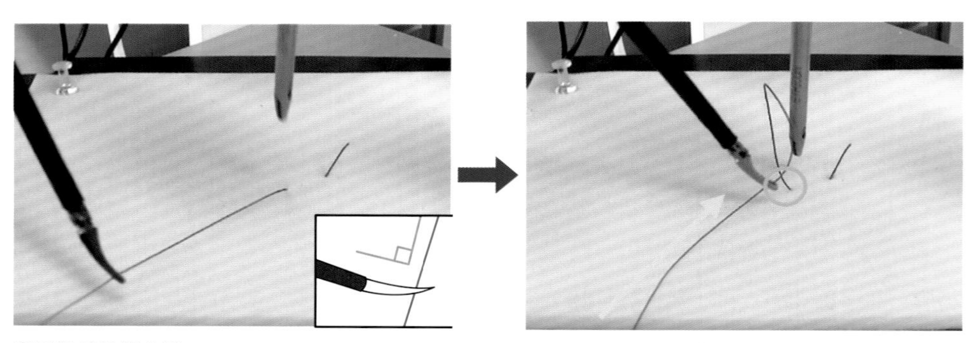

①用钳子前端夹线
②线和钳子的角度为90°
③防止线扭曲

钳子水平移向出针点

图4−18　缝线和持针器平行竖立

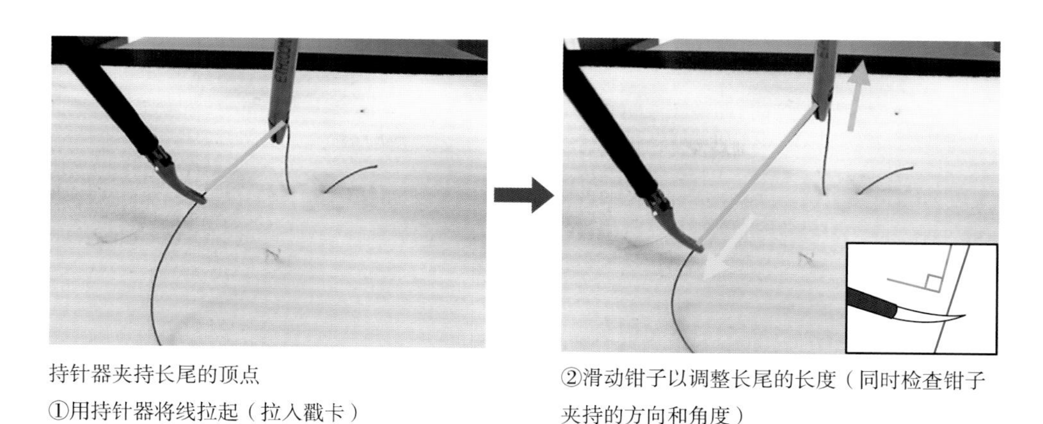

持针器夹持长尾的顶点
①用持针器将线拉起（拉入戳卡）

②滑动钳子以调整长尾的长度（同时检查钳子夹持的方向和角度）

图4-19　当线竖立不起来时

② 在持针器上绕线，创建P-loop

接下来，将竖立的线在持针器上缠绕，形成P-loop。此时，根据线的缠绕方向，分为overlap和underlap。

- overlap：将线以顺时针方向缠绕到持针器上形成loop的方法。
- underlap：将线以逆时针方向缠绕到持针器上形成loop的方法。

overlap定义中的“将线以顺时针方向缠绕到持针器上”，与“用持针器顺时针绕线”是同义。

overlap法（图4-20）

持针器在结扎点的远处等待，线竖起来后，钳子向右侧远处移动，将持针器挡在隆起的线上，以阻挡线的移动。钳子不再向右侧远处移动，而是以持针器为中心顺时针回旋，线就会缠绕在持针器上形成loop。同时，建议持针器对线也行顺时针回旋。

underlap法（图4-21）

持针器在结扎点的近处等待。线竖起来后，钳子向右侧近处移动，将持针器挡在隆起的线上，以阻挡线的移动。钳子不再向右侧近处移动，而是以持针器为中心逆时针回旋，线就会缠绕在持针器上形成loop。同时，建议持针器对线也行逆时针回旋。

要强调的是，overlap法是在结扎点的远处进行loop的创建，而underlap法是在结扎点的近处进行loop的创建。但无论哪一个，如果更靠近右侧进行操作的话，持针器移动的距离就会更短，也就能很自然地形成P-loop。

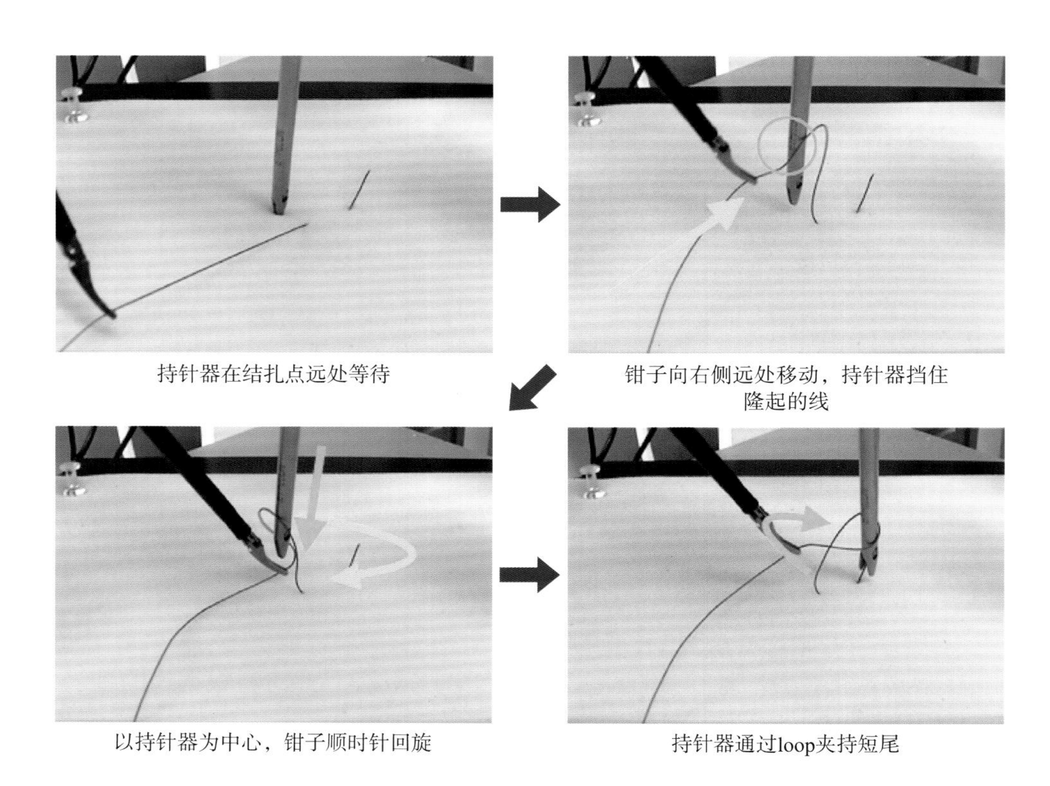

图4-20　overlap法

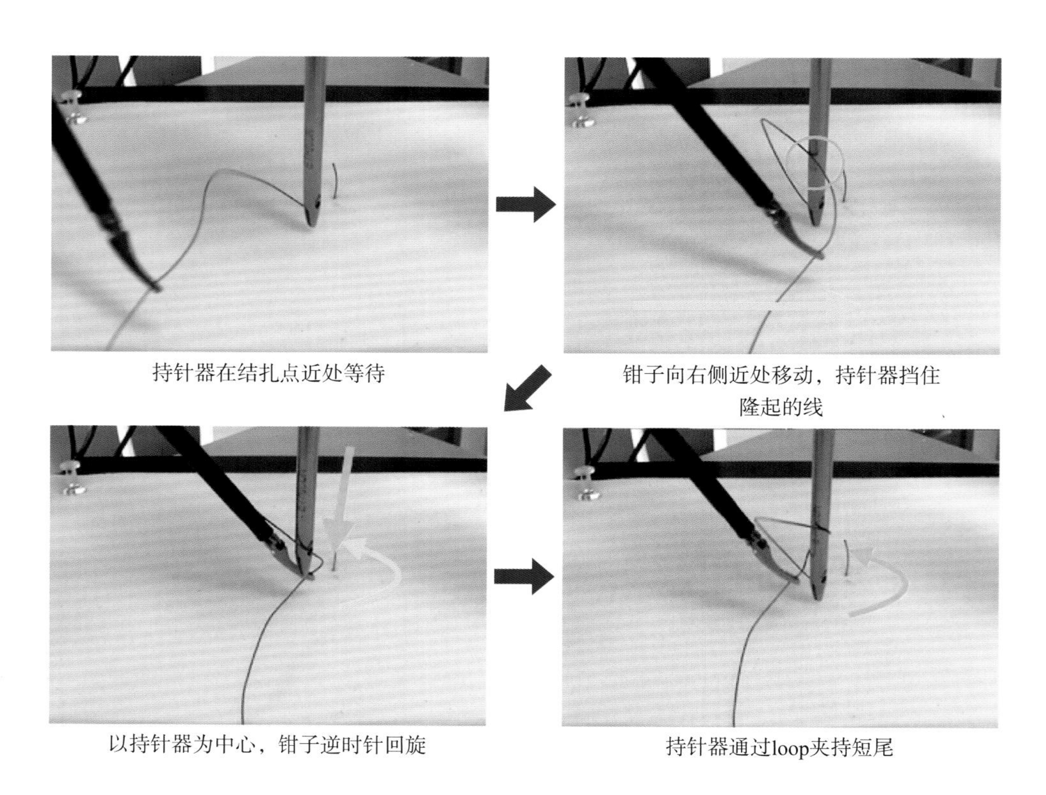

图4-21　underlap法

另外，当持针器挡住隆起的线时，overlap是将钳子外旋，线相对于持针器上升，从而更易于缠绕。相反，在underlap的情况下，建议左手钳子内旋。

一个要点

手术钳和持针器的协调配合对于P-loop的形成是很重要的。对于右利手的初学者，往往只有右手持针器移动，而左手的钳子几乎不动。通过有意识地移动钳子，将会使结扎操作变得异常简单。

有意识地移动夹持缝线的左手钳子“将线缠绕在持针器上”，而不是“用持针器去绕线”。将线缠绕在持针器上的操作虽然是以回旋运动为主，但实际上也包含了活塞运动的要素。如果能用左手和右手改变“回旋运动”和“活塞运动”的比例，就会感觉到结扎操作水平的提升。可以进行不动右手只动左手或者不动左手只动右手两种练习，再尝试将它们结合起来。

③持针器穿过P-loop，牵拉短尾

持针器穿过P-loop，然后夹持住短尾的尖端。钳子要跟随持针器一起移动，如果钳子远离持针器的话，线就会紧紧缠绕在持针器上，导致持针器无法从loop中脱出（图4-22）。

夹持住短尾后进行牵拉以完成结扎操作，此时要用钳子牵拉长尾，将短尾长度调整为1～2 cm。如果短尾过长，则第二个结扎动作就很难抓住短尾的尖端，那么结扎操作就会变得困难。

overlap 和 underlap，如何选择?

乍一看，无论选择哪种打结方法开始打结操作似乎都没有问题。特别是对初学者来说，感觉underlap法相对较难，更倾向于在打第一个结时选择overlap法。但是，根据缝针在不同的表面运针方向的不同，打结方法的选择是不同的。首先，假设在一个平坦的表面进行缝合操作。

将工作区域如图4-23所示分为4个象限。从右向左，由远及近运针时，短尾位于“右远”的1号象限，长尾位于“左近”的4号象限。相反，由近及远运针的话，短尾位于“右近”的2号象限，长尾位于“左远”的3号象限。

由远及近运针时，第一个结应该选择overlap法。

将持针器以overlap的方式穿过P-loop后，持针器移至比手术钳更远的1号象限（或

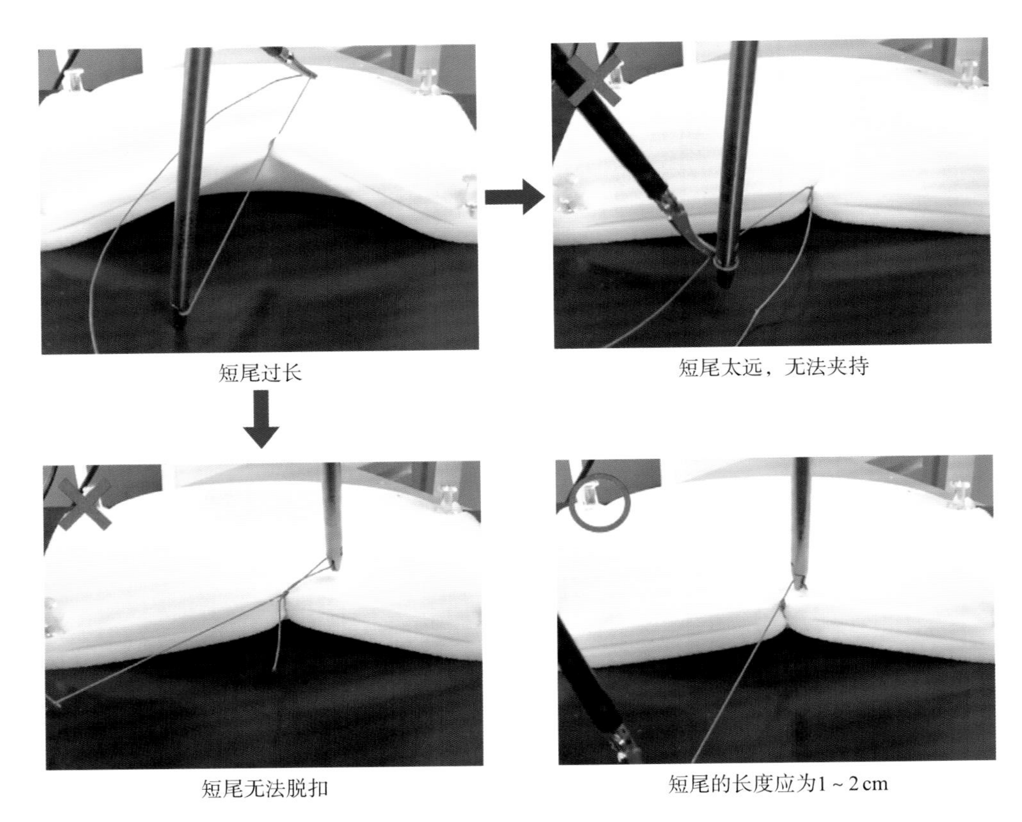

短尾过长　　短尾太远，无法夹持

短尾无法脱扣　　短尾的长度应为1～2 cm

图4-22　短尾过长导致打结失败示例

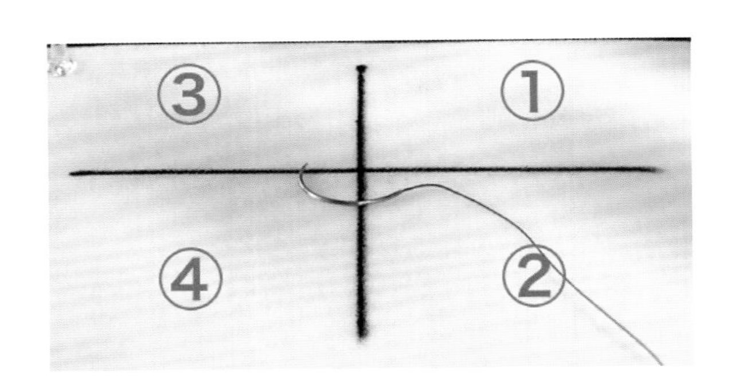

（由远及近运针时）　　（由近及远运针时）

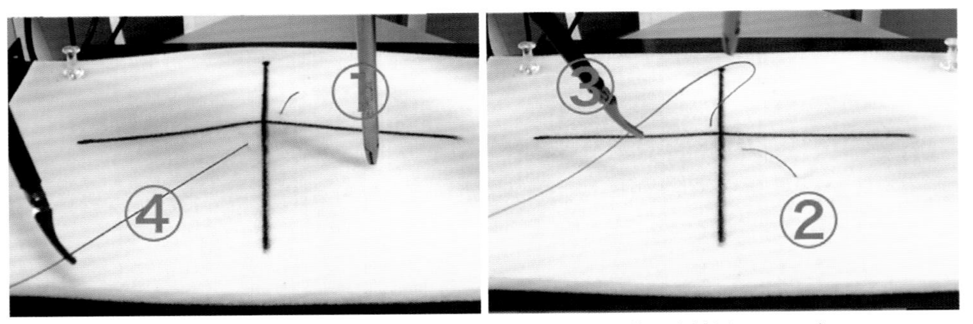

第一个结用overlap法　　第一个结用underlap法

图4-23　打结位置和打结方法的选择

3号象限）（图4-24），这样就可以轻松夹持到1号象限的短尾了。反之，如果第一个结以underlap法开始，穿过loop后的持针器通常位于比钳子更近的2号象限（或4号象限）。为了夹持“右远”的短尾，需要更大幅度地移动持针器，这样中途可能会导致持针器从loop中脱落，或者线紧紧缠绕在持针器上无法动弹的情况。考虑到短尾较为容易夹持到，由远及近运针时的打结操作以overlap法开始为宜。

反之，由近及远运针时，第一个结应选择underlap法。将持针器以underlap法的方式穿过loop后，持针器位于比钳子更近的2号象限（或4号象限），所以可以轻易夹持住位于2号象限的短尾。接下来，假设缝合像阴道残端这样有一定高度的部位。

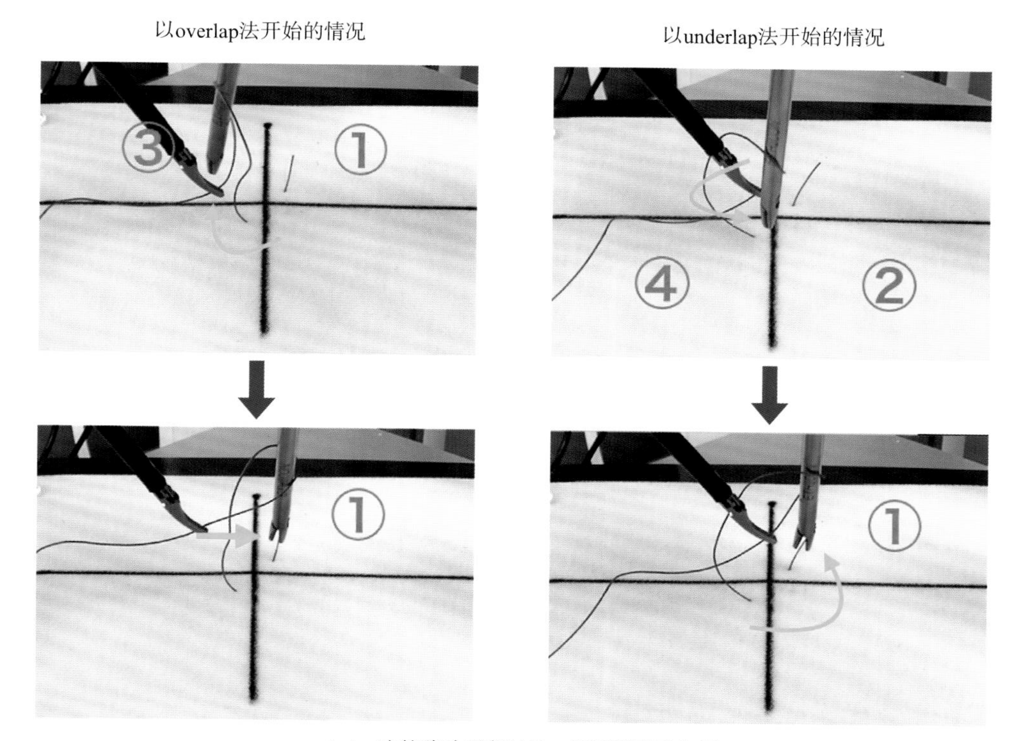

图4-24　由远及近运针时的打结方法

从上向下运针时，第一个结应选用overlap法。穿过loop后，持针器位于比钳子更远的位置，因此可以轻松地夹持住远处的短尾（图4-25）。

反之，从下向上运针时，则选择underlap法。穿过loop后，持针器位于比钳子更近的位置，因此可以轻松地夹持住位于近处的短尾。

牢记这一原则，这样即使手术中遇到各种情况，也可以对使用overlap法还是underlap法做出恰当选择。初学者一开始要经常有意识地进行打结训练，训练会加深对知识的理解。

- 当短尾位于远处或上方时→选择overlap法
- 当短尾位于近处或下方时→选择underlap法

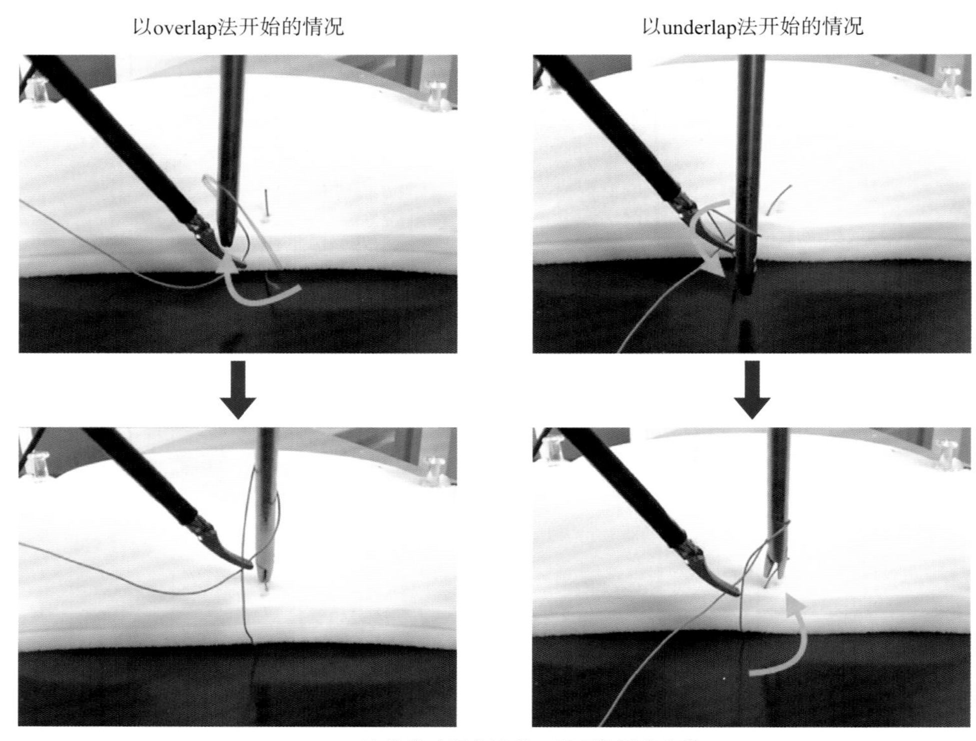

图4-25　从上向下运针时的打结方法

关于拉线的方向

要想结扎不松动，拉线的方向很重要。在正确的方向（顺向）将缝线拉紧是打结不松动的根本。

顺向结扎时，最理想的情况是将线从其所在象限拉到其对角线方向。

当短尾在1号象限时进行overlap法打结，将短尾拉向4号象限。这种情况下，持针器和钳子呈交叉操作，拉线操作会比较困难。如图4-26所示，将短尾向2号象限方向牵引也可以完成顺向结扎，所以实际操作中多用此法。

当短尾在2号象限时进行underlap法打结，将短尾拉向3号象限。在操作空间狭小的情况下，可能会向不同的方向拉线，但要时刻注意将线拉紧。

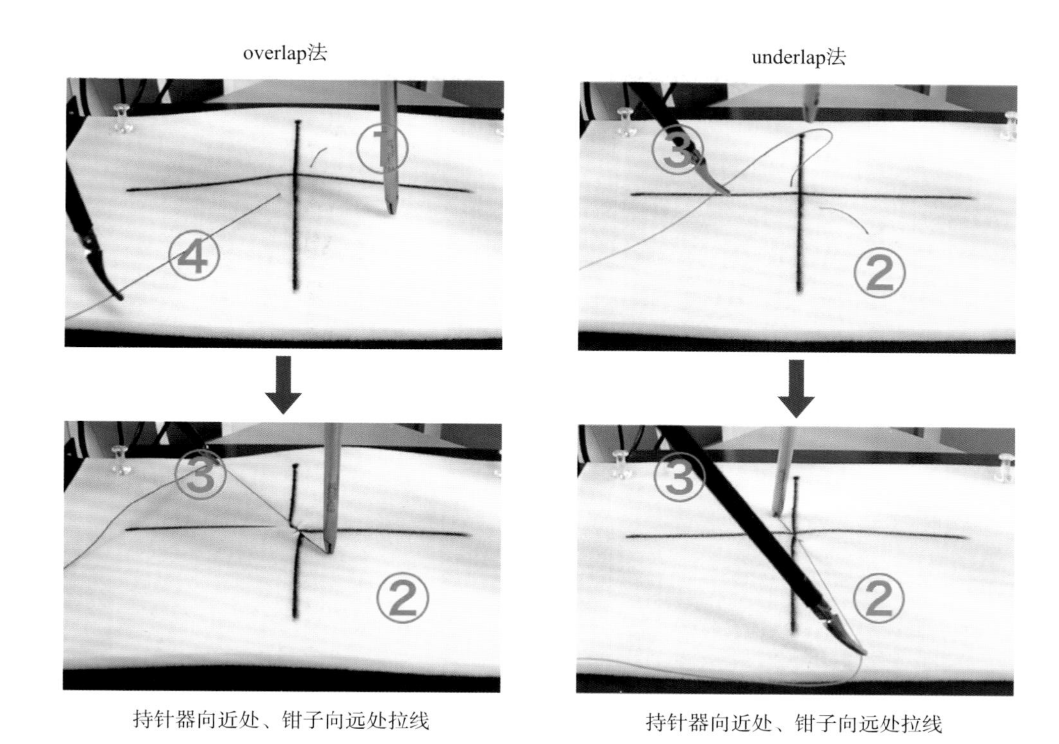

图4-26　正确的拉线方向

关于第二个结

在讲解第二个结之前，先讲讲结扎的术语。请记住，这些结扎的术语是所有结扎操作通用的，而不仅仅适用于腹腔镜手术。

半结（half knot）

这里说的半结，是单次结扎的意思。两种选择（overlap或underlap）都可以。第二个结的选择会决定结的名称。“单结”除了有半结的意思外，还可指连续缝合和Z字缝合的一个结，也可以指一个部位的缝合结扎等。为了避免概念混淆，本书使用“半结”而不是“单结”。

方结（square knot）

方结是由2个方向相反的半结组合而成。结是镜像对称的，顺向结扎时会很牢固。根据线的牵拉方向，也可以做成可滑动的结［即滑结（slip knot）］。这是腹腔镜手术中使用最广泛的打结方法。

假结（granny knot）

假结是由2个方向相同的半结组合而成。由于较方结更容易松动，因此最好再追加1个方结。另外，当第二个结没有扎紧时，后两个结是很难转变成滑结的。

外科结（surgeon's knot）

打第一个结时进行缠绕2次的双半结（double half knot）操作，接着再进行方结的2次结扎，共3次结扎。第一个结使得线的摩擦力变大，具有不易扎紧也不易松动的特点。由于不容易松动，在实际临床中经常被使用，不过双半结操作比半结操作稍难（详细内容后述）。

腹腔镜手术原则上选择方结。也就是说，优先选择overlap→underlap→overlap交替的结扎方法。

第二个结的打结方法

以下对第一个结选择overlap法时第二个结的操作方法进行解说。第一个结扎紧后，如前所述，将短尾拉向2号象限，长尾则拉向3号象限。接下来进行方结操作，开始underlap。此处有两个要点（图4-27）。

①为了正确地将线竖起，钳子水平移向结扎点。不用重新夹持缝线，靠操作钳子将线竖起来。如果在打第一个结收紧缝线时钳子扭曲了，则缝线也可能会扭曲并无法很好地形成隆起。故收紧第一个结时，要注意钳子的拉法。

②持针器不要从近处（2号或4号象限）移走，而是将钳子移动到结扎点。持针器接触到长尾的隆起后，钳子逆时针回旋以将线缠绕在持针器上形成loop。在结扎点的近处完成underlap，不仅更容易形成loop，而且夹持位于2号象限的短尾的动作幅度最小。

初学者倾向于不动钳子而将持针器向远处移动。这样就会陷入缝线不好竖起、loop无法创建、短尾不容易夹持等恶性循环。积极地用左手钳子配合移动是成功完成第二个结的关键。

第二个结行underlap时，是通过将短尾向图4-27中的1号象限牵拉，将长尾向图4-27中的4号象限牵拉完成扎紧操作的。在第三个结行overlap操作时，有着和第二个结相同的注意事项（操作钳子使线竖起。持针器不要从远处移开，而应在“右远”完成结扎操作），这样就可以顺畅地进行结扎操作。

到第二个结完成前，要充分注意结扎方法和打结的方向。在狭窄的盆腔中经常不能按照理想的方向牵拉缝线，但要始终有意识地按照原则完成结扎操作。

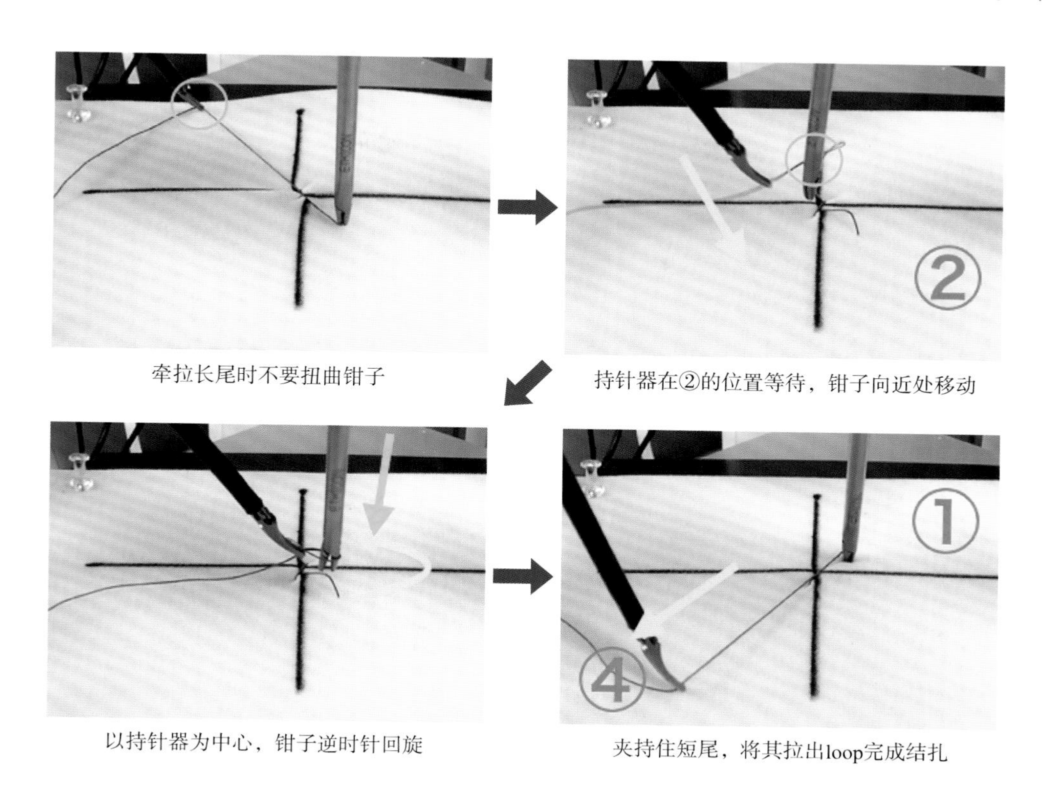

牵拉长尾时不要扭曲钳子

持针器在②的位置等待，钳子向近处移动

以持针器为中心，钳子逆时针回旋

夹持住短尾，将其拉出loop完成结扎

图4-27　第二个结的要点（underlap法）

在操作第二个结时保持第一个结不松动

想必所有人都有过在缝合阴道残端时线结松动的经历。为了打出不松动的结，第一个结采用后续要讲到的双半结，并且顺向牵拉收紧是很重要的。在此基础上，需要注意的是“结扎点在第二个结完成前不要受力”。

结扎点受力的情况一般发生在P-loop创建以前（在长尾的隆起做不好的情况下用持针器牵拉顶点时）和P-loop创建后（持针器从P-loop中拔出短尾和收紧线结之前）。尤其是后者，如果没有意识到，则线结很容易松动。

在拔线操作中，一边将短尾向上拉，一边用钳子牵拉长尾。此时不要过度向上移动持针器，以免结扎点受力。拔线操作中如果一开始就将长尾拖到近处，如图4-28所示，线很有可能卡在持针器的关节上。overlap操作时，总是向远处牵拉长尾直到扎紧为止，所以几乎不会失败。underlap操作时，应该在最后才将长尾拉向近处，而初学者倾向于从一开始就将钳子向近处移动。这样一来，就很难从loop中拔出短尾。所以，在underlap操作中无法向上拔出短尾时，要有意识地将左手钳的操作先向“左远”移动，拔出短尾后再移动到“左近”扎紧。另外，注意不要在结扎完成前将线拉向腹侧。

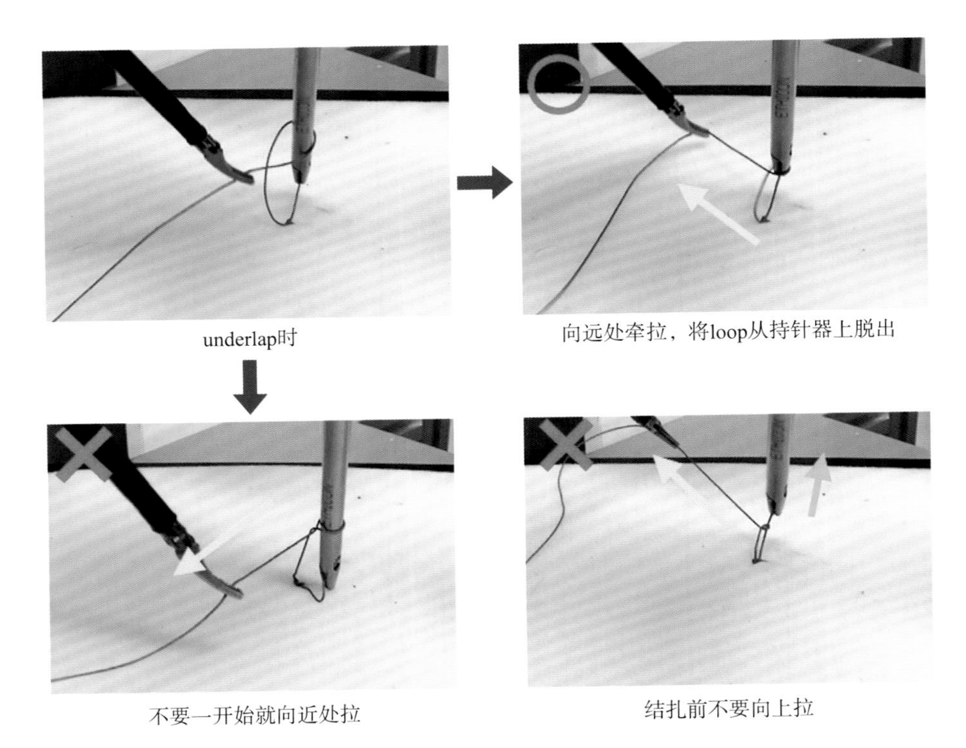

图4-28　避免操作第二个结时线结松动

外科结

外科结（surgeon’s knot）是将如前所述的缠绕2次的双半结作为第1个结，接着再进行方结的2次结扎，共3次结扎。这里最重要的是成功完成第一个双半结。只要注意到前述的要点，成功完成外科结并不难。但是，外科结也有如下几个须注意的要点（图4-29）。

先建一座大“山”

将线竖起，创建一个比平常更高的隆起（“山”）。loop越大，平行于持针器的线越长，因此更容易进行双半结操作。但是，loop越大，则从中拉出短尾以及扎紧的操作需要的空间就越大，须重新夹持长尾的机会就会越多。最初可以从大的loop开始练习，然后逐渐缩小loop。

在第二次绕线操作中保持线的竖起状态

在第一次绕线后，保持长尾的竖起状态很重要。失败的原因大多是第二次绕线操作时线太短，或者线没有竖起来。

为了保持线的竖起状态，在持针器第一次穿过loop时，要特别注意持针器的上下运动（活塞运动）。将缠绕在持针器上的线移向持针器根部（向上），这样在创建第二个loop时线的上升距离变长。同时，在创建第二个loop时，要特别注意左手钳子的

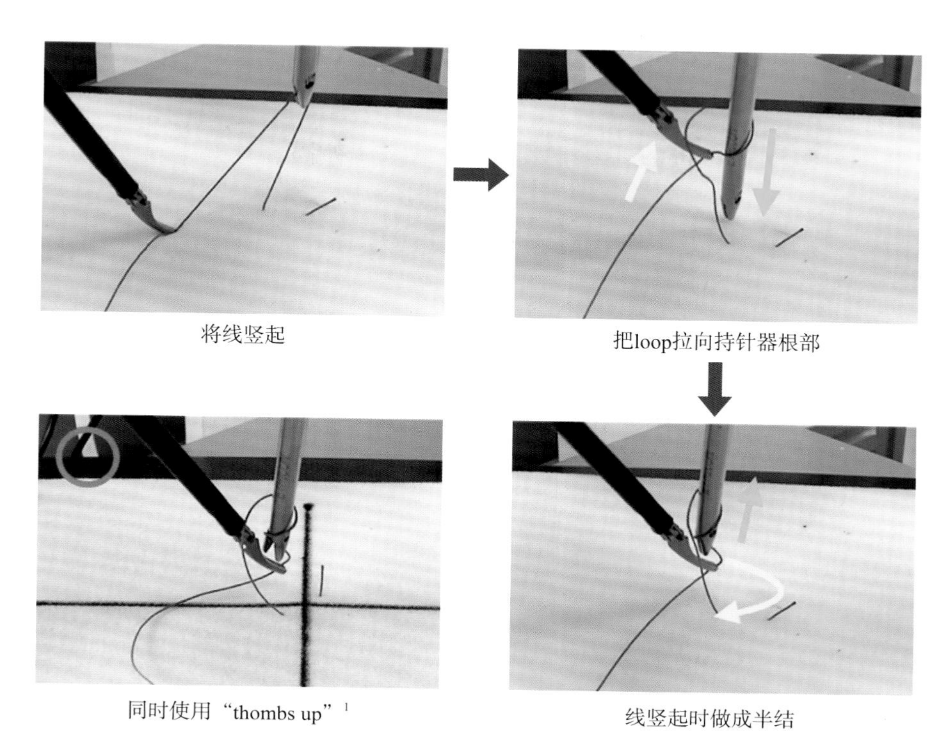

图4-29 双半结

回旋运动。专注于持针器的活塞运动，竖起的线就不容易坍塌变形。

巧用“thumbs up”

持针器前端张开的操作被称为“thumbs up”。第2次绕线操作时进行thumbs up使loop上升，同时还能确保持针器穿过loop空间。一边挂线一边将持针器进行内旋/外旋操作也非常有效。但如果频繁做thumbs up，线就可能会卡进张开的持针器关节，因此除非必要，应在闭合持针器的状态下进行结扎操作。

结束语

打结操作中钳子操作主要以“回旋运动”和“活塞运动”为主，并且是简单运动的重复。如果各位读者在术中不能进行理想的操作，请重温本章所述的基本内容。

为了使手术中的缝合结扎达到行云流水的程度，希望大家反复进行集中训练，笔者由衷地希望本章内容能对读者理解结扎操作有所帮助。

参考文献

1）金尾祐之．腹腔鏡下縫合結紮．In： 金尾祐之．解剖学的視点で解き明かす女性骨盤手術．東京： 南江堂；2016．p.88-90．

1 竖起拇指的动作，指打结绕线时持针器张开钳口，类似于竖起拇指，意在利用单开口钳口的角度，使绕线更加容易。——译者注

3 持针·转针

仓敷成人病中心人才教育开发中心/妇产科 羽田智则
Steinberg-Bernstein Centre for Minimally Invasive Surgery, McGill University Health Centre

要 点

- 持针技术对干箱训练很有用，但并非用于提高实际临床技能的技术。
- 需要快速准确地夹持针头，先尝试在擅长的地方夹持住针头。
- 接下来设想各种场景，在不同的地方也能快速持针。
- 先通过5个基本步骤进行持针训练，然后再进行程序动作的简化练习。
- 需要练习到在需要持针的时候，只要看清针的位置和方向就能想象出如何持针的程度。
- 在练习时就应意识到要避免将来在实际手术中的持针操作上花过多的时间。

持针是缝合结扎的第一步。虽然手术是针对操作对象（器官、部位、病变）的一系列操作手法的组合，但持针与运针、结扎不同，持针是在自己擅长的空间里仅针对针进行的操作，与患者的状况无关。也可以说，持针操作是在干箱模拟训练中经过必要、充分的练习后积累的技巧。因此，在实际手术中，如不能随心所欲地持针并感到困惑，就意味着练习不够。

要做的无非就是夹持住针头而已，建议首先用自己最擅长的戳卡布孔场景（钳子的角度、深度）进行持针练习。

5个基本步骤

视频 4-2

持针有5个基本步骤（视频4-2）。持针时针基本上是垂直于持针器的，但根据运针位置不同，也会有以钝角持针的情况。针分为针尖、针体和针尾锻压部，并且针和线在锻压部相连（图4-30）。

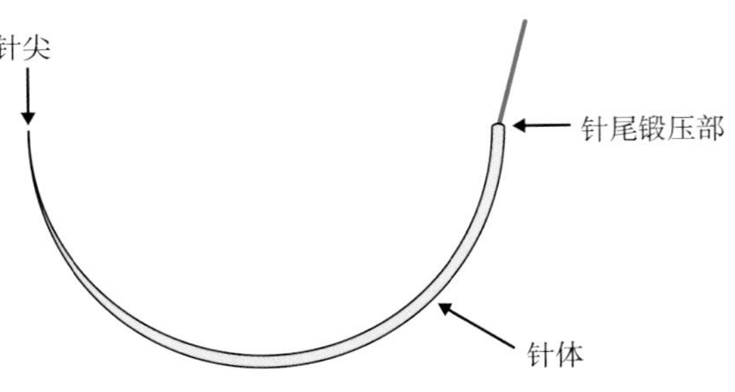

图4-30 手术针的各部分名称

step 1

右手持针器在距离针尾锻压部数厘米处夹住缝线，然后将针提起（图4-31）。

step 2

用左手钳夹住针尖侧约1/3处的针体。如果夹住针尖则会造成针尖的弯曲，所以不要夹持针尖（图4-32）。

step 3

右手持针器夹持缝线，左手钳夹持针，此时通过推拉缝线使针旋转，将针的角度调整到右手持针器容易夹持的位置（图4-33）。此时针像芭蕾舞演员一样旋转，所以形象地称之为“dancing needle”[1]，但通常不会旋转超过180°（视频4-2中夸张的旋转是为了让读者更形象地理解）。

为了使针能旋转，左手夹持不能太紧。由于左手钳需要松弛地夹持缝针，所以很少有医生左手使用带棘轮锁的手术钳（持针器）。另外，在妇科手术中需要缝合操作的场景较多，运针时多半需要夹持和牵拉组织，因此左手使用抓钳（分离钳）的医生较多，左手使用持针器的医生较少。

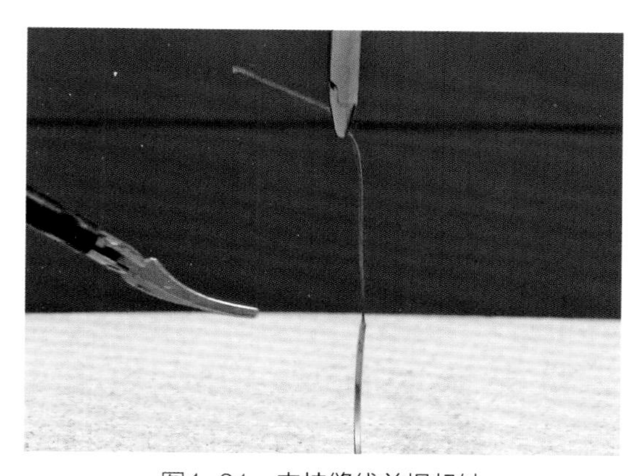

图4-31　夹持缝线并提起针

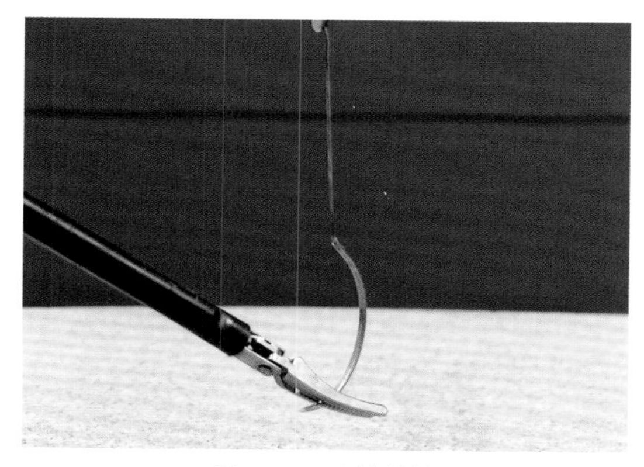

图4-32　夹持针体

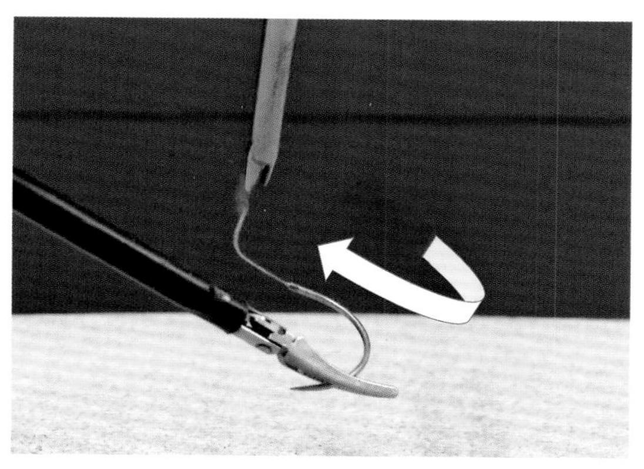

图4-33　转针

1　直译为跳舞针，实际为转针。指持针时为使持针器以合适的角度夹住针体，左右手配合进行的针体转动。——译者注

step 4

进行旨在垂直持针的微调整。即使做了转针动作，针还是不会垂直于持针器，左手基本上还是如step 3中一样持针。此时可通过下面两种方式进行微调整。

①右手持针器夹住线，并做活塞运动，使针的角度微微改变（图4-34）。

②转针时将针向画面深处倾斜，左手做内旋动作，使针垂直于右手持针器（图4-35）。

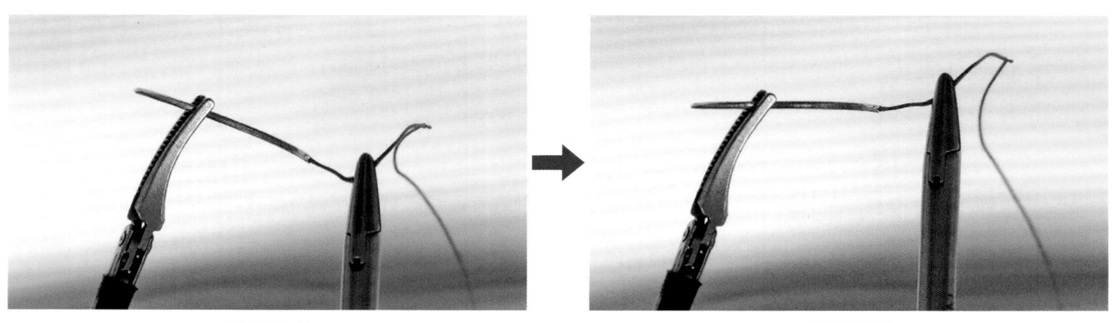

图4-34 微调整（方式1）

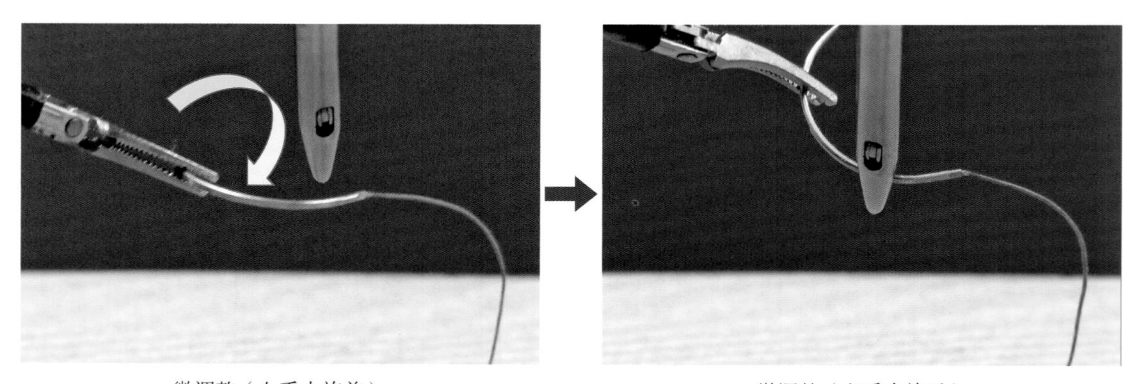

图4-35 微调整（方式2）

step 5

用右手持针器持针。

有时为了运针需要以钝角进行持针，然后根据缝合对象组织的厚度、深度和对象的位置进行适当调整（图4-36）。

为了确认针是否垂直，可以稍微做做模拟运针的摆动动作。

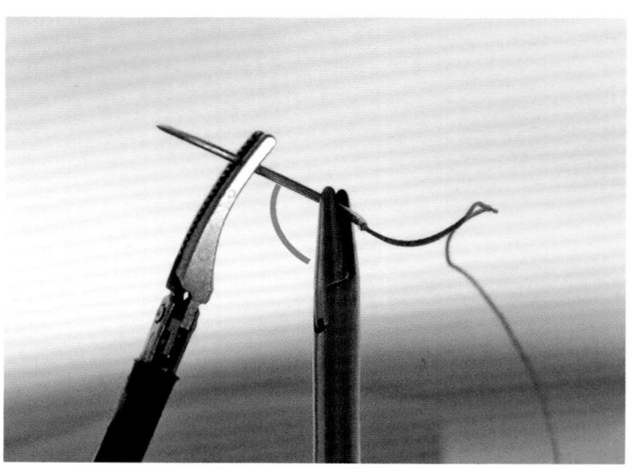

图4-36 可以进行钝角持针以利于运针

应用篇

即使不做上述的5个基本步骤，也可以做到垂直持针（视频4-2）。

持针器持针后转针

①用左手钳持线并将针提起，用持针器先松弛地持针（图4-37）。

②持针器松弛地夹住针，左手钳推/拉线做转针动作（与5个基本步骤相反）使针旋转（图4-38）。

③继续用左手钳推/拉线进行微调，使针垂直于持针器。

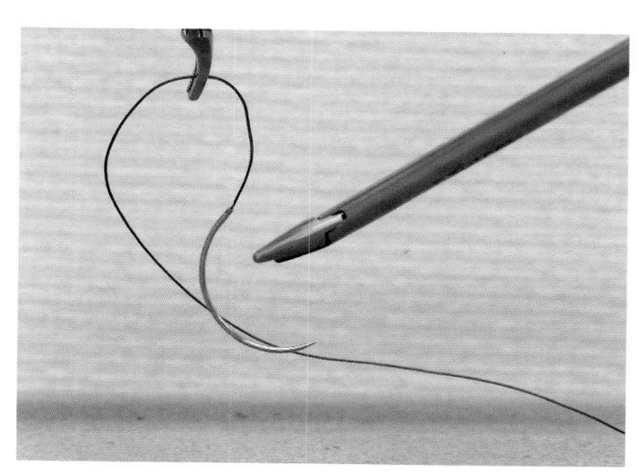

图4-37　持针器夹针

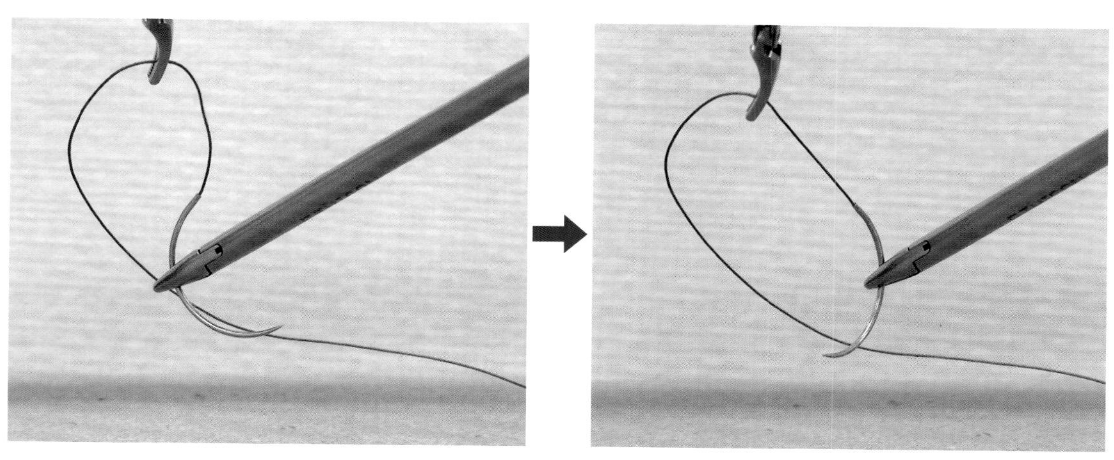

图4-38　持针器松弛地夹持缝针，做转针动作

左右手2把器械夹持针的凸面，两手同时内旋使针竖立

①按照转针的5个基本步骤进行（如有必要），使针的凸面（外周圆）面向钳子的尖端，左右2把器械夹持针体（图4-39）。

②握住持针器和分离钳的双手前臂均做内旋动作，则针自然会立起（图4-40）。仅用持针器内旋，一般情况下也能做到。松弛地持针是关键。

③必要时进行微调。

应用篇的两种方法均可应用于逆向持针，在实际的临床实践中，笔者使用前述的5个基本步骤相对更多。

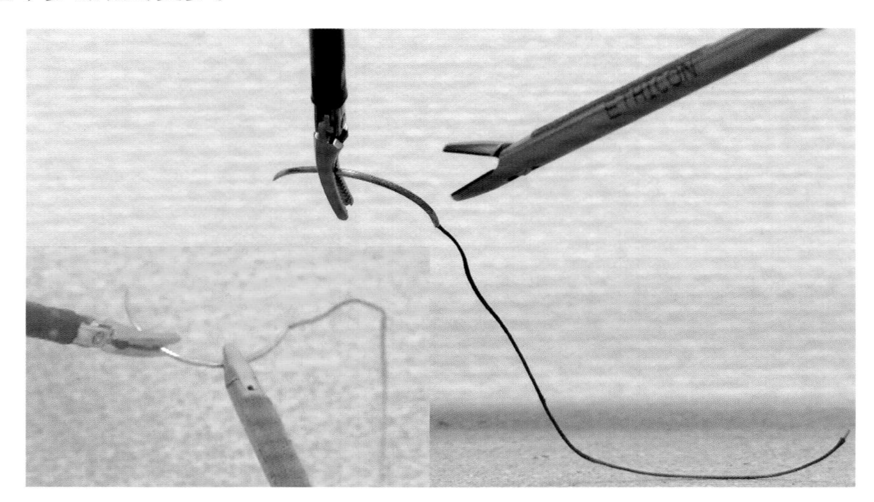

图4-39　将针的凸面朝向钳子再进行夹持

通过上述方法，几乎在任何情况下都可以随心所欲地持针。

在实际临床缝合操作时，要想在看到针的位置和朝向的一瞬间就能想象出应该如何持针的话，需要在干式训练箱中苦练（视频4-2）。

在观摩别人的手术时，也要有同样的意识，思考应该如何持针，当其持针的方式与自己的想象不同时，应该思考他这样持针的理由，这同样是很好的训练。

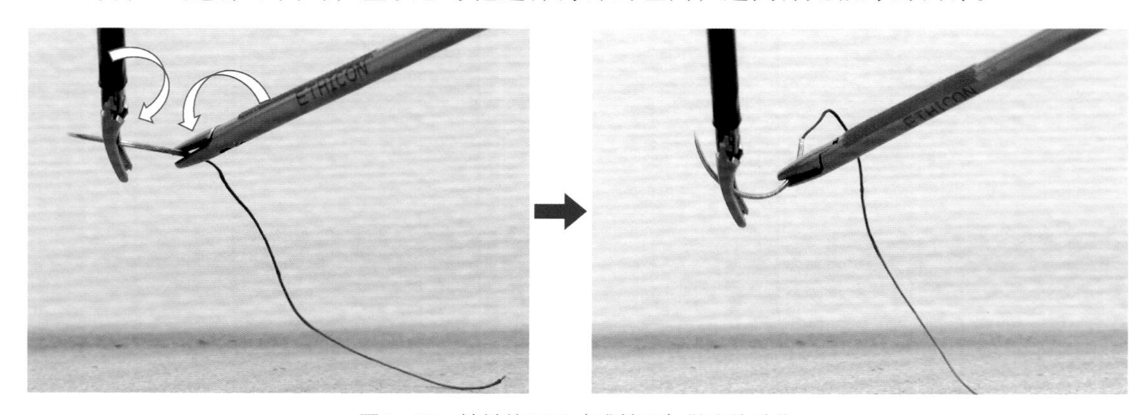

图4-40　持针的双手（或单手）做内旋动作

单手持针

在大血管损伤等紧急情况下，可能需要用左手钳夹住或压迫出血部位，尽管很少见，但是有可能发生，此时必须用单手完成持针。单手持针时，可以采用以下3种方法

（视频4-2）。

①将针尖勾挂在组织上，以此为支点进行持针操作。

②通过数次移动，将针移动到与持针器垂直的位置。

③松弛地夹起放置的针，并在组织上按压直到使针立起。

在特殊的情况下比较着急的时候很难采用②的方法，而③的方法取决于针的位置和朝向，所以建议多练习①的方法。用持针器松弛地夹住针，然后做前后左右精细移动，同时利用内外旋动作进行持针，这是非常高级的技巧（图4-41）。不过，在实际临床操作时，应当充分考虑针尖和组织的位置关系，不要无谓地损伤其他器官。③的方法是通过按压组织使针竖立的，所以也不积极推荐。

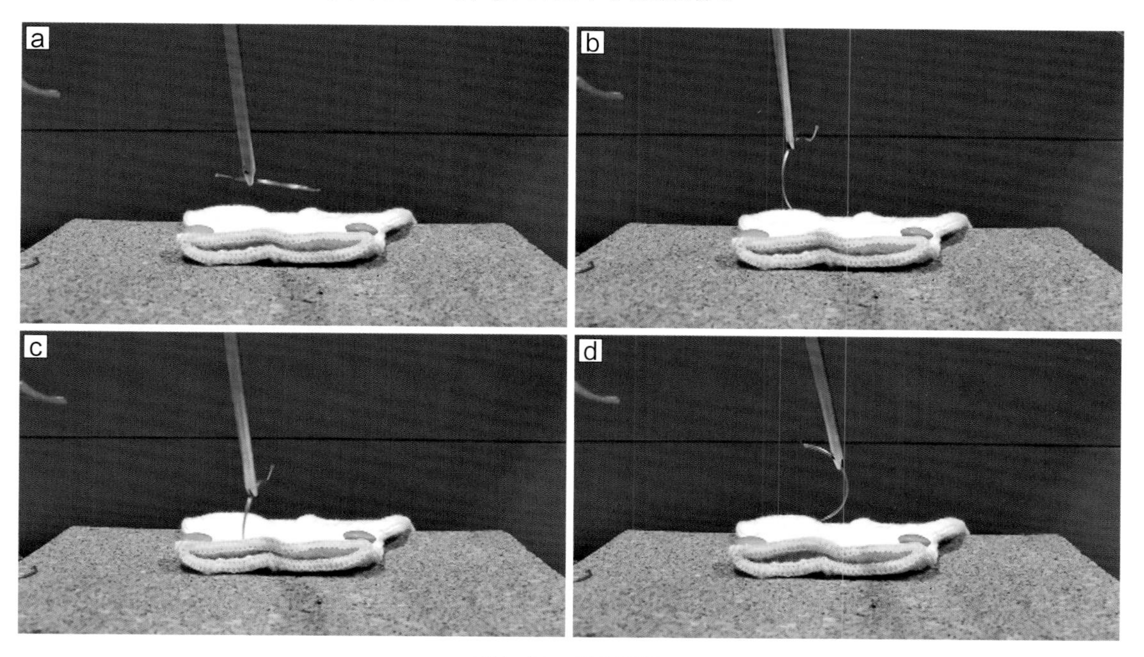

图4-41　单手持针

a.夹起针；b.右手外旋以改变针的角度；c.针尖轻轻挂在组织上；d.轻微推动持针器以改变持针的角度

在枯燥的干箱训练中作为转换心情的单手持针练习是很有趣的，但是这就无法练习双手的协调运动了。

结束语

要做的就是持住针。在临床实践中如果对持针感到困惑，那就是因为训练不足。在这一点上，持针与运针、打结不同。建议大家尽力练习。

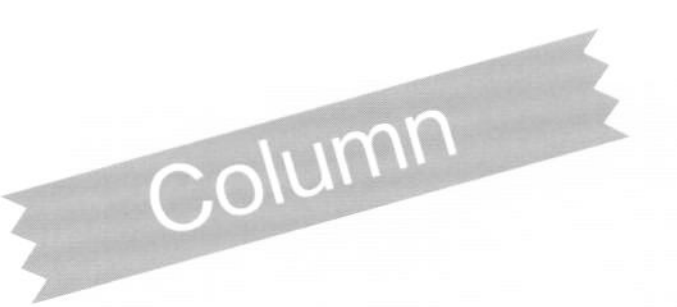

钳子前端的旋转

看了能随心所欲操控手中钳子的上级医生的手术后，我想，手术钳的前端是可以很好地转动的。利用手腕动作，或者利用转子旋转手术钳前端，都能实现手术钳的内外旋转。即使是缝合结扎，只要稍微改变钳子前端的角度，就能改变操作的便利性。无论怎样的手法，关键在于能够通过练习在脑海中形成钳子运动的图像，所以最好在练习之初就有意识地训练钳子前端的方向调整。起初，有可能注意力都集中在进行中的动作上了，直到下一步钳子操作需要调整方向时才意识到，但是随着习惯的养成，可以做到在右手操作期间，左手已经准备就绪，钳子前端已经旋转到了可以立即抓持或辅助的位置。如果你使用的是转子太小而难以转动的钳子，则可以根据器械选择不同的适配器（旋转轮）来辅助，建议各位读者尝试一下。

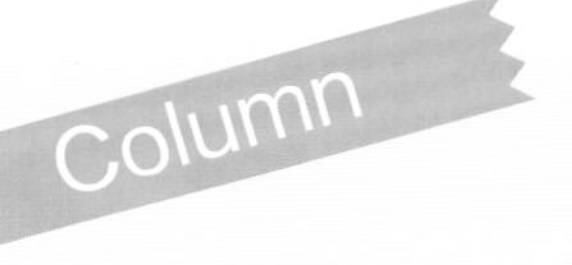

戳卡布孔法的称呼

日本的妇科腹腔镜手术的戳卡布孔法是以钻石布孔法和平行布孔法为主流。但是，日本所谓的钻石布孔法，其正中的戳卡位于脐与耻骨的中点，这与“钻石的菱形”相去甚远。实际上，在韩国等地，也有医生在耻骨上方2 cm处放置正中的戳卡，以更接近菱形的钻石布孔法进行手术。戳卡布孔法的名称并没有国际标准，都是各自任意命名。笔者的布孔法称为“改良钻石布孔法”，以区别于日式的钻石布孔法。日式的布孔法反而更接近三角形，故有时被误认为是3孔法，但事实并非如此。平行布孔法在国外多称为“同侧布孔法（ipsilateral style）”。

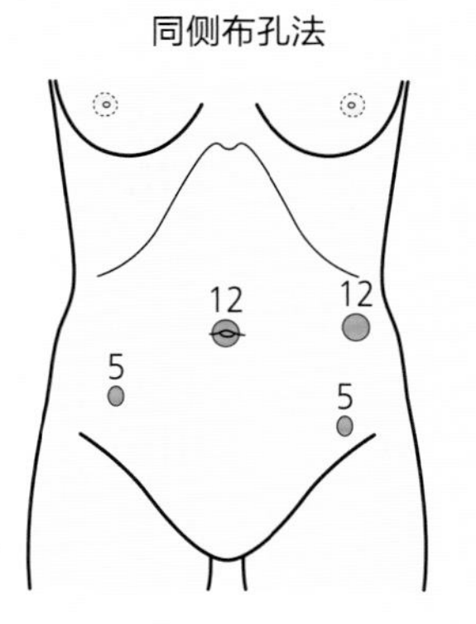

4 滑结

仓敷成人病中心人才教育开发中心妇产科
Steinberg-Bernstein Centre for Minimally Invasive Surgery, McGill University Health Centre
羽田智则

要　点

- 滑结是在方结的基础上改变其形状，使结滑动的打结方法。
- 单手滑结是从线结解锁到滑动的一系列操作流程。
- “内无双”的操作，必须在结扎点附近进行双手的精细协调运动。
- 内无双也是成功完成单手滑结的必备技巧。
- 连续滑结在临床实践中并无实际应用价值，却是高难度干箱训练的项目之一。

何谓滑结?

视频 4–3

滑结（视频4–3）是一种可以使2次结扎形成的结滑动的技术，是结扎张力较大组织时使线结更加牢固的缝合结扎方法之一。

通常是在方结的基础上使其滑动，但理论上讲，假结和外科结也同样可以实现滑结。很久以前，滑结的技术就已应用于渔业、船舶业、农业等行业中，其历史非常悠久，存在着各种各样的做滑结的方法。在腹腔镜手术的腔内缝合大行其道之前的体外缝合时代，也存在着多种做滑结的方法。

本节将对最常用的以方结为基础做成滑结的技术进行介绍。假结较方结更容易松动，手术中一般很少采用。而外科结较方结又非常难以形成滑动的形状，所以缺少滑结的优点。因此，在腔内缝合中提到的滑结，基本上可以认为就是方结基础上的滑结。

滑结的理论基础

①将方结中的一根线直线化，然后方结中的另一根线就会变成在拉直的那根线上缠绕2次的形态，这称为“解锁（slip conversion）”（图4–42）。由于方结的形状是对称的，因此无论拉哪一根线结果都是相同的（图4–43）。如果同时拉扯图中的白线和蓝线，就不会出现直线化，所以必须考虑好拉哪一条线才是正确的。

②解锁后，用钳子滑动线结，以达到预期的组织结扎强度。

③由于组织张力的原因，收紧的滑结仍然可能滑回去变松。因此，有必要进行第

三次结扎以固定结扎点。当然也可以通过拉动2条tail的方式使滑结再次变回方结锁定的形态，但是因为线很细，很难确定线是否已恢复为方结的形状。与之相比，进行第三次结扎是最快速、有效的选择，因此在临床实践中基本上都要进行第三次结扎。

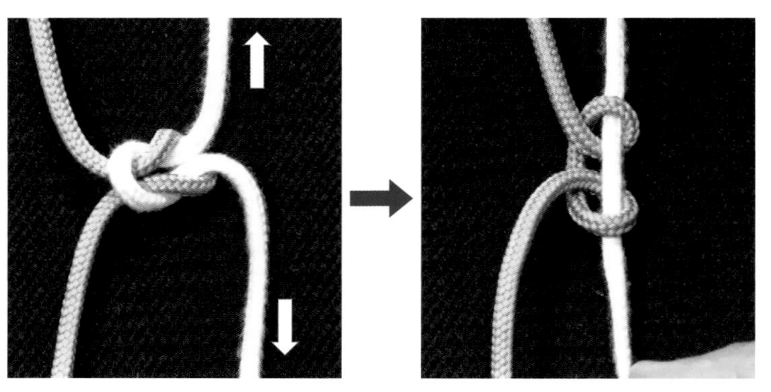

图4-42　解锁

在方结的状态下拉白线，白线被拉直

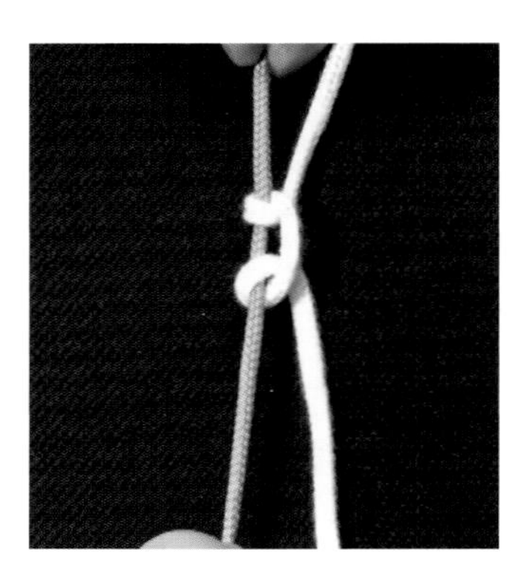

图4-43　蓝线也可以直线化

妇科手术中的滑结

笔者在腹腔镜下全子宫切除术（TLH）中缝合主韧带时会用到滑结技术。另外，在腹腔镜下子宫肌瘤剔除术（LM）中，将较宽的创面组织用力拉拢时，滑结也是一个很好的选择。滑结有时也可以用于阴道残端的缝合，但因为滑结收紧时需要用力拉线，这样会对缝合组织施加额外的张力，因此阴道壁较薄的情况下组织可能会被撕裂。同理，滑结一般也不适用于像肠道、膀胱、泌尿道和血管这样需要精细缝合的组织。

滑结的注意要点

想清楚该牵拉哪一根线

运针后将针从组织中拔出，然后抽线，就形成了长尾和短尾（图4-44）。将长尾在右手持针器上绕线2次，即可形成方结。由于滑结基本上是为了使长尾直线化而滑动的，所以只要把运针时出针点伸出的线（长尾的根部）和长尾的主体拉直就可以了。知道自己是怎么运针的，就不会犹豫该拉哪根线了。

腔内缝合在方结形成时，短尾通常呈直线化状态（图4-45）。如果以短线为轴使线结滑动也可以打出滑结，但是这样会使短尾变得过长，导致缝线的浪费。而长尾变短，就会导致一根线可以进行缝合结扎的次数减少。虽然也有这种短尾直线化的方法，但是笔者并不推荐。

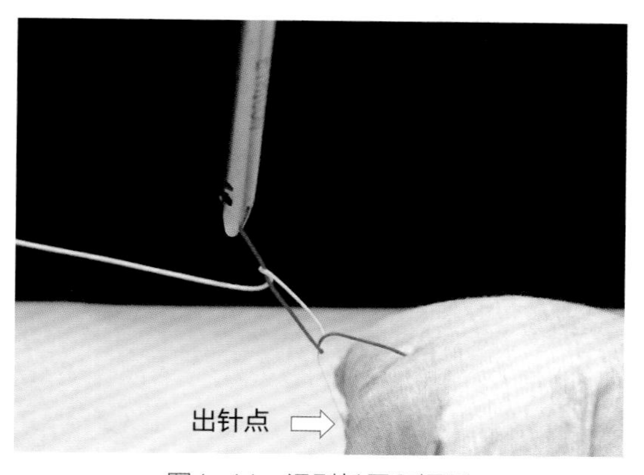

图4-44　识别长尾和短尾

从进针点出来的线为短尾（红）、从出针点出来的线为长尾（白）

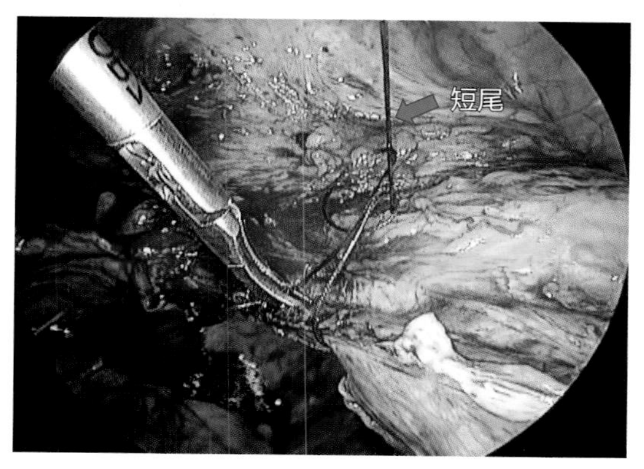

图4-45　打宽松的方结时，短尾大多呈直线化状态

这样可以以短尾为轴制作滑结，但短尾会变长

解锁的诀窍

为了使长尾直线化，需要在线结上下方夹住线并反向牵拉（图4-46）。笔者在做滑结时解锁的诀窍是，用右手持针器夹持长尾离线结稍远的地方，左手钳夹持线结与出针点之间的长尾（如图4-46所示，有时也称为左脚），用力将长尾拉成直线。然后右手拉线的同时，左手钳在线结正上方轻夹，并下压推动线结滑动。持针器夹持力较大，线不易滑脱；但是左手分离钳夹持力不足，所以在解锁时，左手钳子夹住“左脚”后可稍做旋转，这样即可增加阻力防止夹持打滑（图4-47）。

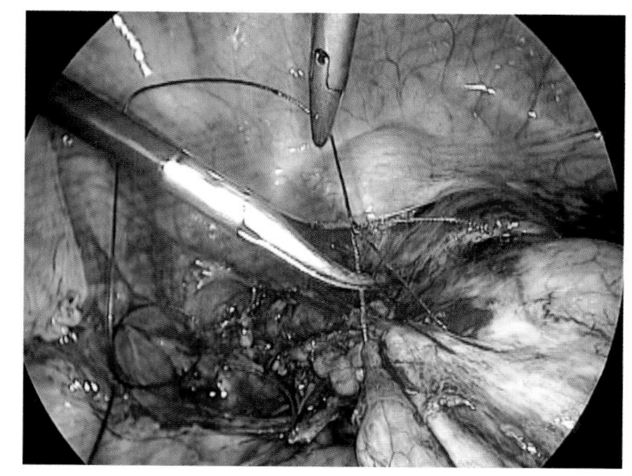

图4-46　在线结上下方夹持长尾并分别向上下牵拉

笔者用右手持针器夹持线结上方，用左手分离钳夹持线结与出针点之间，分别向上下拉线

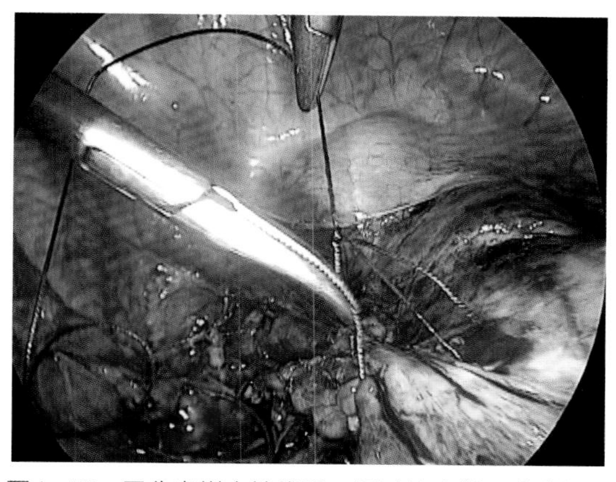

图4-47　用分离钳夹持线后，通过转动钳子防止打滑

左手的钳子转动90°左右，线就不会打滑了

滑动的诀窍

用持针器夹持缝线并牵拉长尾。此时用左手钳在线结正上方轻轻夹持，下压轻推使线结下滑（图4-48）。长尾大多向腹壁方向牵拉，但请注意要垂直于组织牵拉。随着线结滑动，拖拽长尾的距离也会变长，夹持长尾的持针器有时会移出视野外。此时如果继续牵拉，有可能会造成其他器官的副损伤，也有可能使力量不集中。所以此时要毫不犹豫地重新夹持长尾，在线结附近重新夹持后再牵拉。在左手使用分离钳的情况下，要使分离钳前端的弯曲凸面向下，以免在滑动线结时钳子尖端损伤要结扎的组织（图4-49）。

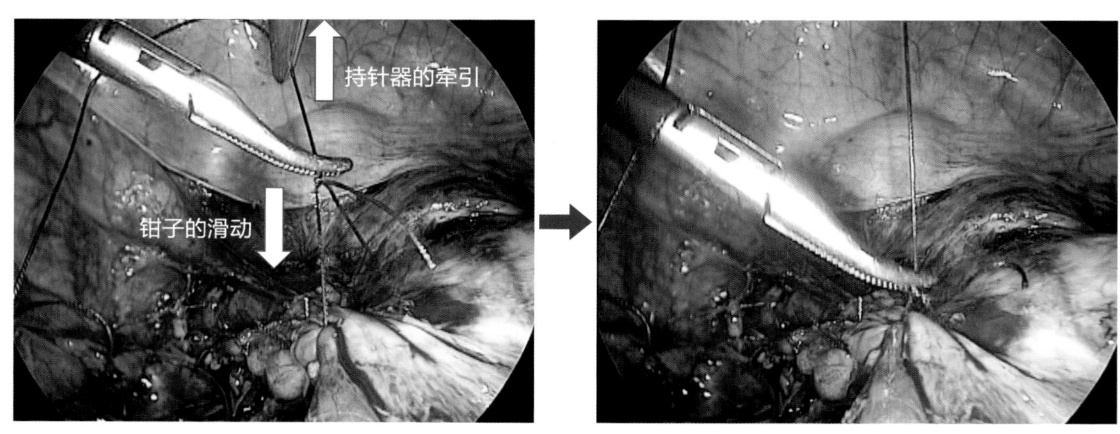

图4-48　使线结滑动

持针器牵拉长尾，同时分离钳轻轻夹持线结正上方的长尾使线结滑动

追加第三个结

为了固定滑结，追加第三个结是最简单有效的办法，否则，滑结常常会松开。当组织的张力较大时，在打第三个结的过程中线结可能会向回滑动并变松弛，所以需要请助手先用钳子夹持线结，在第三个结完成前不要松开。让助手固定线结这个技巧不仅适用于滑结，对任何一种缝合技术都是有用的，笔者经常使用它。

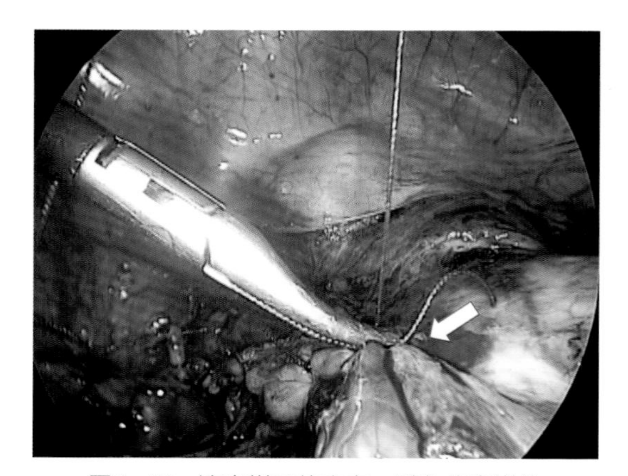

图4-49　注意钳子的方向，避免分离钳的前端损伤组织

单手滑结

单手滑结就是先打一个松弛的方结，然后通过牵拉长尾完成从解锁到线结滑动的一系列动作的方法（图4-50）。严格地说，为了方便进行单手滑结，在第一个结和第二个结之间要留有间隙，这与一般的方结不尽相同。这样做的好处是省去了解锁的步骤，同时也省去了左手钳子更换位置夹线的动作，因此可以快速完成结扎。单手滑结和内无双（后述）一样，都是较难的技巧，其关键是要求两手的精细协调动作和无效动作的省略。

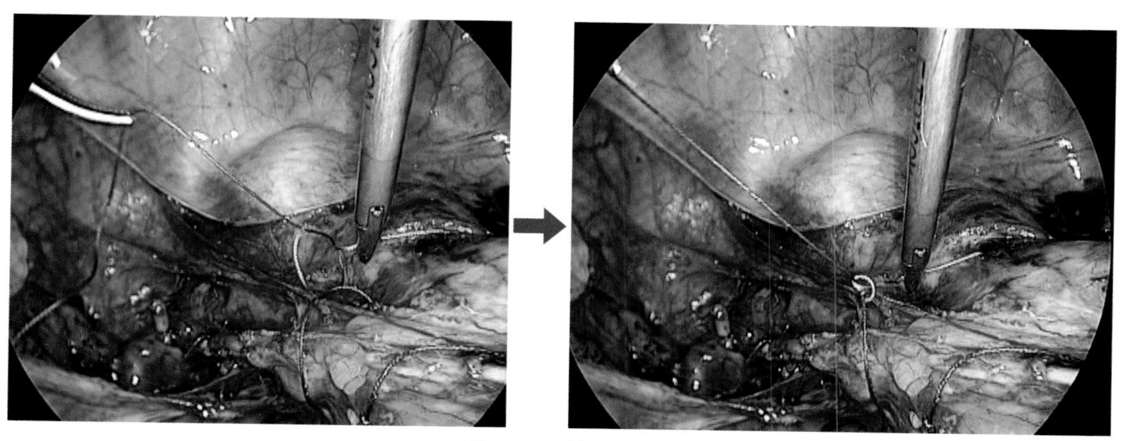

图4-50　单手滑结

先做松弛的方结，然后以一连串动作进行解锁并使线结滑动

单手滑结的诀窍

▶视频 4-3

单手滑结的诀窍如下（视频4-3）。

①开始时短尾留长一些（3～4 cm）比较好（图4-51）。

②打方结时，第一个结和第二个结之间留有间隙（图4-52）。如果间隙过小，则仅通过牵拉长尾很难解锁。

③在打第二个结时，持针器夹持住短尾后要保持不动。使持针器脱开长尾的缠绕并保持不动，同时左手将长尾拉直，这是最重要的诀窍（图4-53）。

④当线结开始滑动后，为了使第一个结和第二个结靠近成为一个结，此时才移动右手，将短尾稍微向下推送（图4-54）。由于夹持长尾拉线的是左手钳子，这和常规滑结的右手持线不同，为了使线结扎紧，必要时可以更换右手提拉长尾并收紧。

单手滑结最常见的失败原因是：打第二个结时，和普通结扎一样移动了右手。因为在学会并习惯缝合结扎后，在结扎时会下意识地进行“右手推，左手拉”的手法。但是，单手滑结在完成第二个结到长尾直线化的过程中要“右手不动，只动左手”。内无双（后述）是可以通过单纯移动左手就能将第二个结的loop从持针器上脱开的有用技巧，使单手滑结操作变得更为容易。

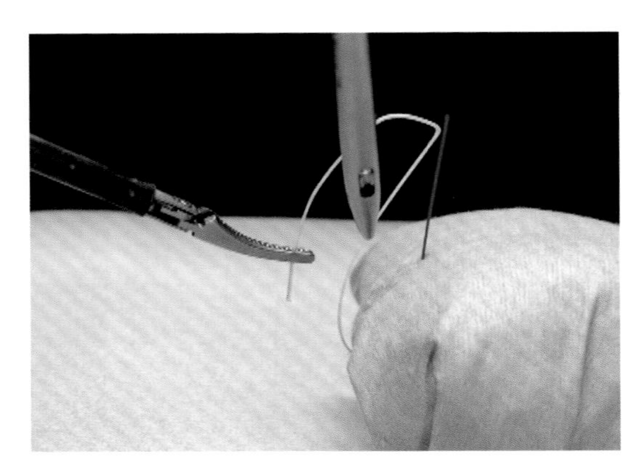

图4-51　诀窍1：短尾（红色）要稍微留长一些

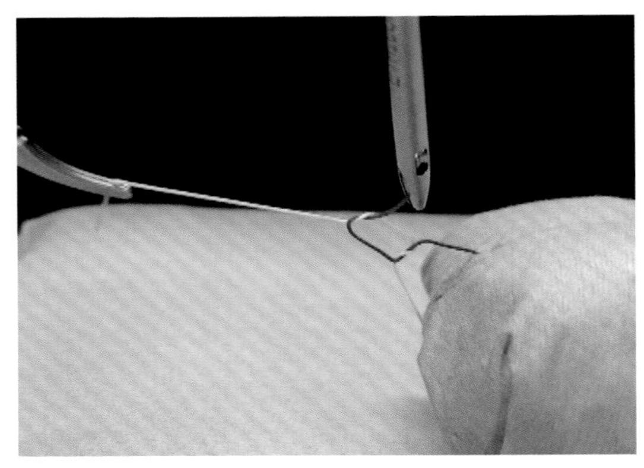

图4-52　诀窍2：第一个结和第二个结之间留有间隙

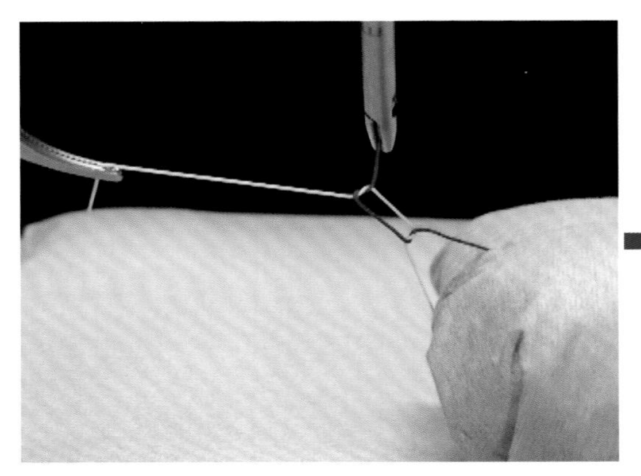

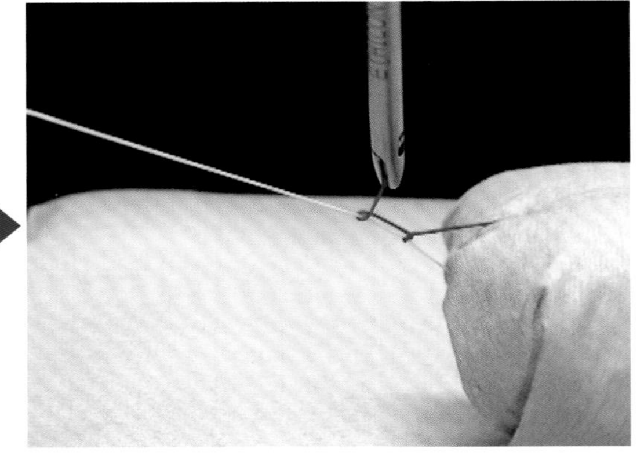

图4-53　诀窍3：在长尾拉直之前不要移动右手，只需拉动左手的钳子

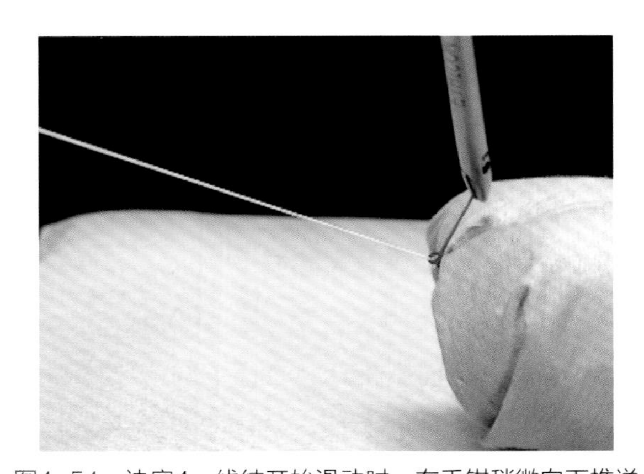

图4-54　诀窍4：线结开始滑动时，右手钳稍微向下推送

内无双

“内无双”是由公立那贺病院的西丈则医生在第54届日本妇产科内视镜学会（2014年，鹿儿岛）上提出的一项技术。这项技术是在基本的缝合结扎技术细节大部分均已被语言表述的时代发表的，当时因为其出色的实用性和独特的命名，令笔者感到非常的惊艳。

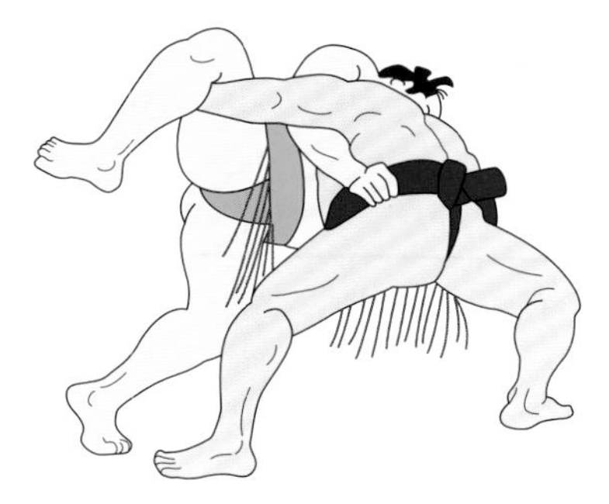

图4-55　内无双

内无双原本是相扑和摔跤中的绝招之一，是指用手拨对方脚的动作（图4-55）。手术中内无双的本质就是通过用左手钳子的推拨动作将缠绕在持针器上的长尾脱开（图4-56）。这样一来，左手钳子的动作幅度就会明显减小（图4-57，4-58）。

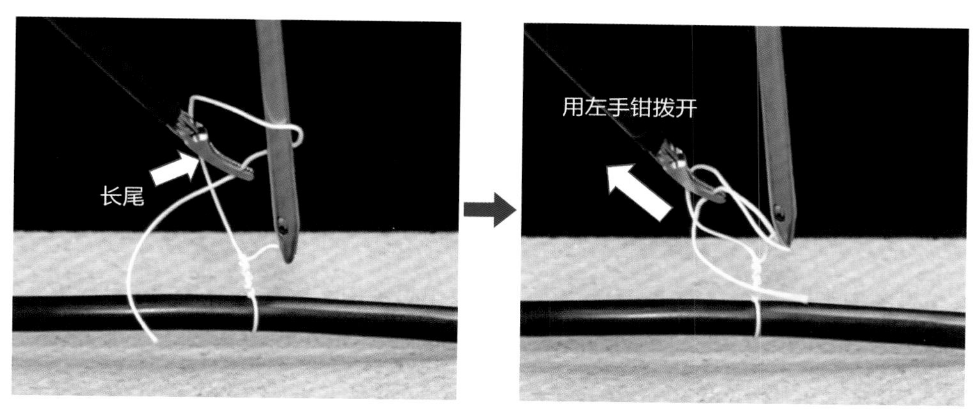

图4-56　内无双结扎法

用分离钳将结扎点与持针器之间的长尾拨开，使缠绕在持针器上的线滑脱

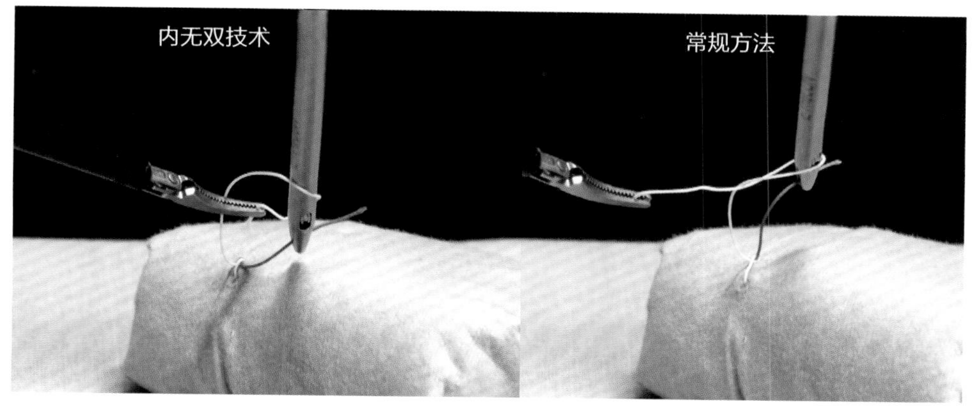

图4-57　用持针器夹持短尾的阶段

为了能够进行内无双操作，左手钳必须靠近持针器，置于长尾和持针器之间

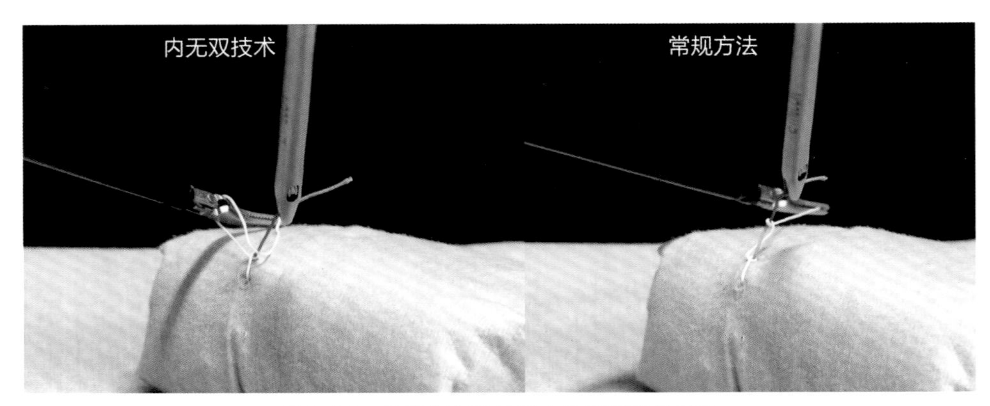

图4-58　使缠绕在持针器上的线滑脱的阶段
使缠绕在持针器上的线滑脱的动作，内无双的幅度相对小得多

常规结扎时，左手钳子在使缠绕在持针器上的线脱开时，需要左手钳子向远处推送，同时右手向外拉（类似两只手进行拳击运动）。而使用内无双结扎法时，右手持针器不需要移动，只需左手钳子拨开长尾，缠绕在持针器上的线就会脱开。该技巧在采用钻石布孔法进行underlap结扎时非常有用（图4-59，尽管也可以用overlap结扎，但常规方法反倒比内无双要快得多）。

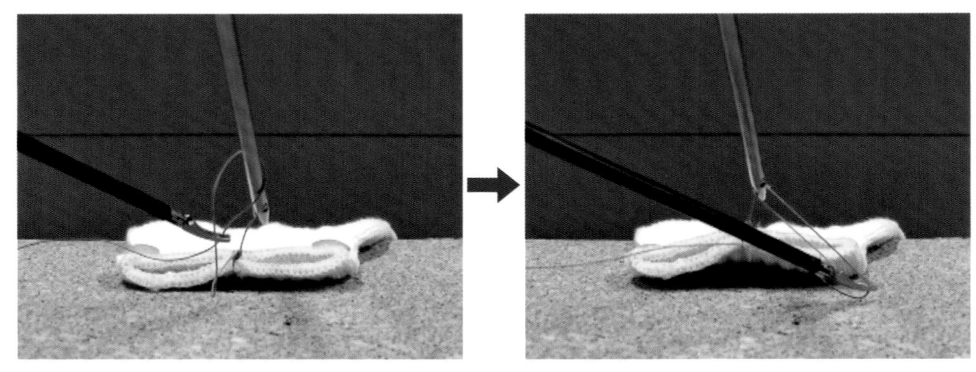

图4-59　overlap时的内无双技术
左手的多余动作增多了，虽然也能做到，但似乎没什么必要

内无双的诀窍

内无双的诀窍如下（视频4-4）。

视频 4-4

①通常用于underlap时。

②将线缠绕在持针器上时，左手钳要靠近持针器（图4-57），也就是说，左手钳子的前端置于长尾与持针器之间。此时，右手持针器为了夹持短尾而移动，左、右手钳子一起进行细微的运动，左手钳子的前端就可以到达进行内无双操作的合适位置。

③用左手钳子的尖端将长尾拨开，使持针器上缠绕的线滑脱。

长尾缠绕在持针器上之后，持针器夹持短尾时，左手钳同时移动，持针器夹持短尾后，左手钳拨开长尾，在这一连串动作中，需要双手的协调运动以及左手钳的精细运动。

使用内无双的单手滑结

通过第二个结进行内无双操作，能使单手滑结变得格外容易。单手滑结的最关键点是在做第二个结的过程中，持针器夹持短尾后，将长尾从持针器上脱开并拉成直线之前右手不要移动。这是因为，用持针器夹持短尾后，左手钳对长尾进行内无双操作，此时右手不动，缠绕的长尾会从持针器上滑脱，左手钳子的运动幅度会很小。这是双手的协调运动以及精细的钳子运动组合而成的技巧。

通过采用内无双，单手滑结变得更容易，所以这是必备的技能。

连续滑结

连续滑结（图4-60，视频4-5）是笔者在干箱训练时为了节约缝线而想出的练习方法之一。

视频 4-5

单手滑结时先将长尾直线化（图4-60a），第一个结和第二个结尚未合拢成方结时放开短尾（图4-60b），继续牵拉长尾，解开缠绕的线（图4-60c），使线恢复到结扎前的初始状态（图4-60d）。然后再次进行第1次和第2次结扎，完成单手滑结，长尾拉成直线后，松开短尾，解开缠绕的线，如此不断重复，这

图4-60　连续滑结

是一遍遍进行同一训练的方法之一。

连续滑结是一项考验双手协调运动和精细动作的练习。要以连续10次不缠绕成结为目标。在视频中，还展示了基于假结和外科结的滑结方法，但如前所述，这些在临床实践中不会应用，仅仅是为了避免训练乏味、增加训练趣味性而设计的高难度训练方法。

结束语

滑结是腹腔镜手术中非常有用的技巧，笔者经常使用。熟悉了滑结的理论，有时也可以将其应用于开腹手术或阴式手术中。通过滑结的练习，双手协调能力和钳子的精细操作能力都会得到提升，希望大家一定要掌握。

参考文献

1）西 丈则．腹腔鏡下に作成する結紮の工夫： slip knot 内無双．日産婦内視鏡会誌．2015; 31-1: 253-6.

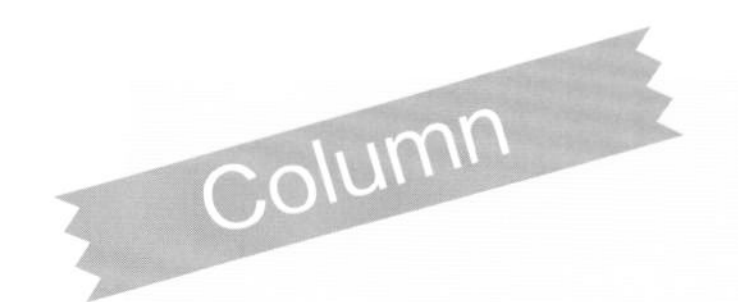

滑结的命名

在日本以“滑结（slip knot）”闻名的打结方法，在其他国家多被称为“cinch knot”“sliding knot”“slipping knot”。当然在其他国家也有医生将其称为“滑结”。这些称呼没有国际统一标准，所以也不能说哪一种叫法是正确的。当然，其他国家更多地习惯于“cinch knot”“sliding knot”这两个叫法，所以了解这两个词汇没什么坏处。

此外，本书中经常使用的“overlap”和“underlap”为日式英语，在其他国家，通常使用“clockwise”和“counter clockwise”。内无双的称呼在海外仅有笔者使用过，且完全没有被普及。

5 平行布孔法

长野赤十字病院妇产科　堀泽　信

平行布孔法腹腔镜手术

要　点

- 术者站立于患者的左侧，术者右手的戳卡从患者脐部左侧7 ~ 8 cm处插入。
- 平行布孔法的手术最好使用斜视镜以从上往下的视野进行。
- 平行布孔法的优点包括术者的身体负担小、右手操作空间大及视野好等。

腹腔镜手术的戳卡布局有多种类型，根据专科、目标器官、术式、本单位的风格不同，采用的戳卡布局也有所不同。在以TRY研讨会毕业生为中心编写的这本书中，是以TRY研讨会所讲授的钻石布孔法手术为基础。然而，妇科腹腔镜手术并非仅有钻石布孔法，钻石布孔法也并不适用于所有术式。很难确切知道使用哪种戳卡布局是正确的，以及在国内外应用的程度。本节中介绍的是继钻石布孔法之后在日本应用最普遍的第二种方法，即术者站在患者左侧（以下称为“平行布孔法”）操作及训练的方法。平行布孔法的操作方法实际上也因各单位而异，本节内容是以笔者接受顺天堂大学指导的操作方法为基础，这一点请读者理解。

平行布孔法的戳卡布局和手术环境

在平行布孔法中，术者站在患者的左侧，助手站在患者的右侧。在患者脐部中央置入作为观察孔的戳卡，在患者左下腹和左侧腹置入术者的戳卡，在患者右下腹置入助手用的戳卡（图4-60）。

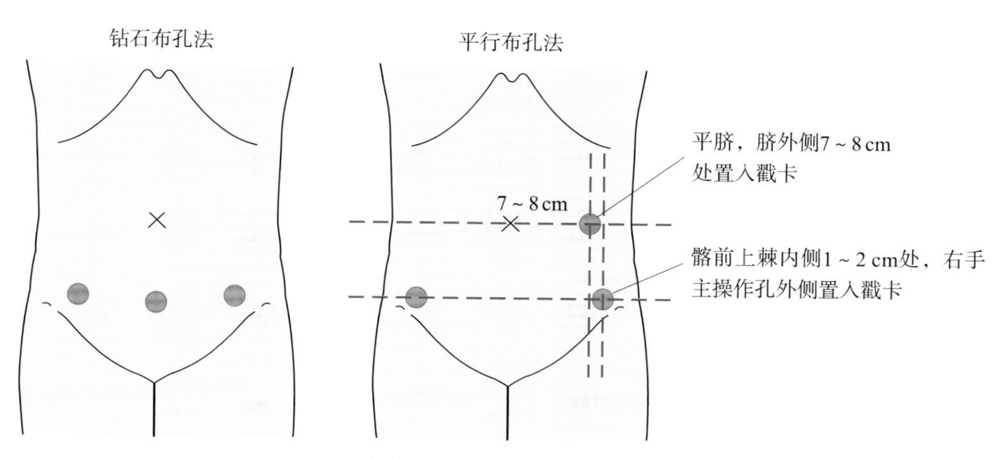

图4-60　钻石布孔法和平行布孔法的戳卡布局的区别

左、右下腹部的戳卡在髂前上棘内侧1～2 cm处置入。根据笔者的偏好，左侧腹的主戳卡在左下腹戳卡的内侧，所以左下腹戳卡应尽量偏向外侧置入。

左侧腹主戳卡应较左下腹戳卡略微靠内侧，大约平脐的高度，并且在观察孔外侧至少7～8 cm处。由于左侧腹戳卡远离子宫和卵巢等目标器官，因此如果置入过浅，则右手操作器械可能无法到达目标器官。所以，该位置的戳卡应置入较深。

在平行布孔法中，当术者的钳子从患者左侧的两个戳卡中置入时，两把器械形成的手术平面几乎是水平的。可以使用直视镜进行平行布孔法手术，但是如果使用30°斜视镜，则可以从上方俯视手术平面，术者的左右手器械在视野中不会相互干扰，从而获得良好的术野。

比较在同一病例和相同场景下的直视镜和斜视镜的视觉效果，可以看出使用斜视镜时左右手钳子之间的角度稍宽，可以获得更好的视野（图4-61）。

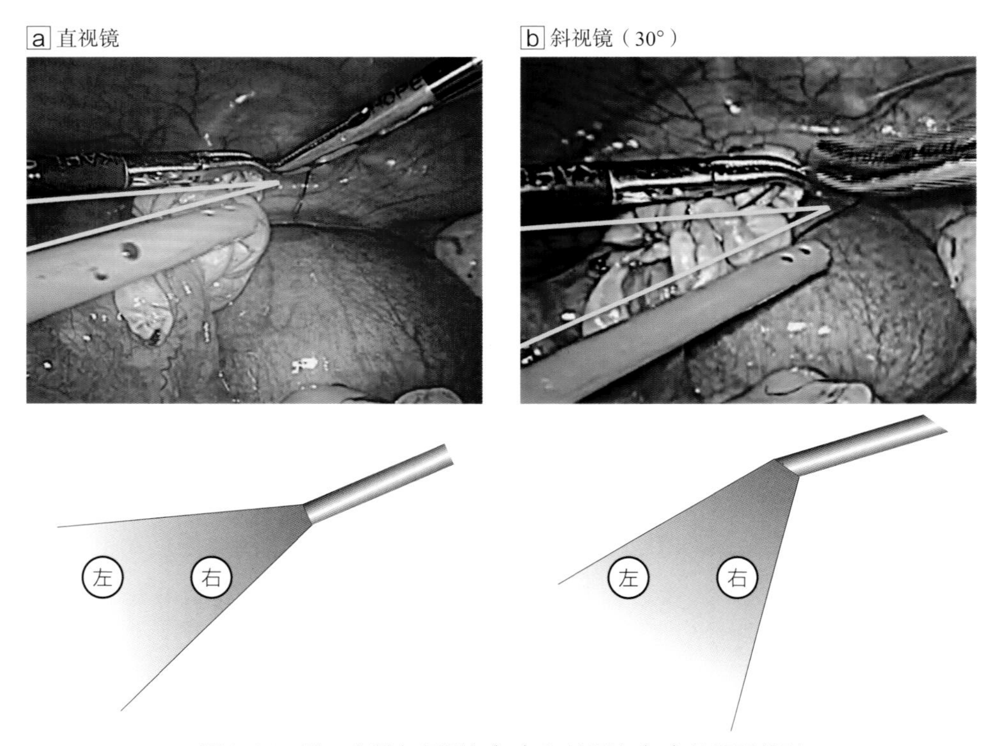

图4-61　同一病例中直视镜（a）和斜视镜（b）的视野差别

上图展示术中术野，下图展示左右手器械与镜头的位置关系

在训练中，视野会根据镜头位置的变化而变化。钻石布孔法训练中应将镜头设在较低位置，在平行布孔法训练中镜头应设置在向下俯视的较高位置（图4-62）。在第3章介绍的J-box中，为了在平行布孔法训练时形成俯视的视野，顶板的前方特意留空。

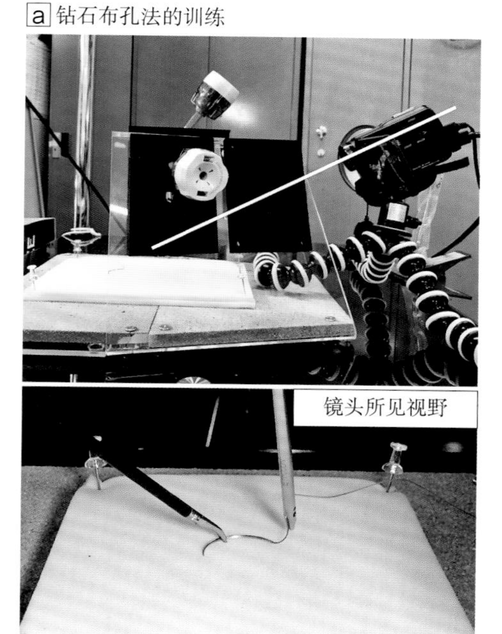

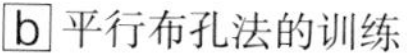

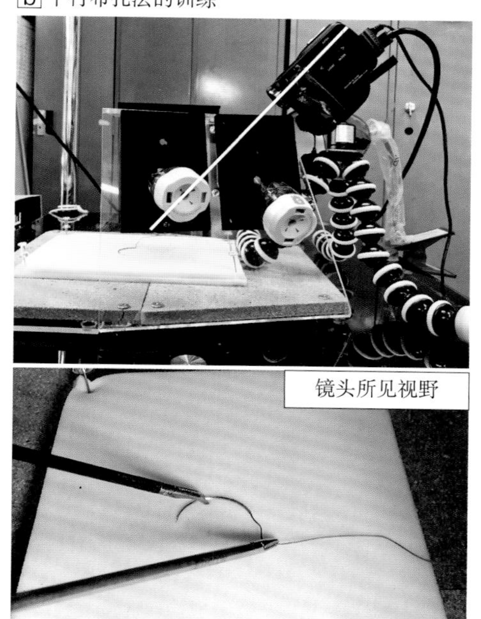

图4-62　在使用J-box的训练中训练箱和镜头位置的设置

钻石布孔法将镜头设置在较低位置，平行布孔法从较高的位置俯视。根据笔者的偏好，左手戳卡在采用钻石布孔法时会从更高一点的位置插入

使用平行布孔法手术的优点

只要熟练掌握平行布孔法和钻石布孔法，就可以完成大部分的手术。由于几乎没有证据表明平行布孔法和钻石布孔法之间存在差异，因此使用哪种方法似乎取决于术者的偏好和所在医疗机构的风格，但是在此我们将介绍平行布孔法相对于钻石布孔法的优势。由于主观性内容较多，包括笔者使用钻石布孔法和平行布孔法的个人观点，请读者理解。

术者身体负担较少

平行布孔法是将术者右手器械从水平方向置入，而钻石布孔法是从下腹正中戳卡向下置入。因此，与无须上抬右手就能操作右手钳的平行布孔法相比，钻石布孔法手术时握持右手器械的右手必须在比患者更高的上方移动，肩关节打开，肘部抬高，右上肢的负担显然更大。为了减轻这种负担，包括笔者在内的使用钻石布孔法的术者使用手枪式钳子时，常采用前臂外旋和腕部背屈的方法。但是，与大多数持针器一样，使用直型器械操作时，不可避免地会抬高肘部。这种倾向对于身高较矮的术者尤为明显。说句题外话，笔者有右胸廓出口综合征病史，如果长时间抬高右肩，锁骨下动脉受压会造成血流障碍，导致右上肢麻木。长时间使用钻石布孔法进行手术操作时，右手经常出现麻木感，但在平行布孔法手术时从未出现过麻木感，所以笔者除了TLH以外的其他手术都是采用平行布孔法完成的。

另外，在诸如卵巢囊肿切除术和附件切除术之类的手术中，如果采用钻石布孔法，目标器官则在右手戳卡正下方，因此在手术期间需要进一步抬高右上肢。相比之下，通过平行布孔法，即使是附件手术，也能以自然的姿势进行手术（图4-63）。

a 钻石布孔法

b 平行布孔法

右骨盆漏斗韧带结扎

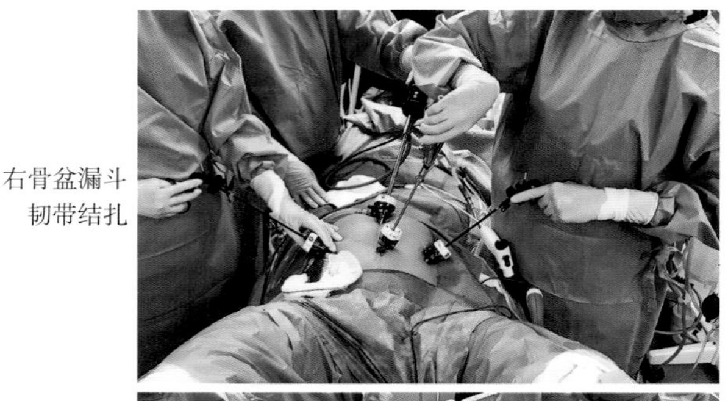

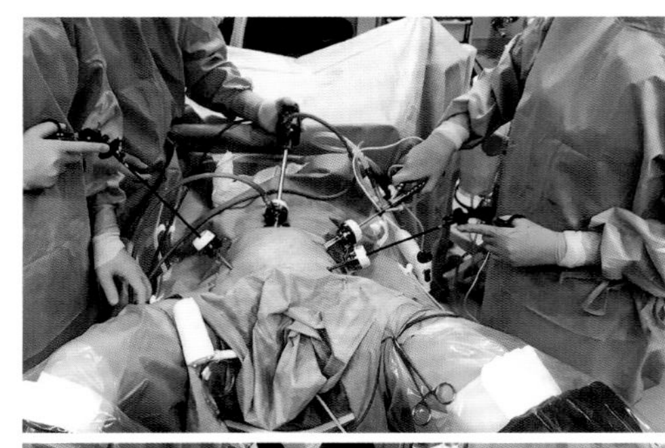

左骨盆漏斗韧带结扎

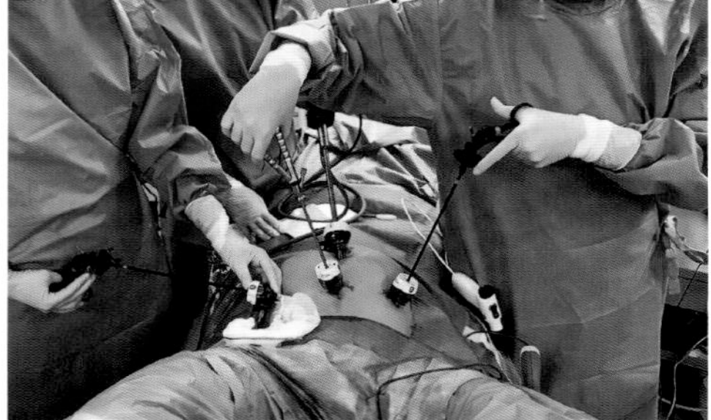

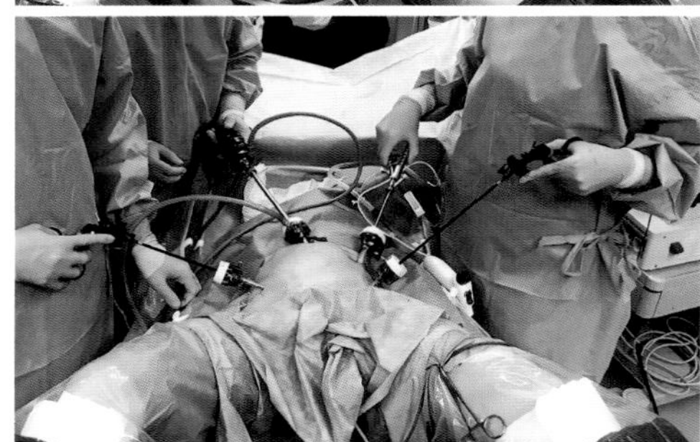

图4-63　钻石布孔法（a）、平行布孔法（b）手术的场景

图中显示各种戳卡布局结扎骨盆漏斗韧带的场景。如果使用直型持针器，采用钻石布孔法会使术者右上肢抬高

操作空间更大

如图4-64所示，平行布孔法中术者右手戳卡与子宫或卵巢之间的距离较远，但右手钳子的操作空间更大。这也意味着采用钻石布孔法时在到达骨盆深部能力上是有优势的，但是，例如在进行连续缝合时，操作空间较大的平行布孔法被认为在拉线操作时更有优势。

助手及镜头的干扰少，能获得良好视野

在使用斜视镜的平行布孔法中，术者右手器械出现在画面的左下方。如果将术者的右手戳卡插入患者脐外至少7～8 cm处，则右手钳和镜头之间形成的角度较大，器械几乎不会妨碍视野。然而，在钻石布孔法中，术者右手钳和镜头之间的角度很小，右手钳和镜头成为追视角度，所以右手钳有时会遮挡视野使之变暗，有时会和镜头碰到一起使视野变模糊。如果有一个优秀的扶镜手则可减少这些问题，但是我认为这恰恰是平行布孔法的优点。

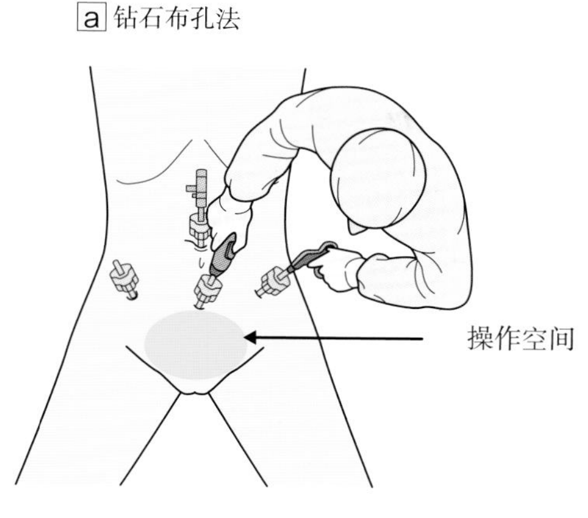

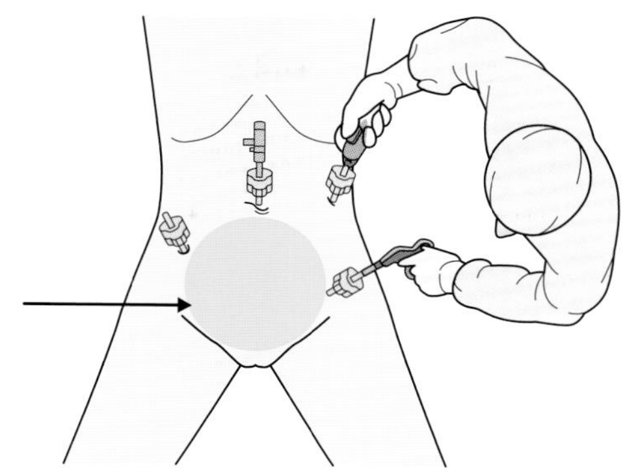

右手戳卡距离子宫、附件很近，附件手术时右手操作空间狭小，但可达骨盆深处

右手戳卡距离子宫、附件较远，即使是附件手术，右手操作空间也足够大，但无法到达骨盆深处

图4-64　钻石布孔法及平行布孔法的戳卡布局和操作空间的区别

表4-1列出了采用不同戳卡布局实施手术的特征。

表 4-1　钻石布孔法和平行布孔法的比较

	钻石布孔法	平行布孔法
疲劳度	高	低
视野	可能出现追视视角	良好
操作空间	附件手术时狭窄	开阔
骨盆深部的操作性	良好	欠佳
操作的左右对称性	良好	子宫较大时右手操作欠佳
连续缝合	因操作空间狭小，有些困难	容易

可以根据术式应用不同的戳卡布局吗?

笔者有在TRY研讨会上学习钻石布孔法以及在顺天堂大学学习平行布孔法的背景，所以TLH采用钻石布孔法，其他手术如LM及附件切除术等采用平行布孔法。然而，如果区别使用戳卡布局的话，就需要在各自的环境中训练获得手眼协调能力，并理解各自的技术特点，这也是个问题。所以笔者并不推荐所有单位都要根据不同术式采用不同的戳卡布局。对一种戳卡布局方法的操作熟练到极致的话，同样是可以弥补其缺点的。话虽如此，但笔者个人认为采用平行布孔法进行手术的确可以减轻身体的负担，所以希望采用钻石布孔法的医生们也尝试一下平行布孔法。

平行布孔法下的打结方法

要　点

- 镜下打结就是将左手换成手术钳，在戳卡的限制下进行的器械打结。
- 了解平行布孔法打结的基本形式。
- 在理解左手钳子和右手钳子各自动作的基础上掌握双手协调的结扎。

打结的基本思路

在许多腹腔镜手术教科书中，C-loop法被描述为打结的基础。但是，C-loop法存在以下几个问题：①需要开阔的操作空间；②以左右手都使用持针器为前提，所以结扎前需要更换钳子；③结扎过程中需要放开长尾（重新夹持需要花费时间）。因这些原因C-loop法被认为不适用于需要频繁迅速结扎操作的妇科腹腔镜手术。关于C-loop法，参见第4章第2节（第39页）。

我们提出的镜下打结法，就是从器械打结中获得的灵感，即将左手换成手术钳，在戳卡位置的限制下进行的“器械打结”。钻石布孔法和平行布孔法的打结原理是相同的，只不过持针器、钳子和结扎线形成的角度由于戳卡布局的不同而有所变化。

用于描述打结的术语有半结、方结、假结、外科结、双半结、overlap、underlap等，在第4章第2节中有详细说明。

平行布孔法下的打结方法（基础篇）（视频4-6）

打结的“初始动作”：长尾的牵引

平行布孔法打结是从图4-65所示的“初始动作”的创建开始的，初始动作的要点如下所述。

视频 4-6

①将短尾的长度调整为2 ~ 3 cm。

短尾不能过长，可以通过打第一个结时控制左右手的力度来调节。如果短尾太长，前端就很难用持针器夹住，如果夹住接近结扎点的位置进行结扎，短尾就会变成蝴蝶结。

②左手钳的曲面向内，用钳子尖端夹住线。

由于左手钳和线之间的角度变宽，特别是对初学者来说，结扎变得容易。

③注意左手钳的方向。

左手钳稍做内旋，将线从与地面平行的位置稍稍向下牵引，以便于随后的绕线动作。图4-65b显示了从右侧看到的左手钳和线。

a 镜下所见初始动作

②左手钳的曲面向内，用尖端夹线

①短尾长度为 2～3 cm

④左手钳靠近结扎点

⑤将 loop 中点向近处牵引，形成 V 字形

b 侧方所见初始动作

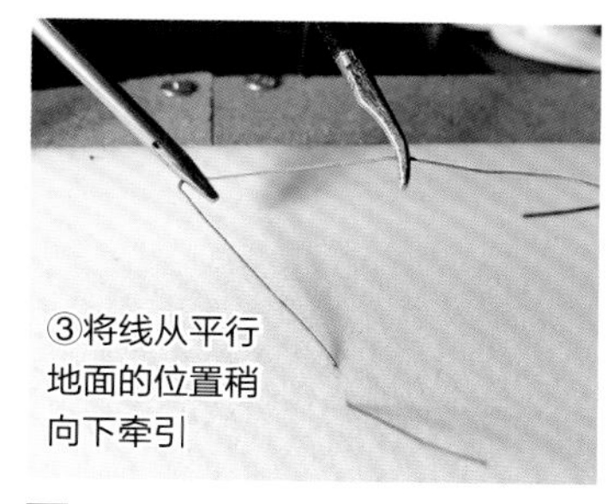

c 上方所见初始动作

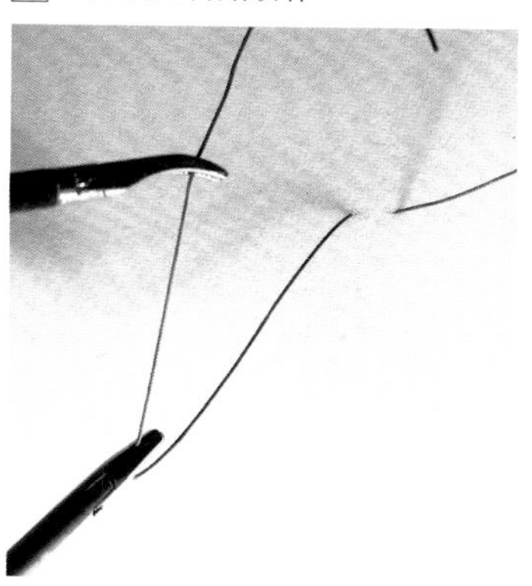

图4-65　平行布孔法打结的初始动作

④左手钳靠近结扎点。

左手钳夹住线靠近结扎点，就可以增加长尾的弯曲度。相反，如果左手钳距离结扎点较远，线就会拉伸，并只能轻微弯曲。如果不能使长尾形成较大的弯曲度，就很难用持针器进行绕线。

⑤将loop中点向近处牵引，形成V字形。

通过持针器对长尾的牵引，使左手钳-右手持针器-结扎点呈V字形，并使长尾与持针器接近于平行。注意④所说的要点，尽量做出锐角的V字形，这是便于下一步持针器绕线的诀窍。这样形成的V字形loop，按照C-loop和P-loop的说法，或许也可以称之为V-loop。

实际操作中将长尾缠绕在持针器上时，重要的是以左手钳夹住线的位置为起点的

2～3 cm这一段，只要这一部分与持针器平行，就可以完成缠绕（图4-66）。换句话说，拉长尾的目的是“养成习惯”，使距离左手钳2～3 cm的这段线变直。为此，需要从长尾的中点处夹住并牵引左手钳的一侧。相反，如果从比中点处更靠右侧牵引的话，短尾就有脱落的可能，或者由于在结扎点施加了多余的力量，导致短尾位置发生变化。

a 牵引长尾靠左手钳的一侧

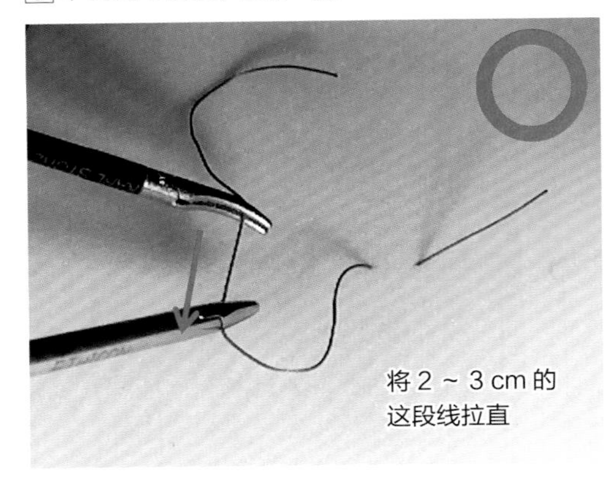

b 牵引长尾和结扎点的中点（V-loop）

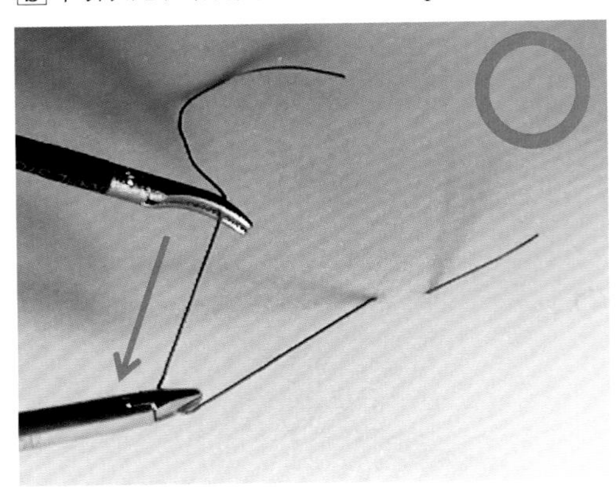

c 牵引长尾靠结扎点的一侧

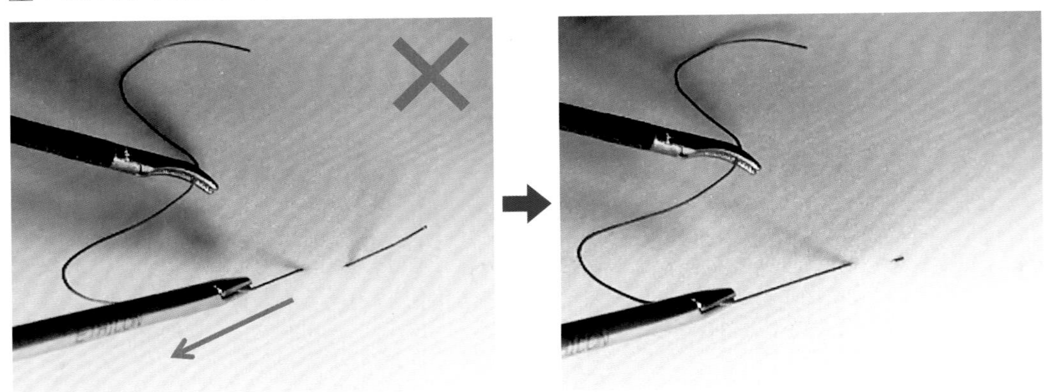

左手钳一侧的线弯曲，短尾会被拉脱。而且，长尾没有直线化，很难完成绕线结扎

图4-66　牵引长尾的位置

将长尾缠绕在持针器上（右手）

从这个初始动作开始，进行打结操作。此处介绍的是制作方结的方法，但实际临床中也有很多制作假结的方法。为了理解右手和左手各自的作用和动作，首先将左手固定在结扎点附近，仅靠右手的动作将长尾缠绕在持针器上（图4-67）。这种情况下，右手就是“一边做回旋运动，一边做活塞运动”。图中所示为持针器顺时针回旋（overlap），但行逆时针回旋（underlap）也是可以的。

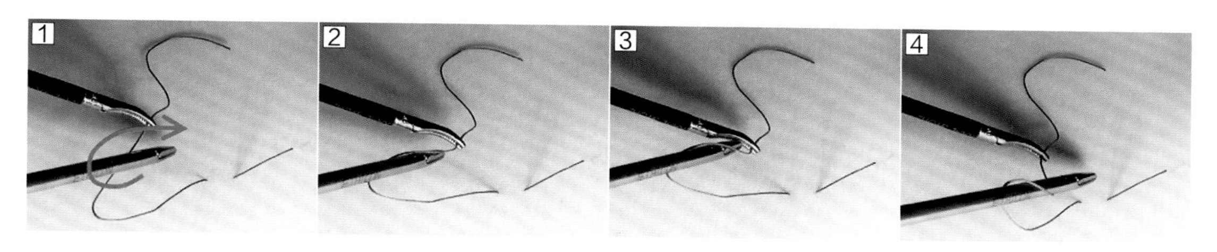

图4-67　将长尾缠绕在持针器上（左手固定）
左手在结扎点附近固定不动，仅靠右手的回旋运动和活塞运动来将长尾缠绕在持针器上。
图示为通过overlap法进行的结扎。箭头表示持针器前端的轨迹

将长尾缠绕在持针器上（左手）

理解了右手的动作后，这次固定右手，仅用左手将长尾缠绕在持针器上（图4-68）。此时，左手的动作为“圆周运动”（活塞运动和摇摆运动的组合）。

一旦了解了左右手钳子的动作，并意识到两只手都在移动，就可以用右手进行“一边做回旋运动，一边做活塞运动”，用左手进行“圆周运动”，并通过协调运动来练习将长尾缠绕在持针器上。右利手的术者常常只移动右手，左手不怎么动，所以要注意左手的动作。

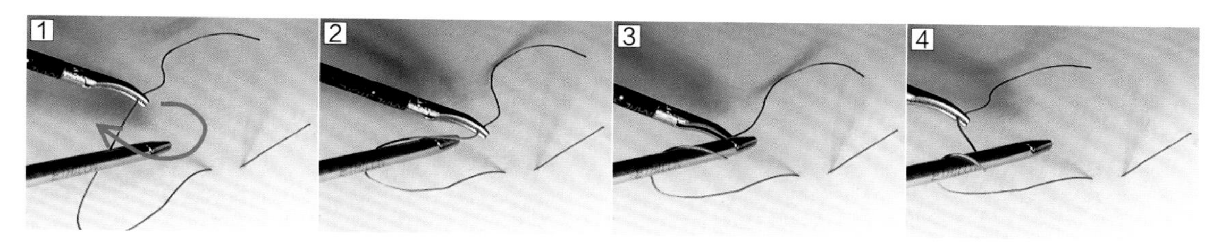

图4-68　将长尾缠绕在持针器上（右手固定）
右手在结扎点附近固定不动，仅靠左手的圆周运动将长尾缠绕在持针器上。
图示为通过overlap法进行的结扎。箭头表示持针器前端的轨迹

将短尾穿过loop，完成结扎

将长尾缠绕在持针器上后，用持针器夹住短尾，将短尾穿过长尾的loop并完成结扎。此时，虽然可以牵引短尾穿过loop，但短尾有时会超过必要长度（图4-69a），如果是在打第二个结之后，就可能会对结扎点造成强力牵拉（图4-69b）。为了避免这种情况，不用右手牵引，而是用左手向里送，使短尾穿过loop（图4-69c）。

夹持短尾时，注意尽量夹住短尾的前端（图4-70a）。如果夹住的是较短尾中点更靠近结扎点的位置，那么结扎时短尾就会变成蝴蝶结的形状（图4-70b）。为了避免这种状况发生，要用持针器夹持短尾的前端。此时，如果短尾过长，就很难夹住其前端，因此，诀窍是将短尾调短（2 ~ 3 cm）。

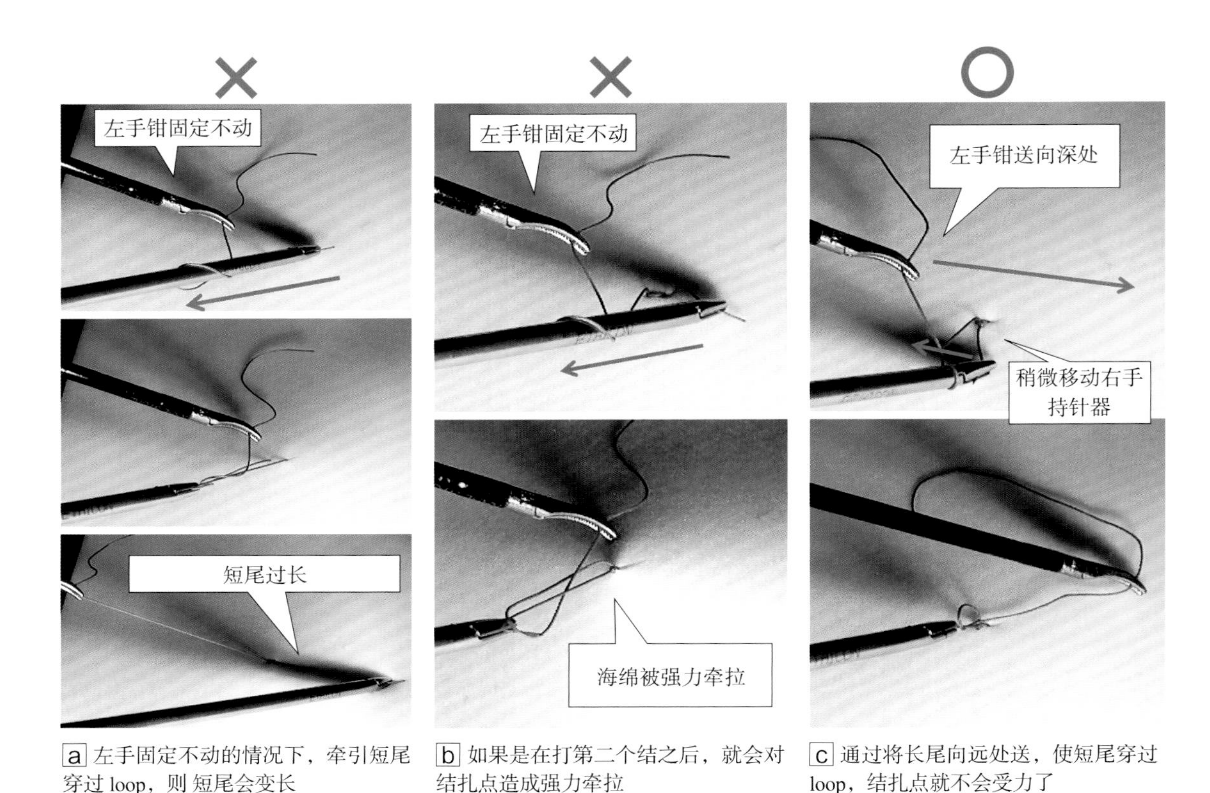

a 左手固定不动的情况下，牵引短尾穿过 loop，则短尾会变长

b 如果是在打第二个结之后，就会对结扎点造成强力牵拉

c 通过将长尾向远处送，使短尾穿过 loop，结扎点就不会受力了

图4-69 短尾穿过loop

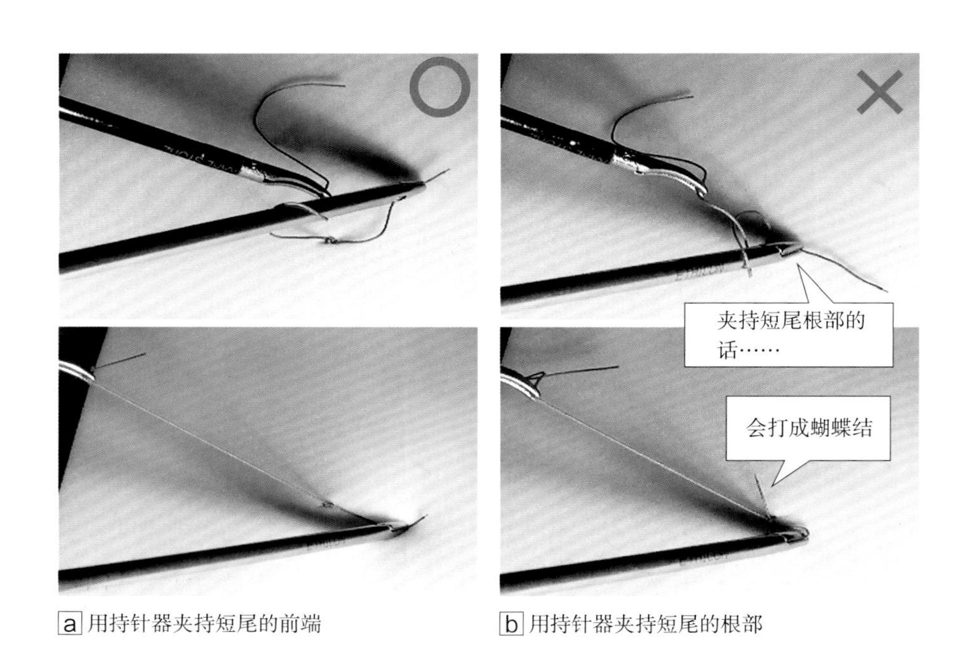

a 用持针器夹持短尾的前端

b 用持针器夹持短尾的根部

图4-70 夹持短尾的位置

一定要夹持短尾前端。如果靠近根部夹持短尾进行结扎，就会像b图所示一样，使短尾变成蝴蝶结，这会增加解除后需要重新收紧的麻烦

为了使线结收紧，要通过结扎点将长尾和短尾拉紧呈一条直线。因此，将用持针器夹持住的短尾向画面右侧远处牵拉，将用左手钳子夹持住的长尾向从左手戳卡抽出的方向牵拉。

平行布孔法下的打结方法（应用篇）

在平行布孔法中，在结扎有一定厚度的组织时，多使用外科结或滑结。这两者在钻石布孔法的章节中有详细说明，基本原理相同，请先阅读钻石布孔法的章节。在此，将阐述平行布孔法下的外科结和滑结的操作方法。

平行布孔法下的外科结（视频4-7）

视频 4-7

外科结是将在持针器上缠绕2次的双半结作为第一个结，然后再进行方结的2次结扎。如何进行第一个双半结是关键。与单结扎的区别在于，由于对持针器的缠绕多了1次，所以长尾比单结扎时要长一些。如果长尾较长，第一次绕线就会很容易，但为了第二次缠绕，还需要右手和左手精细的协调运动。第一次缠绕后，左手钳和线之间如果仍有足够的空间，就可以实现双半结（图4−71a）。但是，如果长尾没有余量，这个空间就无法充分制造出来。在这种情况下，常用的是thumbs up方法（图4−71b）。虽然长尾越长越容易形成双半结，但其缺点是短尾穿过loop时动作过大，需要较大的操作空间。因此，如果习惯了的话，就不需要把长尾留得太长，可以利用thumbs up制作双半结，也能减少长尾的重新夹持，从而提高效率。

平行布孔法下的滑结（视频4-8）

视频 4-8

关于滑结，在第4章第4节中有详细解说，可参考相关的理论和诀窍。平行布孔法的滑结和钻石布孔法的滑结在理论上是完全相同的， 在此将叙述平行布孔法下利用方结制作滑结并收紧的方法。滑结的操作按以下顺序进行。

①在距离组织一定距离处打一个方结（图4−72a）。

②右手夹持住长尾，左手夹住长尾的根部，并将左、右手之间的线拉直（解除锁定）（图4−72b）。此步骤是将长尾直线化，但理论上也可以将短尾直线化来制作滑结。

③用左手钳使线结滑动并收紧（图4−72c）。

④追加第三个结。

另外，平行布孔法也可以实现单手打滑结，可按照如下顺序进行操作。

①做方结时，不要做成团，保持线结的松散缠绕（图4−73a）。

a 确保长尾的长度，以便打外科结

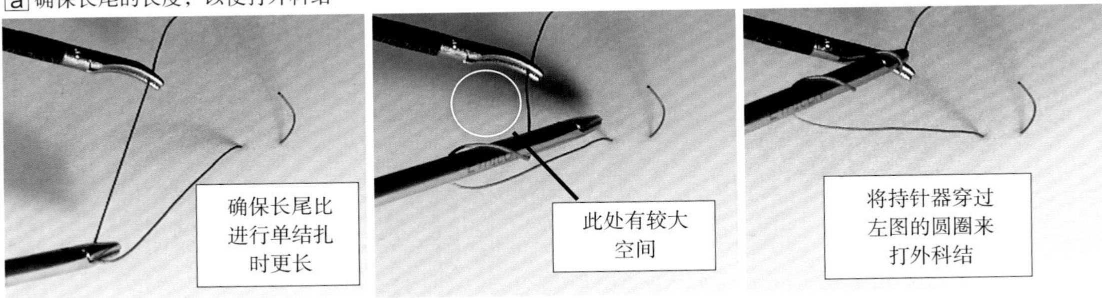

b 利用 thumbs up 法打外科结

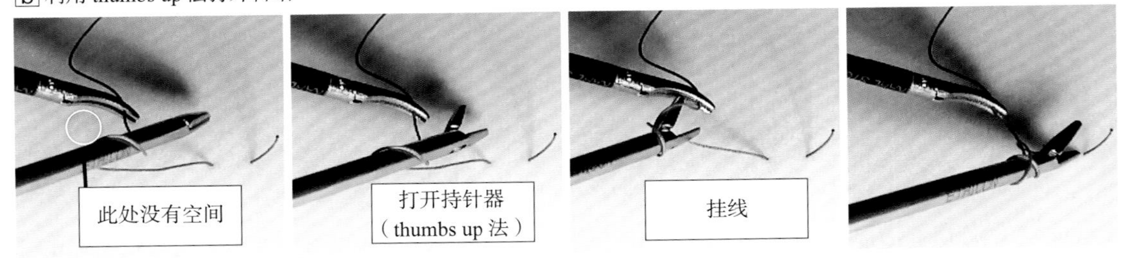

图4-71　外科结

对于外科结，有确保长尾长度法（a）和利用thumbs up法（b）两种方法

a 制作方结　b 将长尾直线化　c 使线结向下滑动并收紧

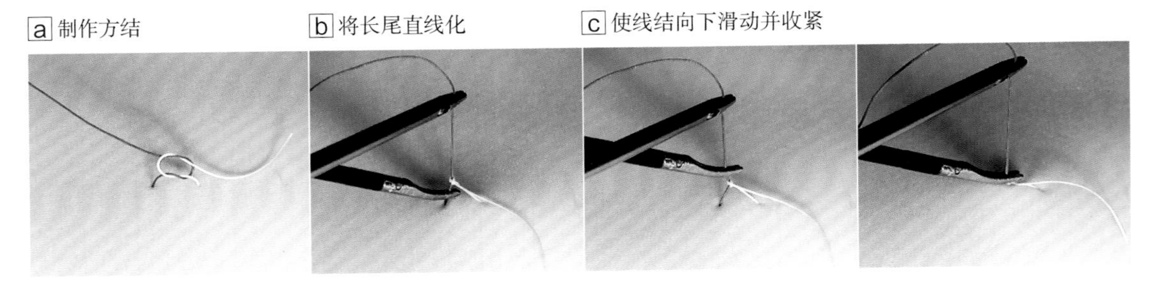

图4-72　滑结

打滑结时，先打一个松垮的方结，使线结上下部分的长尾（紫色）直线化，
用钳子使缠绕在长尾上的短尾（白色）线结滑动

②仅牵拉左手夹持的长尾，并保持右手夹持的短尾不动。牵拉长尾并使之直线化，从而形成短尾在长尾上缠绕2次的状态（图4-73b）。

③稍微推动右手，将短尾向远处牵引并把线结收紧。

④右手向里推送，线结也会向里滑动，不用更换夹线部位就能将线结收紧（图4-73c）。

⑤追加第三个结。

在平行布孔法手术中可以考虑使用滑结的场景有：TLH的主韧带结扎、阴道残端缝合、LM的肌层缝合（特别适用于收拢较厚的组织）等。由于线结有时过紧，会强力牵拉目标组织，所以不适用于肠管、输尿管、膀胱、血管等脆弱的组织。

与钻石布孔法不同，在术者双手钳都是从左侧进入的平行布孔法中，单手滑结的结扎点容易偏向左侧（图4-73b，长尾会向左侧牵拉）。另外，考虑到术者与助手之间会有动作上的干扰，而此时使用外科结的双半结的话，助手很容易将其夹住，并协助完成整个缝合打结，所以笔者在实际手术中很少使用滑结。

a 制作松垮的方结

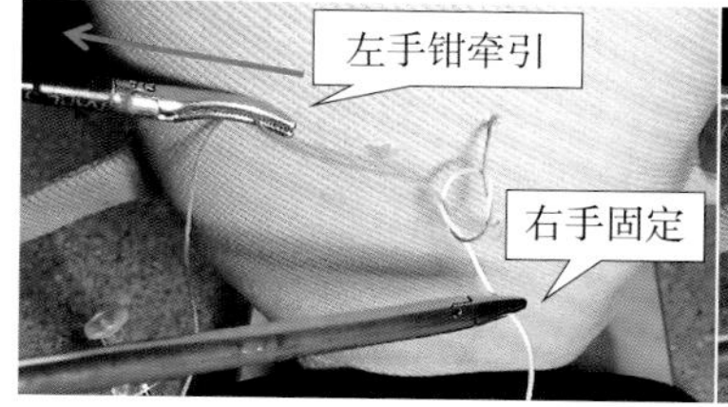

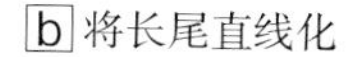
b 将长尾直线化

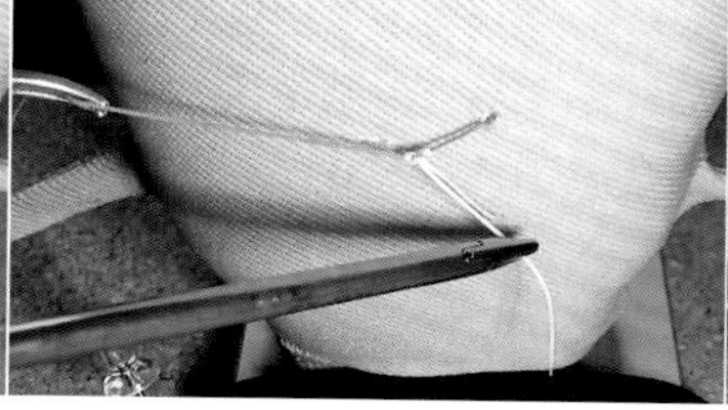

c 右手推入，并使线结滑动

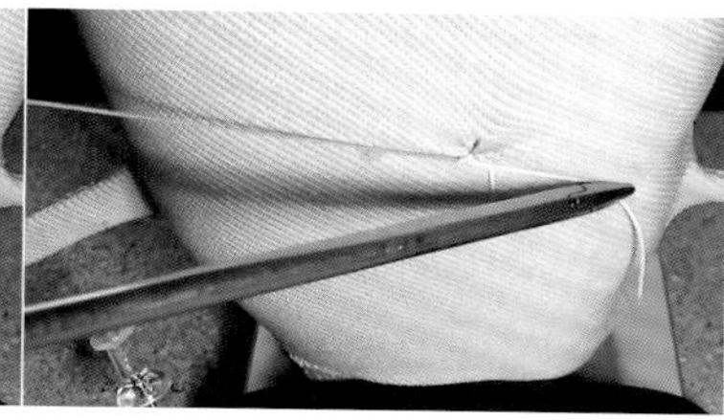

图4-73 单手滑结

打一个松垮的方结后，右手不动，左手牵拉，使长尾（紫色）直线化。为了维持直线化，左手稍稍牵引，右手将短尾（白色）推入，使线结向里滑动并收紧。在此过程中，如图b所示线结偏向左侧，因此在实际手术中，结扎点可能比预想的更容易偏向左侧（可以通过用持针器夹起长尾并收紧来进行修正）

平行布孔法下的持针方法

要 点

- 持针技术在干箱训练和实际手术中区别不大，是通过训练确实能够提高的技术。
- 平行布孔法与钻石布孔法的不同之处在于，进行转针后，要将左手钳大幅度内旋，便于以正确的角度持针。
- 在理解持针基本方法的基础上，要进行应用练习，以达到在任何情况下都能在数秒内正确持针的目标。

持针的基本思路

平行布孔法和钻石布孔法的持针方法基本是一样的，步骤如下：①用右手持针器将针提起；②左手钳夹住针体；③转针；④微调整；⑤右手持针器持针。但是，如果要说出平行布孔法中持针方法的一个特征，那就是在③和④之间加入“左手钳大幅度内旋”这一要领。

能够快速准确地持针并正确地运针，对于适合LM的平行布孔法来说尤为重要，除了基础的持针法，还需要掌握各种各样的持针法。

另外，如第4章第3节（第54页）中所解说的那样，针的结构从前端开始分为针尖、针体，以及连接针和线的针尾锻压部（图4–30）。根据针的不同设计，有的缝针在针体1/2到针尾之间的上下方有防持针的时候针体转动的锻压工艺设计。

平行布孔法下的持针方法（基础篇）（视频4–9）

视频 4–9

在阐述持针方法前，有必要先理解“正确的持针角度”。所谓正确的角度，就是“便于运针的角度”。用持针器顺向持针时，大致分为图4–74所示的5种方式。正确的运针是，使针沿着曲线朝着预定方向前进，但是如果像图4–74b、e所示的那样，针就会顺应组织的阻力而旋转。如图4–74d所示，当针与持针器形成的角为锐角时，虽然可以运针，但是持针器的前端会碰到组织，常常导致运针困难。因此，“正确”“便于运针”的针的角度是指与持针器垂直或略呈钝角，且不倾斜的角度。为了在平行布孔法下正确持针，需要掌握6步持针法（图4–75）。

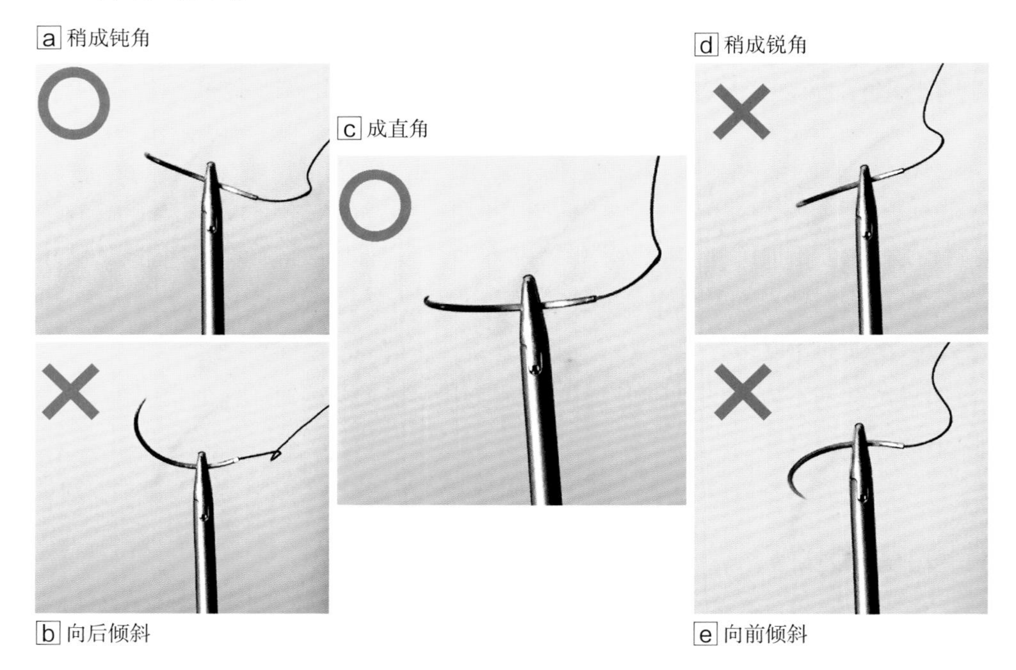

图4–74　正确的持针角度

step 1. 用右手持针器夹住线将针提起。

用持针器夹住距离针1～2 cm处的缝线，将针提起。

step 2. 左手钳夹持针体。

左手钳夹持缝针。夹持针尖侧1/3处是最理想的。

step 3. 转针。

拉动持针器所夹持的线，以左手钳夹针处为中心转动，调整左手钳与针的角度使

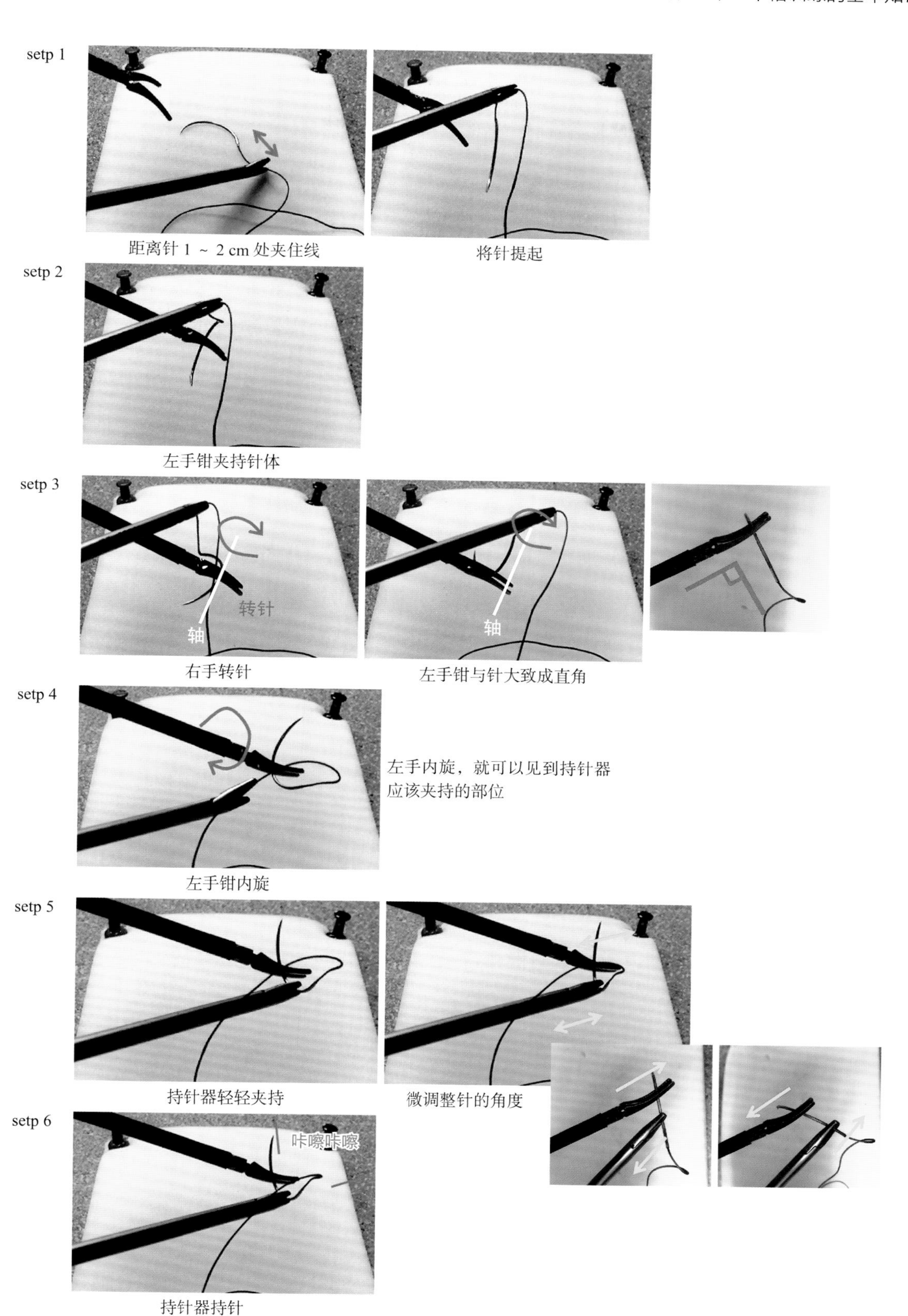

图4-75　平行布孔法下的6步持针法

其大致为直角。正如在钻石布孔法的持针法中解说的那样，这被称为“转针技巧”。但是，与钻石布孔法不同，在这个阶段很难以正确的角度持针。

step 4. 左手大幅度内旋。

左手持针，使钳子和针的角度成直角，左手大幅度内旋（顺时针转动）。如此就可以看到针的右半部分，也就是应该用持针器夹持的部分。

step 5. 微调整。

到step 4为止的操作有时可以将针调整到理想的角度，但是大多数情况下还需要微调整。用持针器轻微推动针尖或双手钳松咬针体并前后错位移动等动作进一步微调，以达到理想的角度。

step 6. 右手持针器持针。

确认针的角度合适后，用持针器进行夹持。如前所述，由于从针体1/2到针尾这部分的结构是上下锻压过的，所以在针尾稍靠内侧夹持的话，即使在坚硬的组织中运针，也是很难转动的。

平行布孔法下的持针方法（应用篇）（视频4-10）

视频 4-10

掌握了前述的持针法后，也请尝试一下接下来介绍的持针法。也许有人认为应用篇的持针法比较简单，但是这并不是“任何时候、任何场景下都适合的方法”。基础篇的持针方法还是有必要同时掌握的。

应用①基本持针法的简化

在基础篇所示的step 1～step 6中，step 3为转针，step 4为左手大幅度内旋。实际应用中，并不是进行转针，而是将夹持针的左手钳内旋，当钳子朝向镜头侧时，用持针器夹住线向右前方牵引，就能达到基础篇step 4的状态（图4-76）。

应用②持针器持针下的转针

在基础篇中，是用左手钳持针进行转针操作的，但实际上也可以用右手持针器夹持针，用左手钳夹线进行转针。如果掌握了用握持力强的持针器轻轻夹持针的力度，就可以通过①左手夹线、②右手持针、③转针这3个步骤完成持针（图4-77）。

应用③双手内旋（外旋）

用双手钳轻轻夹持缝针，双手内旋可以顺向持针，双手外旋则可以反向持针。由于可以非常简单地将缝针垂直竖立，笔者在实际手术中也经常使用。右手持针器夹持针尾侧1/3处，左手钳轻握针尖侧1/3处，双手同时稍微内旋，针就会立起来。当针与持针器呈水平状态时开始内旋比较容易理解。如果已经用持针器垂直夹持缝针，则很难再反向（从顺时针到逆时针，或从逆时针到顺时针）持针，但只要持针器和针的角度较垂直状态稍稍倾斜，就可以应用该方法（图4-78）。

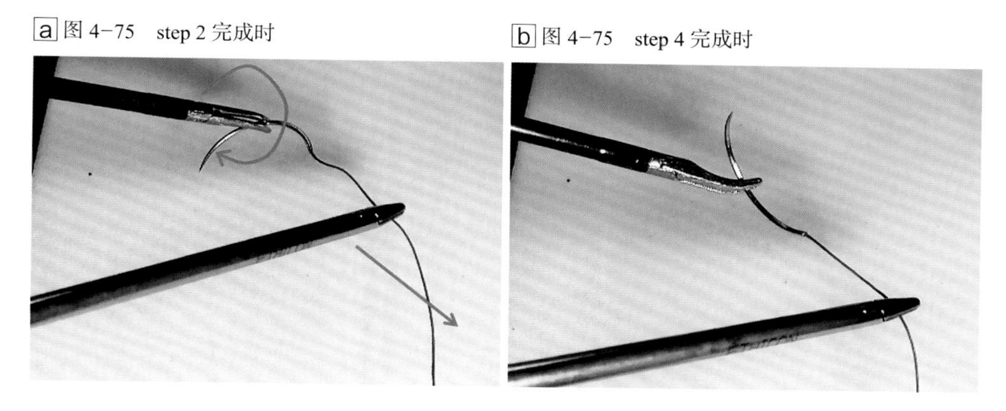

图4-76　简化的基本持针法

将夹持针体的左手钳内旋，同时右手持针器将夹持的线向右前方牵引，就可以同时快速地进行图4-75所示的step 3～step 4。不过，右手的动作并不是单纯的直线运动，还需要像左手夹持的针头一样，进行微妙的回旋运动，同时进行牵引

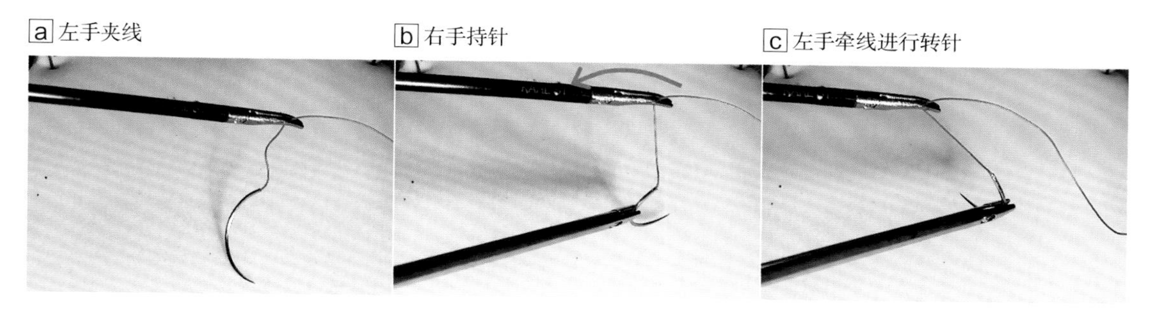

图4-77　持针器持针下的转针

当左手夹持针附近的缝线时，按照基础篇持针法那样右手夹线提起，然后左手夹住针的持针法是没有效率的。直接用右手轻夹针，左手夹线牵引进行转针，即可轻松完成持针。不过，由于持针器的夹持力比钳子强，因此较难调整力度

应用④仅用持针器（单手）持针

在实际手术中，并不是总能利用双手操作。在大的肌瘤手术中，左手钳有时会用于按压组织，或需要按压出血点而不能放开。在这种情况下只能用持针器实现单手持针并进行缝合，所以最好掌握利用组织的持针法。不过，这种方法很难说是100%安全的持针法。因此，最好能够认识到这是在充分熟悉腹腔镜手术的基础上为了紧急避险才使用的一种方法。

a 双手内旋持针法：用持针器夹住针尾侧 1/3 处，左手钳夹住针尖侧 1/3 处，双手同时内旋即可完成顺向持针

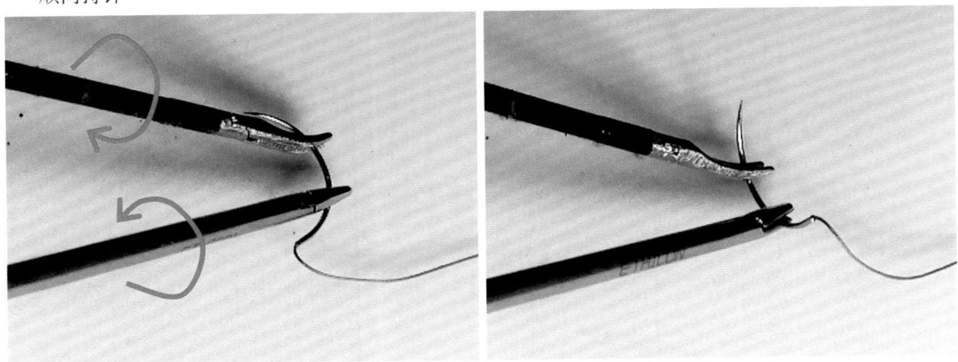

b 与双手内旋的持针法相反，双手同时外旋，就可以完成反向持针

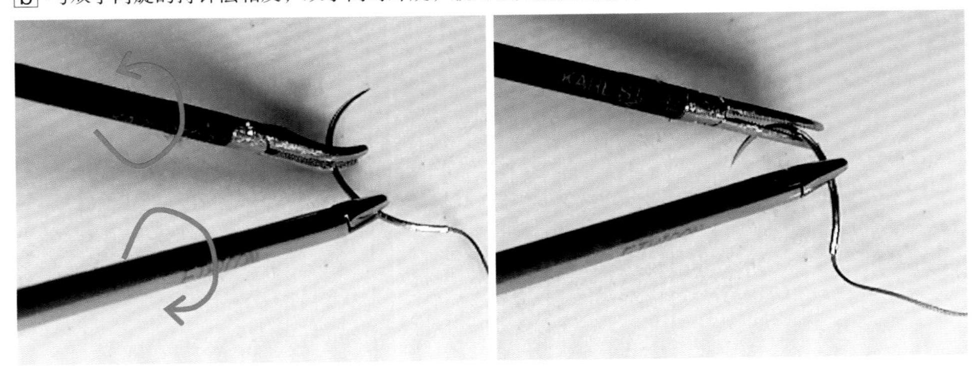

图4-78　双手内旋、外旋持针法

在组织上按压

用持针器轻轻夹持掉落的针。用持针器将针轻轻按向针下组织，就能使针竖起（图4-79a）。

钩挂针尖

用持针器轻轻夹持针并提起，将针尖在远离血管、输尿管等重要脏器的安全部位（壁层腹膜等）刺入1～2mm，以此作为支点调整持针角度（图4-79b）。

将针移动到与持针器垂直的位置后再持针

在组织上将针移动几次，直到可以直接夹持即可完成持针。

正如钻石布孔法的持针法所强调的那样，正确持针这一技术本身，在干箱训练和实际手术中是完全一样的。而不了解正确持针法的初学者，光是持针的时间就在5分钟以上，结果还是不能正确持针，这种情况屡见不鲜。一旦熟练，无论在何种情况下，都能在1～5秒正确持针，这种差距是巨大的。希望大家在干箱训练中多多积累，能够顺利持针后再进行实际手术。

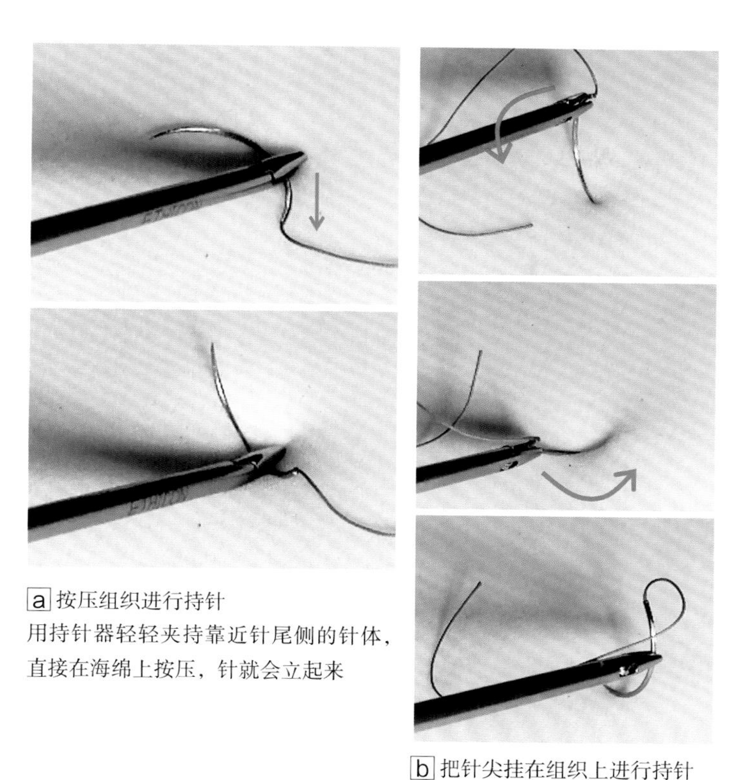

a 按压组织进行持针
用持针器轻轻夹持靠近针尾侧的针体，直接在海绵上按压，针就会立起来

b 把针尖挂在组织上进行持针
把针尖刺入组织，以此为支点调整针的角度。图示为反针变顺针

图4-79　持针器（单手）持针

结束语

本节介绍了平行布孔法的手术特点和优点，以及平行布孔下的结扎法和持针法。随着TLH的普及，想要学习腹腔镜手术的年轻医生首先要实现的目标便是TLH。在这样的环境中，以学习适合TLH的钻石布孔法为目标的医生自然会比较多，本书的大部分手术也是以钻石布孔法为前提的。但是，平行布孔法也有不亚于钻石布孔法的优点，对于术者来说会有些无所适从。虽然前面已经说过“没有必要区分使用戳卡布局”，但笔者的真实想法是“戳卡布局最好根据术式区分使用”。平行布孔法对于女医生来说，也是一种简单的手术方法。希望本节能为想要进行平行布孔法手术的医生们提供参考。

参考文献

1）武内裕之．腹腔鏡手術の基本手技．In：武内裕之．顺天堂大学産婦人科内視鏡チームによる腹腔鏡手術マニュアル．東京：中外医学社；2008．p.17-44．

2）北出真理，竹田省．腹腔鏡の基礎 トロカー配置（ダイヤモンド法，パラレル法）．In：櫻木範明，他編．OGS Now 19 腹腔鏡・子宮鏡手術［基本編］．東京：メジカルビュー社；2014．p.60-71．

第5章 实际的训练方法

1 初级：十字训练

自治医科大学附属埼玉医疗中心妇产科　今井　贤

要　点

- 第一步是熟悉钳子操作。
- 目标是将手术钳移动到目标位置。
- 完成抓持十字形分布的缝线的简单训练。
- 持续2周即可感受到实际训练效果。

读者们还记得第一次做腹腔镜手术或第一次接触干箱训练时候的情景吗？除非具有特别的天赋，否则是无法随心所欲地操控钳子的。想要开始训练而拿起这本书的诸位读者恐怕也具有相同的体验吧。作为凡人的笔者也不例外，每次在干箱训练中，钳子都不能随心所欲地移动，甚至沮丧到把持针器扔到沙发上。但这并非因为缺乏才能，而只是不习惯腹腔镜手术这种与开腹手术不同的环境而已。本节介绍了笔者当初为了随心所欲地操控钳子而在冥思苦想中悟出的训练方法。由衷地希望这些训练方法能帮助本书的各位读者早日突破最初的障碍。

十字训练的目的和意义

建议尝试不用摄像头，而是通过肉眼直视训练箱内部进行钳子操作。这难道不比镜下操作更可靠吗？换句话说，镜下操作的特殊环境是导致钳子操作紊乱的原因。人类通常是基于立体视觉的信息获得位置感觉的，但是镜下图像会把原本是三维的图像表现为二维的（图5-1），从而纵深感消失，位置感觉错乱。诚然，无论怎么训练，无论盯着屏幕多少小时，放映出来的二维影像都不会是立体的。这种视觉和位置觉的不统一是掌握腹腔镜技术的第一道屏障。那么，那些腹腔镜达人们是如何做到随心所欲地操控钳子的呢？由此可见，最重要的就是视觉信息和位置觉二者的统一，有人称之为“肌肉记忆（muscle memory）”。虽然听起来像是玩笑话，但通过经验的积累，肌肉确实会产生记忆，也就是说“在某个角度不断地训练，钳子就会很容易移动到那里”。这样说的话会让人觉得这是一种超人的能力，但请相信，这的确不是天选之人才能拥有的特殊能力。只要勤加练习，所有人都可以具备“肌肉记忆”，需要的只是时间而已。但是，如果只是盲目地在干式训练箱进行缝合练习，效率会很低，并且面对艰苦的训练谁都难以持之以恒。为了提高效率，进行强化“肌肉记忆”的专门训练是一条捷径。这就是十字训练法。

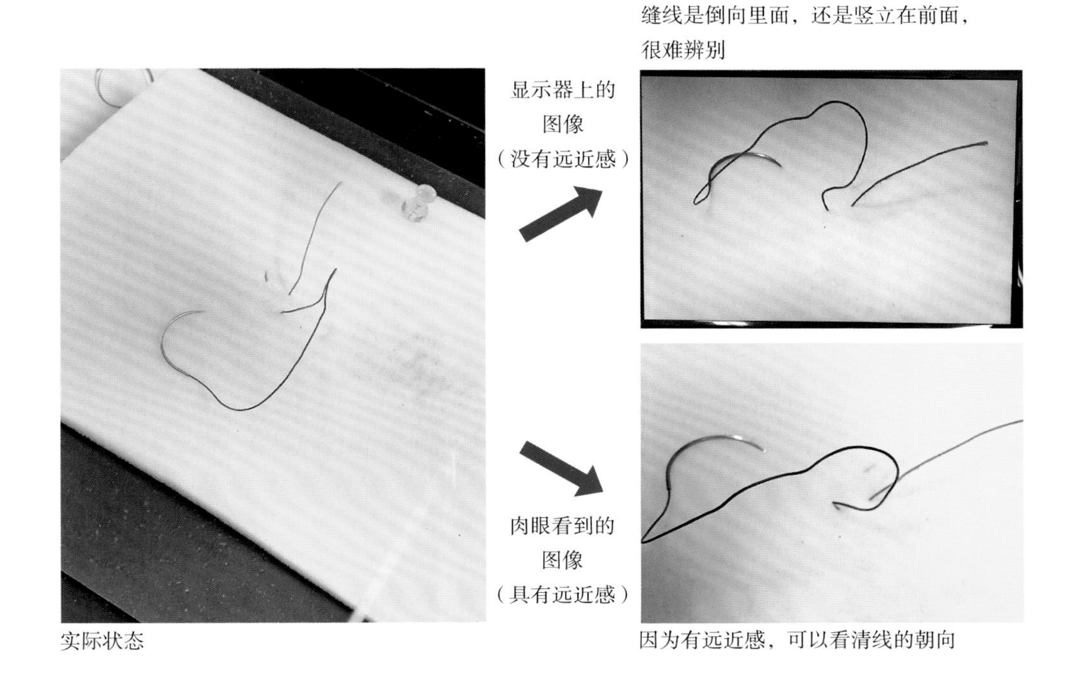

图5-1　远近感消失

十字训练的方法

十字训练的准备

准备的物品

- 海绵
- 缝合练习用的针线1根

训练平面的制作

在海绵上做5个如图5-2所示的以十字形分布的结扎点（只有中间点的线加长，是为了在后面介绍的循环训练中使用）。线结的间隔没有硬性规定，间隔越大难度就越大。也可以根据自己的水平扩大间隔。

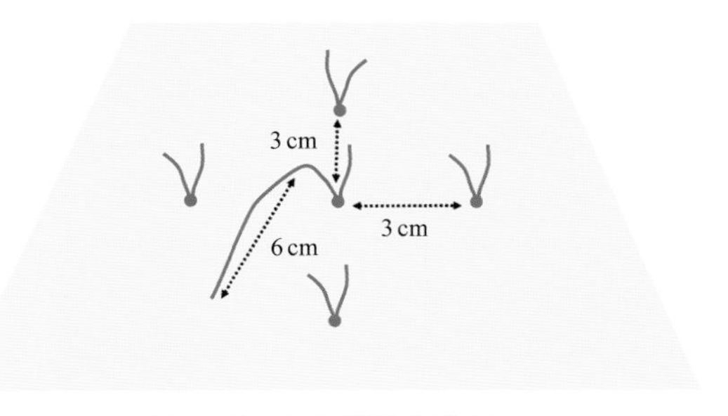

图5-2　十字训练的准备

step 1：十字训练的方法（视频5-1）

视频 5-1

图5-2中的结扎点，画面深处的标记为12点，右侧的标记为3点，画面前方的标记为6点，左侧的标记为9点，中央的则标记为原点。将这种按十字形分布做了5处结扎点的训练平面放置在干式训练箱内。通过镜头画面，左右手的钳子依次钳夹5个结扎点线头的末端，这是训练的基本动作。下面将介绍具体的训练法。笔者的方法是，每天进行30～60分钟的训练。

纵向和横向的感觉训练（图5-3）

首先是寻找感觉，以原点为中心进行前后左右的单纯运动。

①用右手的钳子（或持针器）抓住原点位置的线头并松开。

②接着用右手的钳子抓住12点位置的线头并放开。

③用右手的钳子抓住原点位置的线头并放开。

④重复这个动作：3点→原点→6点→原点→9点→原点→12点→原点。

⑤以回到原点为1组，做3组左右。

⑥依次按12点→原点→9点→原点→6点→原点→3点→原点→12点→原点的顺序逆时针旋转一周，同样做3组左右。

⑦左手钳也同样顺时针和逆时针各做3组。

斜向的感觉训练（图5-4）

接着掌握需要前后左右复合运动的斜向运动的感觉。

①用右手的钳子抓住原点位置的线头并放开。

②用右手的钳子抓住12点位置的线头并放开。

③不要回到原点，用右手的钳子抓住3点位置的线头并放开。

④重复6点→9点→12点这个操作后回到原点。

⑤1～4的动作为1组，做3组。

⑥接着逆时针旋转（原点→12点→9点→6点→3点→12点→原点），做3组。

⑦用左手钳子顺时针和逆时针各做3组。

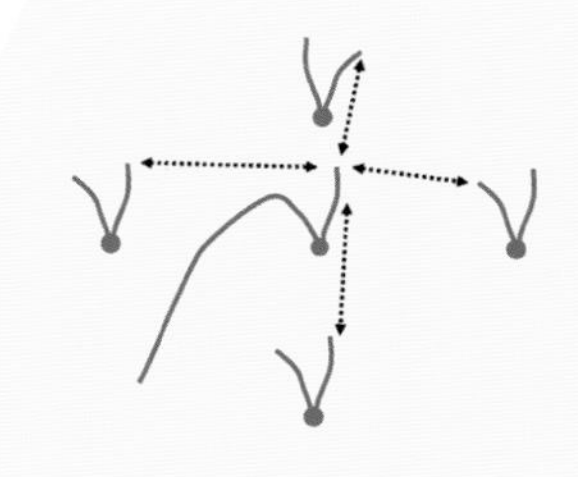

图5-3　纵向和横向的感觉训练

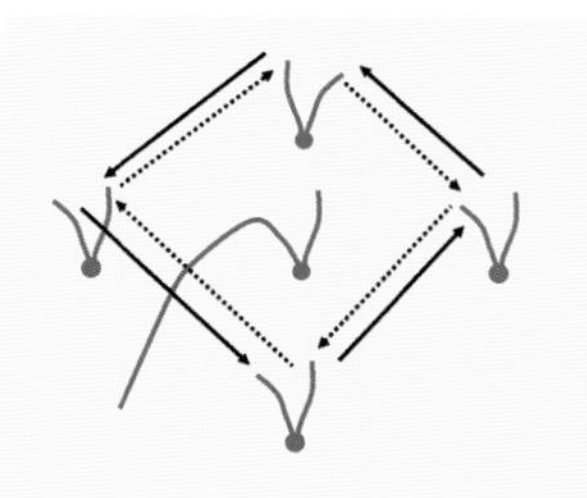

图5-4　斜向的感觉训练

step 2：添加反向训练

如果step 1的操作能在30分钟内完成，step 2的训练可以加上反方向的训练。将干式训练箱反方向放置，用左手持针器和右手辅助钳进行同样的练习。利用这个方法，有助于更快地学会站在助手位置时操作钳子的动作。

step 3：1小时内可以完成的step 1 + step 2训练量

一开始仅是step 1的操作就需要30 ~ 60分钟。一旦熟练，就能在短时间内完成。届时如果在短时间完成的话，会觉得训练不够。但是，盲目地增加训练时长也意义不大。因此，step 3是在确定的时间（笔者设定为1小时）内完成一定的数量。笔者最终在大约1小时内进行了20组练习。

训练效果的验证（表5−1，图5−5）

笔者在此介绍一种方法，旨在验证训练效果。准备一根带6 cm线的针，小心启动秒表，顺向持针，在海绵上进针，抽出线时停止计时。重复以上动作21次，记录时间（21这个数字没有特别的意义，只是碰巧使用的笔记本记到了21页）。之后，按照前述流程进行十字训练，接着测量21次穿针的时间。每天坚持十字训练，持续1周，并测量21次穿针的时间。表5−1列出了十字训练带来的变化。可以看出，训练结束后平均时间缩短了，最长时间和最短时间之间的差距也缩短了。并且坚持训练1周后，时间更短，时间的波动也进一步变小。图5−5是四分位间距的图表。虽然练习后也有效果，但坚持练习1周就会有更加明显的效果。在简单的操作中，时间的波动变小，也就是说钳子操作更加稳定。

表 5−1　十字训练带来的变化

项目	练习前	练习后	坚持练习 1 周后
平均（秒）	15.23	13.25	8.84
中位值（秒）	15.46	12.85	8.60
最大（秒）	22.62	17.93	10.54
最小（秒）	11.71	10.63	7.56
时间差（秒）	10.91	7.30	2.98
标准差	3.03	1.97	0.74

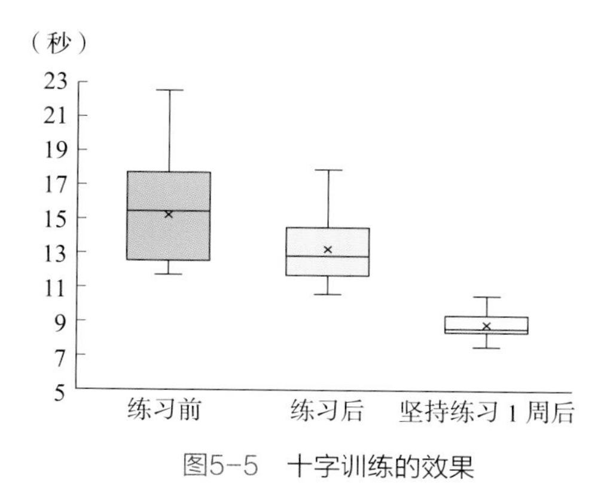

图5−5　十字训练的效果

2周后将取得突破

十字训练是非常单调的工作，也是很难感受到进步的训练。但它同时也是只要相信并坚持下去，就一定会有收获的训练。在此介绍一下笔者的经验之谈。笔者参加了GETS，在第一次考试前的2个月里每天都坚持这个训练。最初坚持了2周的训练后，当我不安地想“坚持这个训练真的有意义吗?”时，我得到了腹腔镜手术主刀的机会。手术按部就班地进行着，突然出血的那一刻，我切身感受到了训练的效果。我瞬间就夹住了出血的部位，继而更换了双极的右手毫不犹豫地直奔出血点。我前所未有地感受到了可以自如地操控钳子的感觉。反复进行基础训练虽然是艰苦的，但坚持下去确实会有效果。先试着坚持1周，坚持1周就能再坚持1周，坚持2周就会成为习惯。希望阅读本书并开始训练的每个人都能体会到这种美妙的突破的滋味。

持续训练的小贴士

任何人都可能对单调的训练感到厌倦和痛苦。但如果在此基础上增加趣味性，可使练习变得轻松。下面介绍几个示例，也许这就是笔者自以为是的快乐地坚持练习的秘诀。

- 播放喜欢的音乐，试着配合它的节奏。
- 试着和朋友竞赛。
- 试着用自己的名字代替十字。

在GETS中非常流行的循环训练

视频 5-2

最后我要介绍的是在GETS中非常流行的，包括十字训练在内的基础训练——循环训练，即在十字训练中加上持针、运针、绕线等练习。视频5-2中展示了实际的训练，同时在下面也记录了这些方法。笔者在GETS的训练中，每天进行1小时的训练。习惯后训练时间就可以增加到原来的2倍、3倍。

- 训练1：顺向夹持带有几厘米线的针，重复进针、拔针动作100次。
- 训练2：十字动作和旋转动作的十字训练各3组。
- 训练3：用原点留有长线的结扎线进行overlap、underlap绕线各100次。

结束语

虽然表面看似非常初级的训练，但也可能会有很多人因为突然进行高强度训练而感到不知所措。但是笔者认为，通过这个训练掌握钳子操作的准确性才是进步的捷径。刚开始可能会很痛苦，这种时候希望大家想象一下未来自己如臂使指般操作钳子的样子。作为同样有志于内镜手术的伙伴，笔者殷切地希望十字训练能给大家带来帮助，请努力完成本项训练。

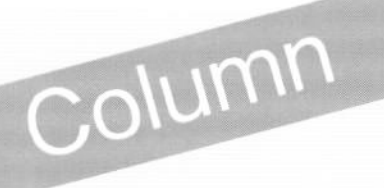

随着技术的提高而改变或不变的东西

随着手术技术的提高，有些东西会改变，但有些东西是不会变的。拿到这本书的各位读者想必都是抱有“我想做好手术”“我希望能做出像××医生那样漂亮的手术”这样愿望的人吧。腹腔镜的技术可以通过运用本书中所记载的各种训练来切实掌握。关于手术技术，肯定是熟能生巧。熟练腹腔镜手术的操作，对开腹手术有积极的作用，可以让开腹手术的操作也变得稳定。切身体会到自己的手术本领提高了，就想试一试。但不要忘记，我们面对的是因病而痛苦、需要手术的患者。关于手术方式的适应证，有必要根据自己的技术能力做出适当的决定。如果是因为想用腹腔镜进行手术而导致出血量增多，或者因为坚持用腹腔镜进行手术而引起并发症，那微创手术的意义就没有了。对于术者而言，这可能是100次手术经历中的一次，但对于患者来说，却可能是人生中的唯一一次手术。因此，对于手术方式的选择应该慎重考虑，既然负责手术，就应该精心准备。即使一开始都是战战兢兢地去做手术的，但习以为常后，人们就容易忘记初衷，这是人类这一生物的特点。通过进行腹腔镜训练，可以安全地进行手术，不仅是腹腔镜手术，开腹手术的出血量也会减少。但是，无论技术如何提高，也不能忘记，患者对手术的恐惧和治疗疾病的渴望始终没有改变。

Column

创意工场

愉快地进行腹腔镜训练的关键是要创造出适合自己的训练方法。这样一来，练习就会像养育自己的孩子一样开心。不过这样一说，就会听到“不可能那么容易想到适合自己的训练方法”的声音。但是，只要使用一些小窍门，就不难产生新的想法。俗话说“需要是发明之母”。拿到这本书的各位初学者现在正是开始进行腹腔镜训练的时候，“需要”适合自己的训练方法。另外，各位中级学习者，是不是也为了再提高一个层次而“需要”一些东西呢？实际上，这个时机已经具备了创造某种东西的条件。但仅仅是“需要”的话，要创造出新的东西并不容易。诀窍是在其中加上“无关的东西”，可以是你的业余爱好或感兴趣的事情。例如，试着把干式训练箱和音乐结合在一起，也许就会想到配合音乐移动钳子的练习方法。如果将腹腔镜手术和伸展运动结合起来，也会产生某种效果。运动、游戏、舞蹈、读书，什么都可以，喜欢什么就试着组合一下。组合起来就会产生化学反应，产生新的东西。前提条件是需要什么。换句话说，创意诞生的时机就是在“需要”训练的当下。

2 初级：3次结扎的计时测试

昭和大学妇产科教研室/国立癌研究中心东病院NEXT医疗器械开发中心　竹中　慎

要　点

- 3次结扎计时测试的优点。
  ①涵盖了基本的腹腔镜技能。
  ②可以获得手眼协调运动的能力。
  ③是一项易于自我评估的测试。
- 进行高频率计时测试并自我评估。
- 每周1次，和同事们聚在一起进行计时测试。
- 了解诀窍，进行高效率的训练。
- 计时测试后进行反思性观察。
- 目标是坚持训练2周后能在60秒内完成，坚持训练2个月后能在30秒内完成。

3 次结扎计时测试中的收获

3次结扎计时测试对于腹腔镜初学者来说是非常重要的。这项训练包括“持针”“运针”“创建loop”“绕线”“结扎”“剪断”等所有腹腔镜的基本技能。另外，如第4章第1节所述，这个训练的目标不仅是结扎，从中获取手眼协调运动的感觉也是相当重要的。

而且通过计时测试可以较为客观地对自己的现状进行评价。与理想中自己的目标进行比较感受到的不足感，和与他人比较感受到的挫败感不同，前者会成为强大的动力。通过训练可以缩短完成任务的时间，以看得见的形式切实地感受到自己的成长。腹腔镜初学者进行缝合结扎练习并进行计时测试2个月的成长过程如图5-6所示。虽然只有2个月的时间，但通过掌握要领的训练，可以迅速缩短完成时间。关于诀窍，请参照第4章第1节的后半部分。如果在短时间内进行集中训练，熟练程度很快就能和高年资医生比肩了。

进行高频率计时测试并自我评估

一边确认每个步骤的诀窍一边练习固然重要，但还是要经常通过计时测试来进行自我评估。在棒球比赛中，为了提高球速，必须采取干净利落的投球姿势。腹腔镜训练也是一样，为了缩短每次缝合所需的秒数，必须做出不浪费时间的漂亮动作。通过

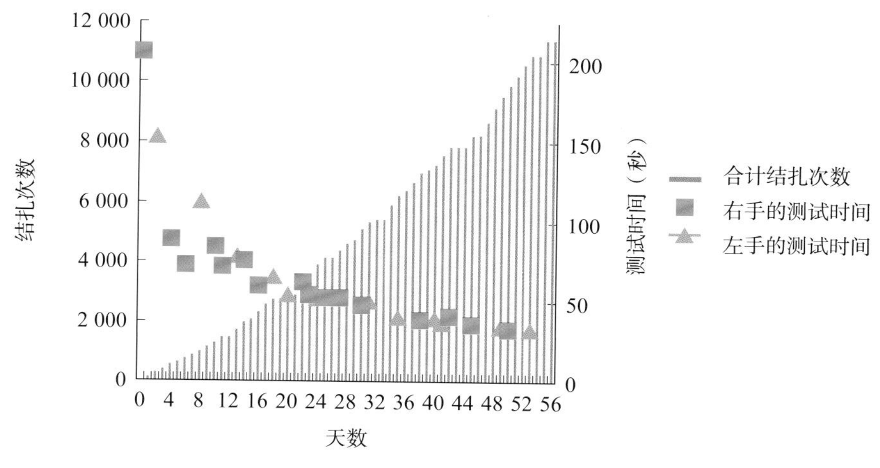

图5-6 训练量与缝合结扎时间的变化
（川崎幸病院 黑田浩医生提供）

有意识地力求缩短每一秒的计时测试，缝合结扎的操作会变得越来越干脆利落。笔者在开始训练的半年内，每天的训练任务中一定会加入计时测试，并反复试错。

每周 1 次，和同事们聚在一起进行计时测试

很多指导医生都会为研修医生们不坚持练习而苦恼。笔者为了技能教育也尝试了各种各样的方法。如果是大型医疗中心，每周都会有腹腔镜手术的主刀机会，自然会持续练习。但是在手术量很少的医院中，很难维持持续训练的动力。笔者认为，坚持训练最有效的方法是“每周1次，和同事们聚在一起进行计时测试”（图5-7）。在同事们面前进行计时测试，可以培养适度的紧张感、竞争意识和懊悔感。这会成为训练的动力，能使研修医生们自然地面对干式训练箱。只需要30分钟就够了，快决定大家聚在一起的时间吧！

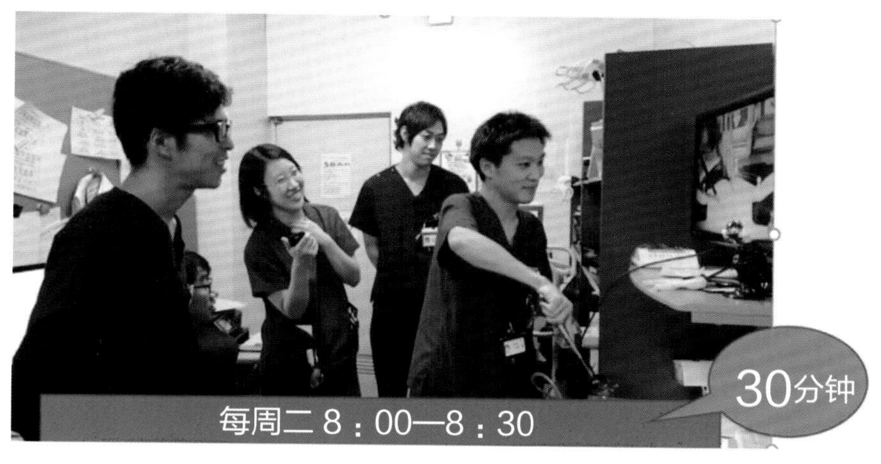

图5-7 每周1次和同事们聚在一起进行计时测试的场景

了解高效训练的诀窍

视频 5-3

初学者如果尽早了解在训练中需要注意的细微诀窍，就可以进行高效的训练。表5-2为每一步骤的小诀窍归纳一览表，接下来将对其进行详细叙述。另外，第4章第1节中也阐述了很多诀窍，请务必同时参考第4章第1节。此外，笔者还提供了总结诀窍的视频（视频5-3）。

一边观看视频一边读书中的文字，可更深刻地理解相关知识。另外，在YouTube上搜索“Shin Takenaka”也可以观看视频。

表 5-2　干式训练箱缝合结扎的诀窍

持针
• 辅助钳凸面向上进行持针 • 进行微调，以稍微钝角夹持
创建 loop
• 计算辅助钳夹持线的位置（loop 和短尾的长度，夹住线的同时滑动） • 注意辅助钳夹持线的方式（凸面向下，前端，垂直） • 不是将线竖立，而是牵引
绕线
• 左手：圆周运动；右手：与左手协调的活塞运动 • 不要嫌牵线麻烦 • 在短尾附近绕线 • 运用内旋运动和外旋运动
结扎
• 抽线时辅助钳向远处移动 • 挂住 loop，将其拨向远处（内无双） • 使用滑结 • 只牵引长尾，使短尾靠近结扎点
剪断
• 剪断前将两根线并拢

持针的诀窍

辅助钳凸面向上进行持针

左手的辅助钳凸面向上，在针尖侧1/3处夹持（图5-8）。因为辅助钳与针是自然垂直的，所以转动针很容易。另外，由于针是被从上方夹持，所以不容易掉落。

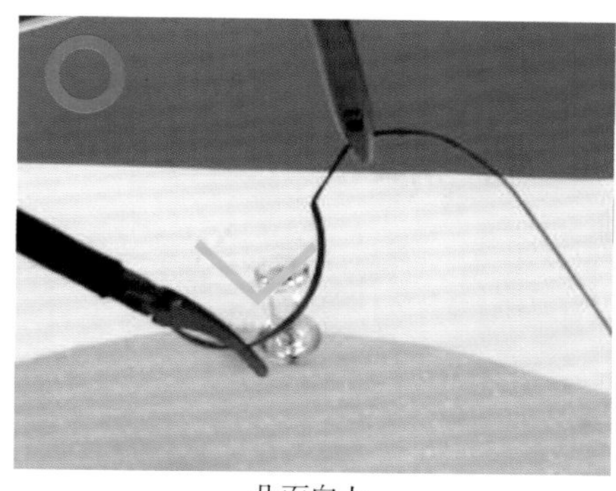

凸面向上

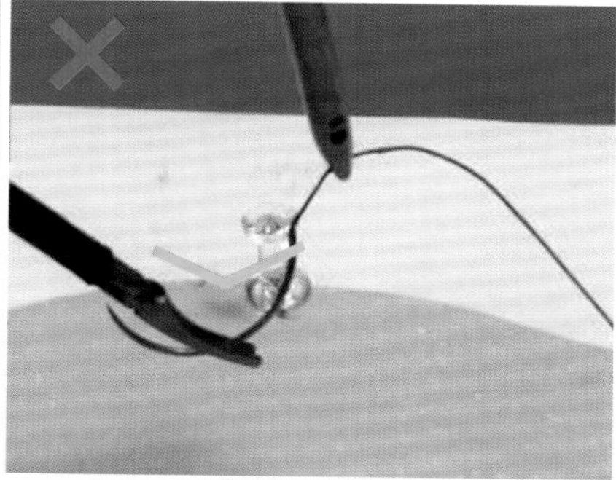

凸面向下

图5-8　辅助钳凸面向上进行持针

用辅助钳夹住针尖进行角度微调

用持针器持针后，利用辅助钳和持针器对持针角度进行微调（图5-9）。以稍微的钝角进行持针的话，随后的运针会变得容易。建议初学者在持针后直视下观察干式训练箱内，以确认是否以正确的角度持针。

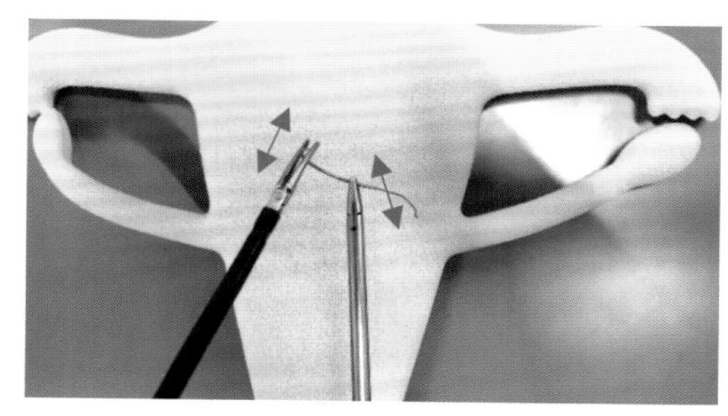

图5-9　辅助钳夹住针尖进行角度微调
稍微的钝角为自然的运针角度

创建 loop 的诀窍

接下来介绍loop的创建。“用辅助钳夹持线的位置和方法”对于loop的创建很重要。笔者列举了分别与“夹线位置”和“夹持方法”有关的3个要点。

与辅助钳夹线位置有关的3个要点

①预估loop的长度。
②缩短短尾的长度。
③夹住线并滑动。

①预估loop的长度

不要随意地用左手辅助钳来夹持线，而是要能过预估结扎3次所需的loop的合适长度来决定夹持长尾的位置（图5-10）。如果是恰当的位置，就可以创建出大小适中的loop，在完成3次结扎之前，左手多余的重新夹持动作就会减少。

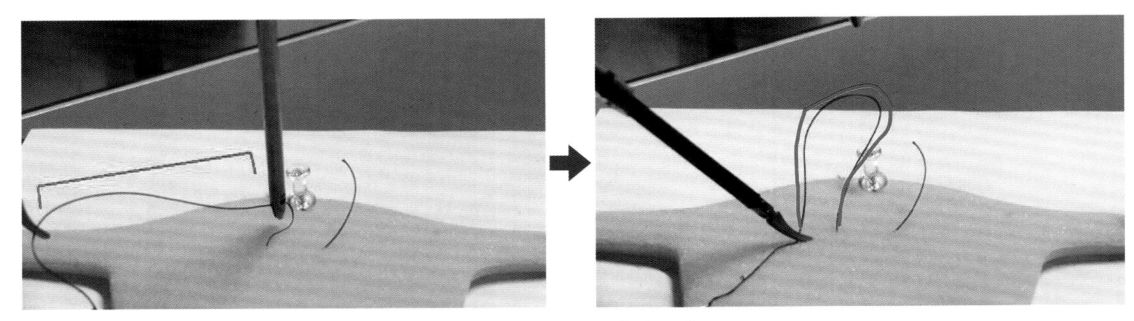

图5-10　loop长度的预估

②缩短短尾的长度

在线不脱落的范围内，短尾尽量留短。如果短尾过长，用持针器去夹持的时候，缠绕在持针器上的线就会脱落，或者短尾无法从loop中拉出（图5-11）。如果短尾较短，则可以体会到“绕线后持针器的运动距离是最小的”。

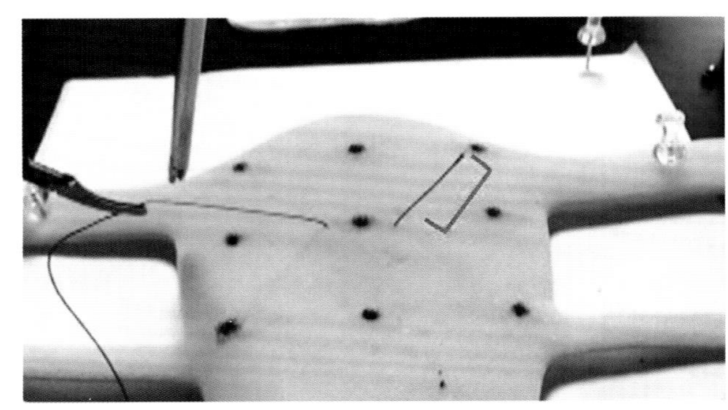

短尾要短

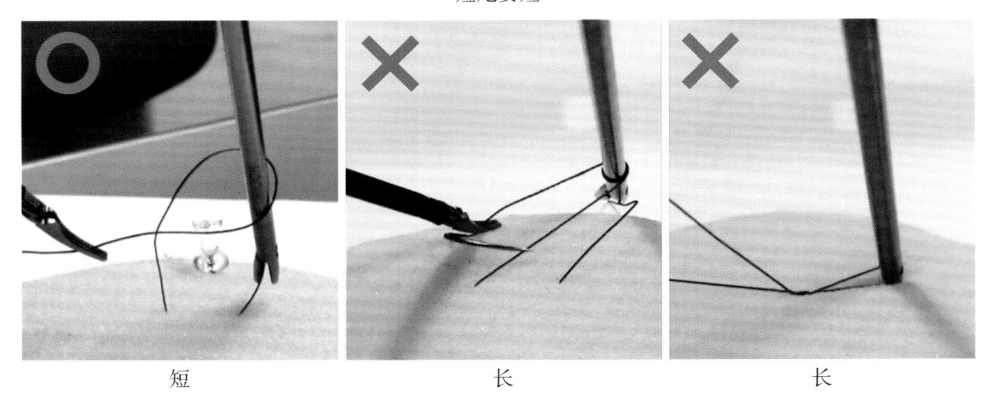

短　　长　　长

图5-11　短尾过长造成的困扰

③夹住线并滑动

反复结扎的话，长尾的长度一定会变短。这种情况下，左手一旦松开重新夹线，就会浪费时间。如图5-12所示，左手钳不松开的情况下将手术钳沿线滑动，可以使长尾变长。临床上经常使用这个方法，所以务必要牢记。

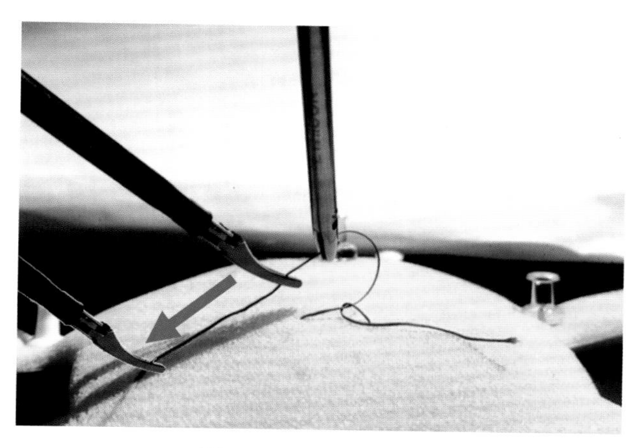

图5-12　夹住线并滑动

辅助钳夹线方法的3个要点

①辅助钳的凸面向下。
②尽可能用钳口前端夹持。
③线和钳子要垂直。

①辅助钳的凸面向下

前面讲过，夹针时左手的钳口方向是“凸面向上”的，而创建loop时左手的钳口方向则是“凸面向下”的。如图5-13所示，由于手术钳的弯曲，工作空间变大，因此更容易绕线。实际手术中这样做的话，就能切实感受到这种差异带来的好处。

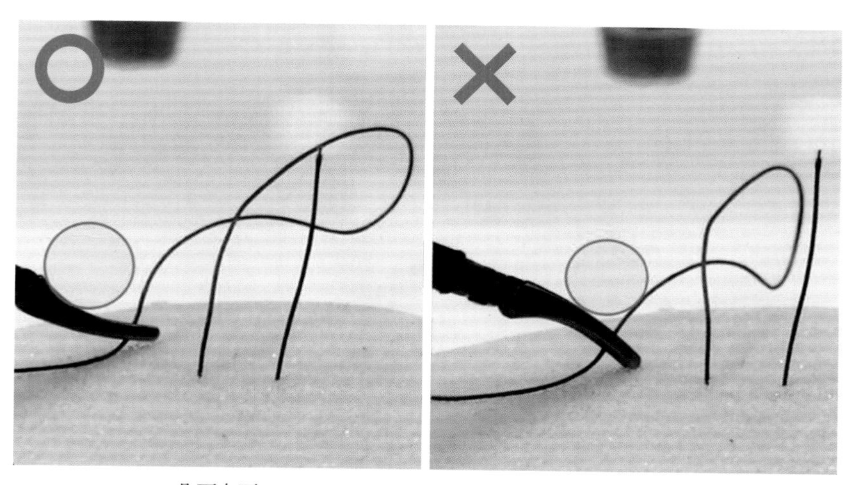

凸面向下
工作空间变大

凸面向上

图5-13　左手钳凸面向下夹线

②尽可能用钳口前端夹持

建议尽量用左手钳口的前端夹持线（图5-14）。这样做有2个优点：①圆周运动半径变小；②钳子夹持力变强。初学者使用钳口的前端夹持缝线需要花费时间，但考虑到随后绕线时犯错误的概率会减小，实际上最终是节省了时间的。所以，即使花时间也最好坚持用钳口前端夹持缝线。

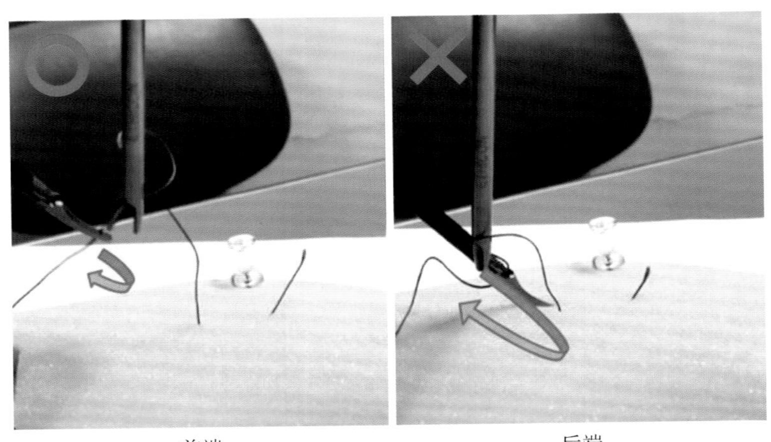

前端　　　　后端

①圆周运动半径变小

②钳子夹持力变强

图5-14　尽可能用钳口前端夹线

③线和钳子要垂直

为了使loop立起来，左手钳垂直夹持缝线比较好。垂直夹线并靠近结扎点，loop自然就会立起来（图5-15）。

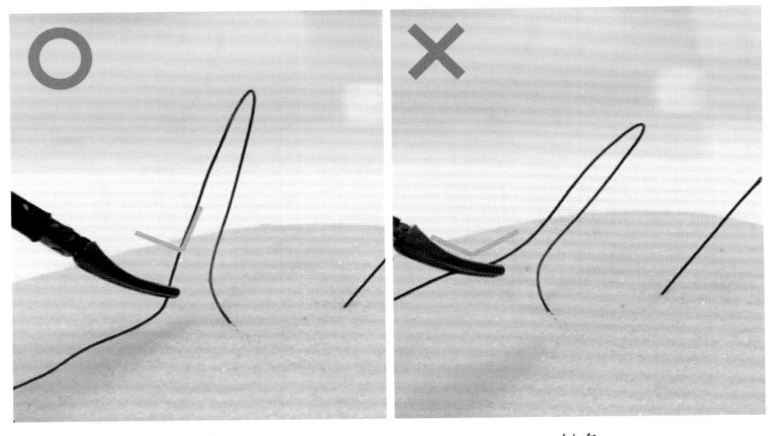

垂直　　　　钝角

图5-15　线立起来，创建loop变得简单

不是将线竖立，而是牵引

创建loop时的要点是，不是将线垂直竖立起来，而是牵引（图5-16）。图5-16a是从正面看“牵引的线”和“竖起的线”，从这个角度很难看出左右的差别。而图5-16b是改变镜头至侧方视角。可以看出“牵引的线”的角度与持针器接近平行，“竖起的线”的角度与持针器接近垂直。loop与持针器越接近平行，线越容易缠绕在持针器上。笔者曾花费很多时间学习loop的竖立，但实际上loop不是竖立的，而是应该向中间的戳卡方向牵引。

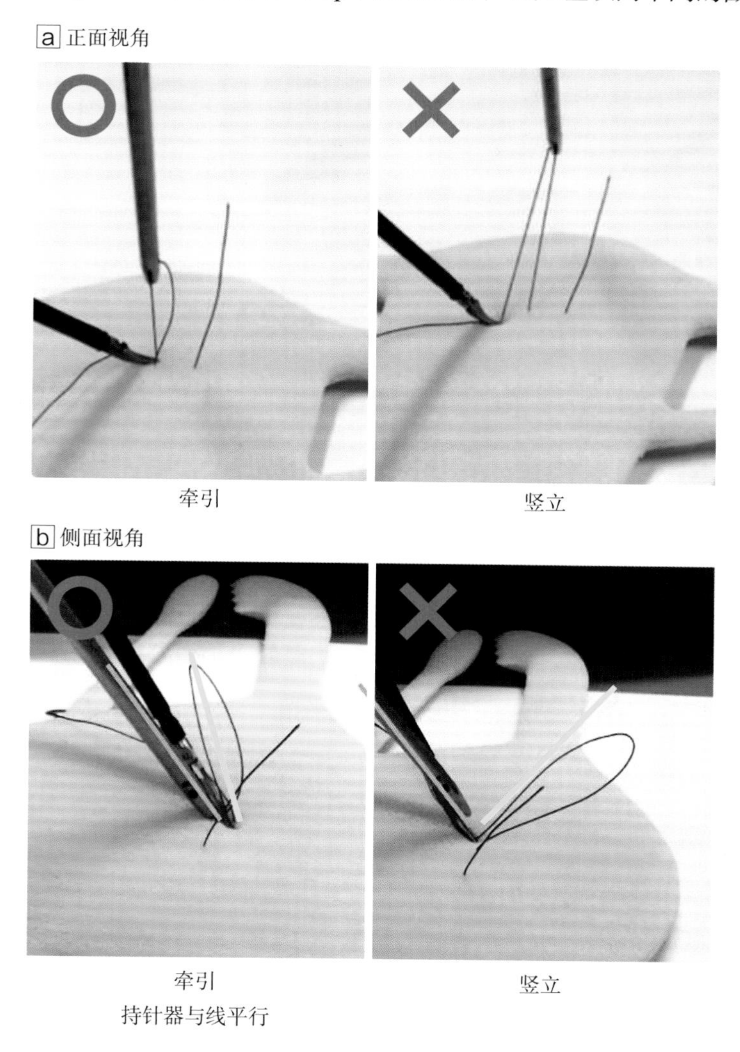

图5-16　不是将线竖立，而是牵引

绕线的诀窍

左手：圆周运动；右手：与左手协调的活塞运动

绕线最重要的一点是左手能否顺畅地做圆周运动。用左手在持针器周围进行圆周运动，将线缠绕在持针器上，而右手的钳子只进行前后的活塞运动。这样一来，可以减少绕空的机会，而且在狭窄的地方也可以完成绕线（图5-17）。特别是在打外科结时，能够完成左手的圆周运动是成功的关键。初学者大多左手不动，只用右手绕线。首先练习持针器不动，只用左手将线绕在持针器上，这样做进步会很快。一开始养成坏习惯就很难改了，所以希望大家有意识地去练习。

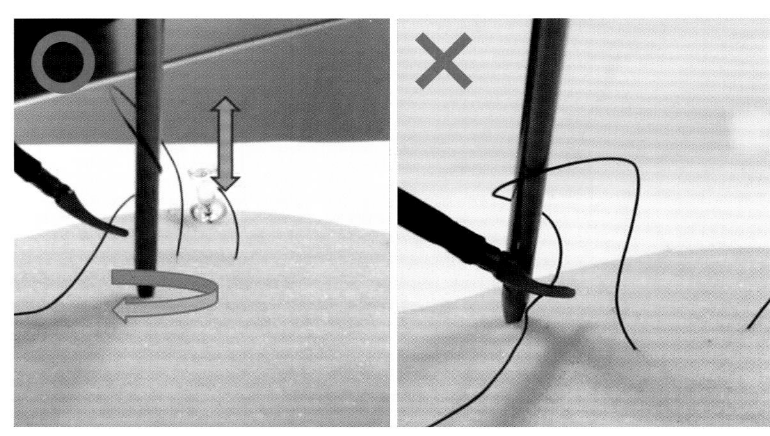

双手协调运动
两手协调运动能减少绕空的机会

只有右手动

图5-17　左手：圆周运动；右手：与左手协调的活塞运动

不要嫌牵线麻烦

不一定每一次都要牵引长尾使loop竖起来后再绕线，即使是线稍微倒下也可以直接绕上。但是，如果绕空1次，就一定要再重新进行线的牵引（图5-18）。1次绕空的loop很难再绕上。不仅浪费时间，还会给助手留下不好的印象，视频审查时也会给审查官留下不好的印象。一旦绕空，不要嫌麻烦，立刻重新牵引。

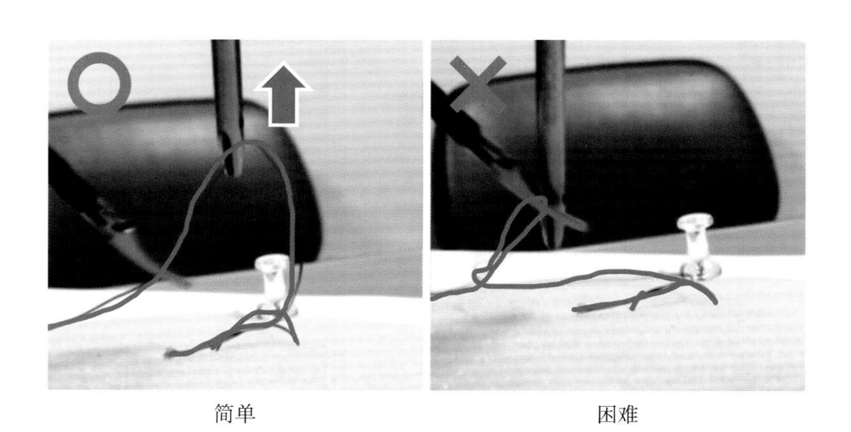

简单

困难

图5-18　如果1次绕空，要再次牵引

在短尾附近绕线

在短尾附近绕线相当困难。初学者更喜欢先使loop和持针器平行，然后在长尾的根部附近绕线。但是希望大家有勇气尝试在短尾的正上方绕线（图5-19）。这样做并不是想象中那么困难，可使在随后拉出短尾之前的动作最小化，这样做的好处相信大家会切身体会到。

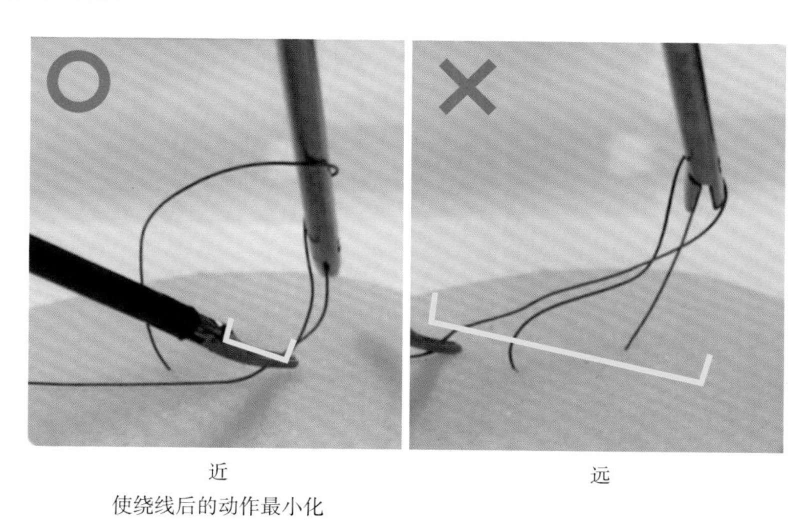

近　　　　远

使绕线后的动作最小化

图5-19　在短尾附近绕线

运用内旋运动和外旋运动

请注意图5-20中左手辅助钳的方向。虽然都是进行underlap的场景，但左图的钳子朝向画面（内旋），右图的钳子朝向里面（外旋）。你可以尝试一下，看看哪一种更适合。进行underlap后会发现内旋的方法更容易完成绕线，而overlap则正相反，用外旋的方法更容易完成绕线。因为矢量正确，所以持针器不会失去绕线时的作用力。

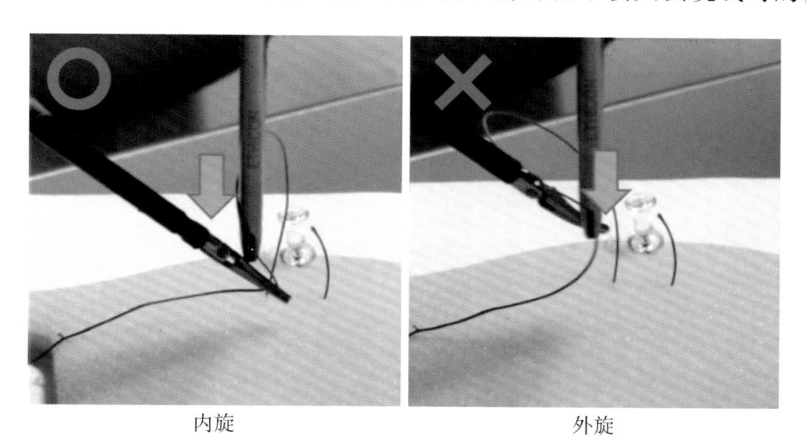

内旋　　　　外旋

underlap 要内旋，overlap 要外旋

图5-20　运用内旋运动和外旋运动

结扎的诀窍

抽线时将辅助钳向远处移动（图5-21）

大家有没有过持针器无法从缠绕的线中抽出来这样的经历呢？原因是没有进行抽线操作。要完成抽线，需要将左手钳移动到空档。底面因为有海绵，所以空间有限，而远处有较大空间，可加以利用。将线缠绕在持针器上后，将左手的辅助钳穿过持针器的左侧向远处移动，缠绕的线就会从持针器上脱落。同时，右手的持针器也稍微向中央戳卡方向拉，就很容易将短尾抽出了。因为很难用图来表示，所以请参见第98页的视频5-3。

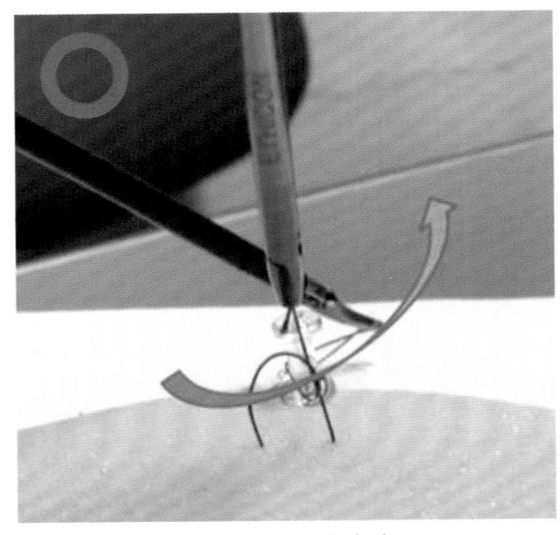

辅助钳向远处移动

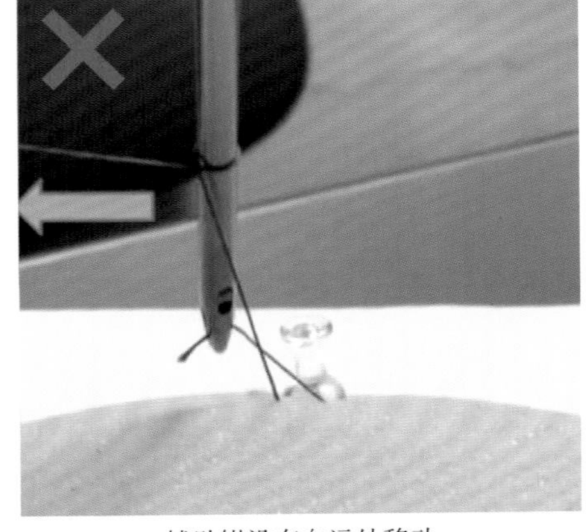

辅助钳没有向远处移动

图5-21　抽线时辅助钳向远处移动

挂住loop，将其拨向远处（内无双）（图5-22）

关于内无双，请参照第4章第4节的解说。在本节中不再赘述。

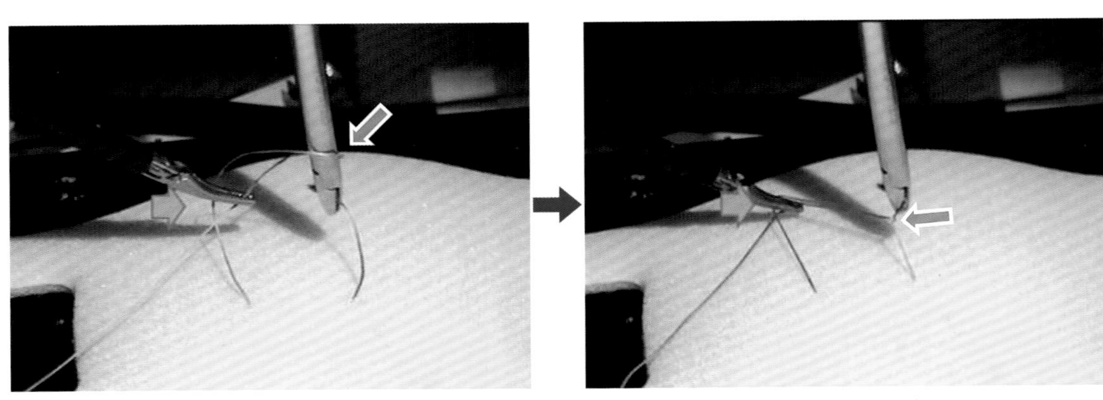

图5-22　内无双时抽线的场景，请注意缠绕的线是如何从持针器上脱开的

左：内无双前；右：内无双后

只牵引长尾，使短尾靠近结扎点

抽出线后，只牵引长尾，使短尾靠近结扎点（图5-23）。通过这个动作可以维持长尾的长度，使短尾变短。如果是开腹手术的话，应从一开始就牵引并收紧两侧的线，而腹腔镜手术则是先牵引长尾的线，使短尾变短，最后再牵引两侧的线收紧。

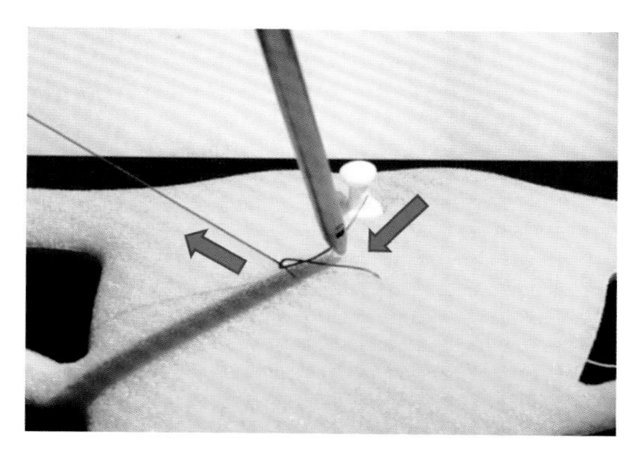

图5-23　只牵引长尾，使短尾靠近结扎点
保持长尾的长度，缩短短尾

剪断的诀窍

剪断之前将两根线并拢

进行计时测试后，笔者发现用剪刀将线剪断需要几秒钟的时间。将右手夹持的短尾拉到与长尾平行的位置，将两根线并拢起来是很重要的（图5-24）。在这种状态下，先暂时松开左手的长尾，然后可以同时抓住两根线，剩下的就是用剪刀剪断了。

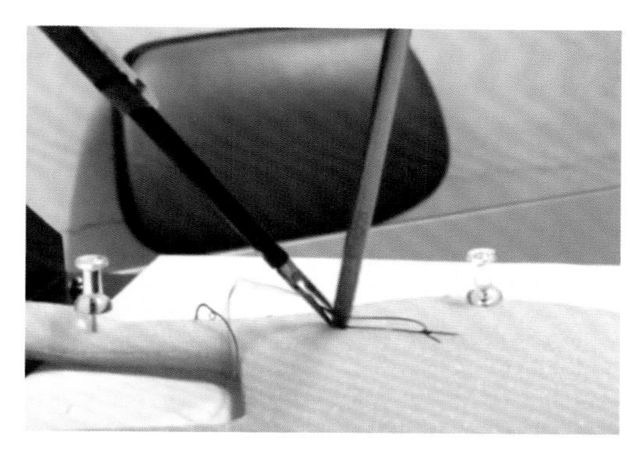

图5-24　剪断前将两根线并拢
同时夹持两根线变得容易

计时测试后进行反思性观察

Kolb的经验学习4阶段

通过计时测试能够了解当前的自己与理想中的自己之间的差距。也就是说，在Kolb提出的体验式学习圈理论的第4阶段［即具体经验（concrete experience）阶段］加入反思性观察（reflective observation）（图5-25）。思考怎样才能缩短时间，并制定出相应的改进方法［抽象概念化（abstract conceptualization）］。然后，通过再次在干式训练箱中进行主动实践（active experimentation），再次回到具体经验。这就形成了一个提高技术的高效率的良性循环。计时测试从外部对自身的行动进行内省和回顾，具有非常重要的作用。

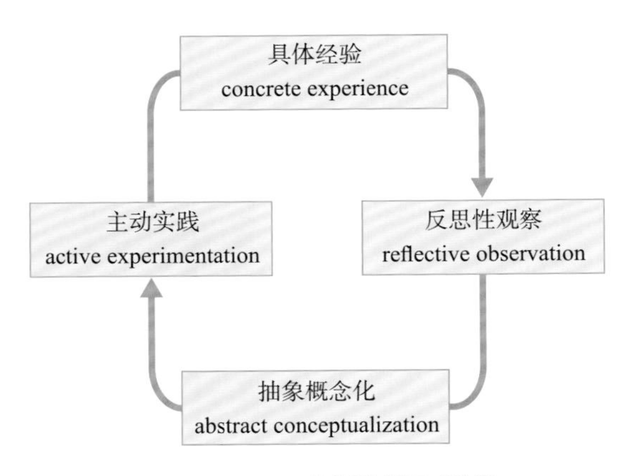

图5-25　Kolb的经验学习4阶段

缝合结扎训练笔记

为了实现反思性观察，建议记缝合结扎训练笔记（图5-26）。练习得越多，就越能获得新的诀窍和感悟。一定要将其写在笔记本上用于复习，这样效率会更高。另外，还可以记录计时测试的结果，以数字的形式切实感受自己的成长。而且，笔记中所记载的难点有时也会成为学会发表演讲中的亮点。无论如何，几个月后，这本笔记将会成为自己的无价之宝。

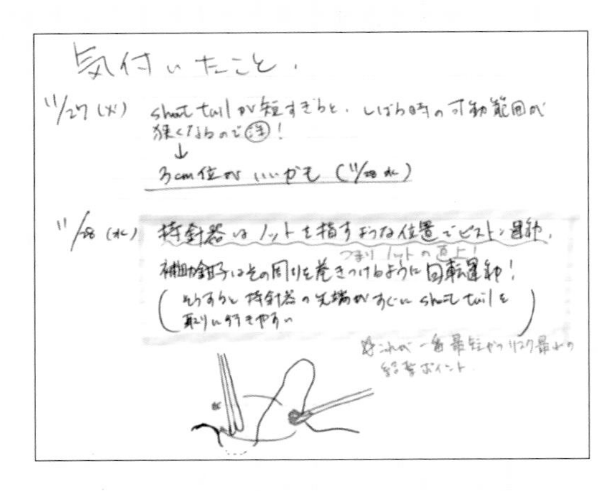

将左侧框内笔记内容翻译如下：

注意的事情

11/27（星期二）短尾过短的话，操作时的可动范围会变得狭小！

3cm位置也许可以（11/28 星期三）

11/28（星期三）持针器指向打结位置做活塞运动

（结扎点的正上方！）

辅助钳在此周围做圆周运动！

（这样的话，持针器的尖端可以马上抓取短尾）

☆这是距离结扎点的最近位置

图5-26　训练笔记的一部分

（川崎幸病院 黑田浩医生提供）

结束语

视频 5-4

最后，给大家展示一下我看过的最快的计时测试视频（视频5-4）。这是本书执笔者之一，自治医科大学埼玉医疗中心的今井贤医生的缝合结扎作品。2年前他还几乎是初学者的状态，但是可以看出，现在的他已经拥有可以媲美开腹手术动作的手眼协调运动能力。

虽然没有必要追求这样的速度，但只要有意识地练习，2周后一定能打破60秒的记录，2个月后还能打破30秒的记录。笔者教过很多初学者，只要坚持训练，基本上都能突破这两道难关。希望大家也能把它当作一个目标。

左手的缝合结扎训练也值得推荐。以左手插入中央戳卡，右手插入右侧戳卡的形式进行计时测试。虽然在实际临床中进行这种形式的缝合结扎的机会很少，但通过对左右手进行同样的训练，可以进一步提高手眼协调运动的能力。顺便说一下，如果进行此项练习的话，右手和左手在操作时间上不会有太大差距。

参考文献

1）志賀 隆．シミュレーション教育の原理．In: 志賀 隆．実践シミュレーション教育．東京：メディカル・サイエンス・インターナショナル；2014．p.2-13.

3 中级：褥式缝合训练

群马大学大学院医学系研究科妇产科教研室　平石　光
圣路加国际病院女性综合诊疗部/夏威夷大学模拟培训中心　小野健太郎

要　点

- 此项练习的目标如下。
  - 熟练掌握任意方向的运针、缝合、结扎。
  - 随心所欲地操控钳子和针线。
  - 在实际手术中可以完成重要部位的缝合的结扎。

本节介绍的训练项目是为了能够在干式训练箱中顺利地进行缝合和结扎，以便进入下一阶段的训练。即使能够在干式训练箱中顺利地缝合和结扎，但在实际手术中不一定顺利。这里面有几个原因。其原因和解决之道就包含在这个褥式缝合训练之中。当然，想要做到熟练是需要时间的，能帮助大家掌握临床实际操作中可以使用的技术，而不仅仅是满足于干箱训练本身，才是笔者所愿。

练习准备

- 任意位置上的一个对合创面的褥式缝合都能在1分钟内完成。
- 目标时间：100小时。

因为不是为了练习而练习，而是为了手术而练习，所以要注意以下事项。

关于站位

- 调整站位。
- 调整训练箱的高度。
- 调整显示器的高度。

训练时应该采用实际手术的站位（图5-27）。如果实际手术时站在患者的左侧，那么在干箱训练时也要站到干式训练箱的左侧。不要站到干式训练箱的正对面，因为在实际手术中那是患者头部的位置。

另外，调整干式训练箱的高度能明显减轻练习时的疲劳感。在实际手术中不需要将肩膀抬起的高度就是身体不容易疲劳的高度。这与在实际手术操作中我们调整手术台的高度或使用脚凳是一样的。

显示器的位置和高度也要根据实际手术的情况而摆放。

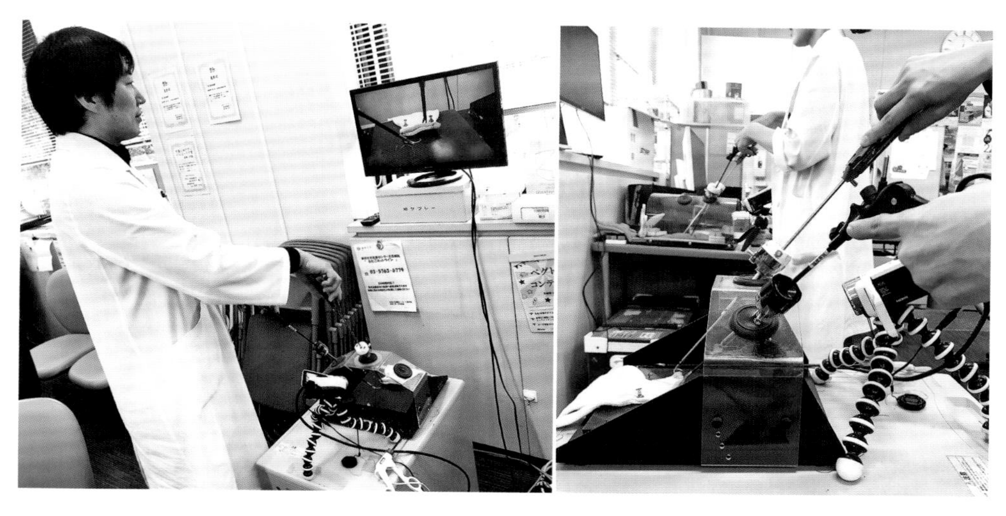

图5-27　练习的情景

关于戳卡、持针器、干式训练箱

- 持针器和戳卡的布局要根据手术来设定。
- 注意干式训练箱的深度、镜头的角度、钳子的角度。

训练中既可以使用钻石布孔法，也可以使用平行布孔法，本节介绍的是钻石布孔法。笔者为了在练习中找到手术的感觉，干式训练箱戳卡的布局和实际手术中戳卡的布局是一致的。持针器也和手术时是一样的（购买方法可以向持针器厂商或医疗器械代理商确认）。有时候由于干式训练箱的不同，练习时钳子的角度和摄像头的角度可能会与实际手术中完全不同（图5-28）。练习时要重视合适的位置关系，最好能够接近实际手术时的情况（如戳卡与缝合部位线的距离、镜头的角度、钳子之间的距离、持针器和钳子的角度等）（图5-29）。

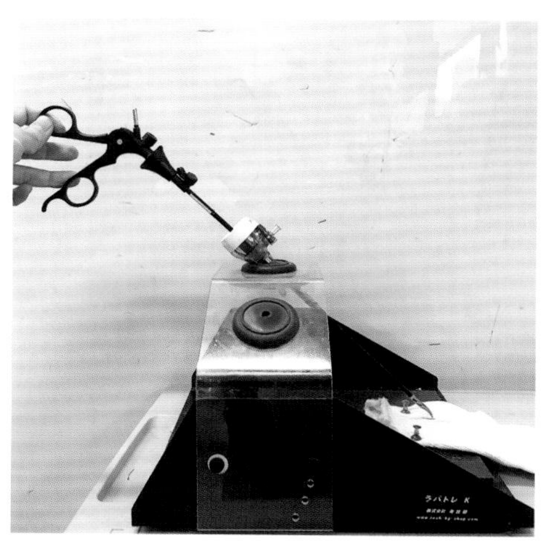

图5-28　注意练习时的角度和深度

关于针线

- 从大针开始练习，然后过渡到小针。
- 根据训练的目的调整线的长度。

视频 5-5

首先使用0号或2-0号36 mm的大针进行练习，再使用22 mm以下（如1/2弧的SH-1等）的小针练习。针越小，持针和运针就越困难。为了一目了然，读者可以观看使用大针的视频（视频5-5）。线的种类无论是单股线还是编织线都可以。线的长度可根据当时训练的目的进行调整。为了进行高效的拉线练习，有时刻意不把线剪短。鉴于手术材料费用比较昂贵，最好使用手术室过期的针线。另外，训练用的针线也可以直接从企业购买。使用过的针线应正确丢弃，因此有必要在干式训练箱旁边准备废弃箱。如果针线掉落在地板上，有时候不得已还要移动好不容易营造好的训练环境。

准备 3D缝合垫

建议多购买几个质感好、大尺寸的3D缝合垫用于练习。3D缝合垫种类繁多，笔者从尺寸和质感方面考虑选购了以下这款产品。笔者认为，花在购买缝合垫上的钱是值得的。

3D医学软组织缝合垫（粉色）（64美元，约合人民币408元）（图5-30）

可以从https://www.3-dmed.com/或医疗器械代理商处购买。如果可能的话，建议购买两个相同的3D缝合垫。在练习的过程中，第1个缝合垫很快会变得破破烂烂，但是从第2个开始就不会这样了。

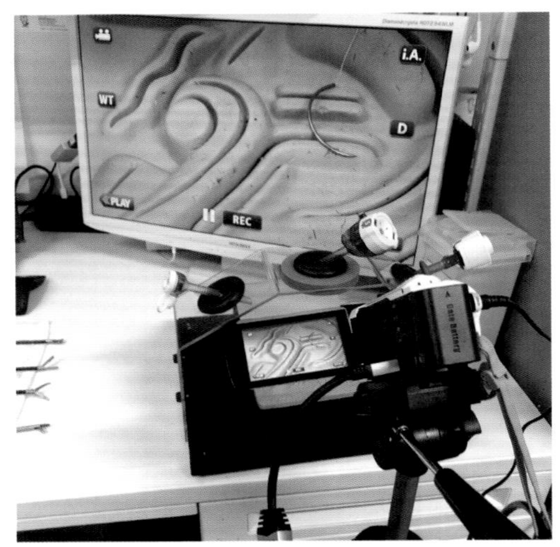

图5-29　练习时要注意显示器、干式训练箱的摆放位置，并采用接近实际手术的站位

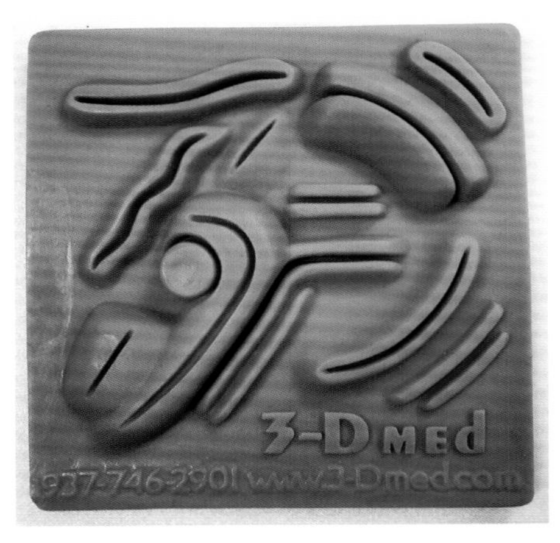

图5-30　3D缝合垫

练习方法

step 1

目标

- 不限时间，测量和记录褥式缝合所需要的时间。
- 确保创面对合整齐，缝合不松动。
- 确保3D缝合垫在缝合时不被撕裂。
- 了解3D缝合垫上的每一个模拟创口（参考第118页，column“3D缝合垫的称呼”）的缝合方法不同，难易度也不同。

任务（视频5–6）

- 3D缝合垫的所有模拟创口都要垂直缝合。
- 由顺向到逆向运针，或者从逆向到顺向运针皆可。
- 首先进行外科结扎，接着进行2次单结扎，在合适的长度将线剪断，记录操作时间。

注意点

①因为需要进行不同角度的持针、运针的训练，所以一定要有变换针的方向的意识。

视频 5–6

②缝合时，模拟创口的两边缝合高度要整齐一致。另外，进针要垂直，不能倾斜。

刚开始的时候，没有正确运针会导致缝合创口高度参差不齐，或缝合时不能垂直进针（视频5–7）。为了掌握正确的持针、运针方法，可以事先在3D缝合垫上用圆点标识进针和出针的位置，从各种角度进行进针训练是非常有效的。在难以察觉针的方向的训练初期，可以将视线从显示器移开，直接确认持针器和针的角度，然后再与显示器的图像加以比较。

视频 5–7

③建议从容易缝合的模拟创口开始训练。也可以把缝合垫摆放到容易缝合的位置，习惯之后就不用再移动垫子进行练习了。也可以在3D缝合垫下放置底座并试着调整角度进行缝合。

把练习想象成在实际手术中缝合阴道断端、子宫肌层，或是被迫在骨盆漏斗韧带附近结扎，最好是一边想象一边练习。通过移动摄像头、调焦，缝合各个位置。在边缘难以缝合的地方，也可以用左手的钳子将垫子抬起或使其更靠近中央，用“移动操作对象（move the ground）”的方法进行缝合。困难角度的缝合也要练习。

④运针、拉线和结扎时不要给垫子施加太大的力，尽量不要在结扎时扩大针孔。

step 2

目标

- 在设定的目标时间内，进行目标次数的正确的褥式缝合。
- 对缝合结扎进行录像研究，找出可以改进之处。

任务

- 记录5次褥式缝合所需的时间。
- 记录30分钟内能完成的褥式缝合的次数。

step 1中掌握的方法要在短时间内完成。此时，应尽量避免钳子的无效动作。通过减少不必要的操作来使缝合结扎更加顺畅，而不是用快速移动钳子来节省时间。为此，有必要对自己的钳子操作进行录像研究。如何持针便于接下来的运针，如何减少重新持针的次数，如何快速拉线却不会对组织施加额外的力，如何在线比较长的情况下拉线而不妨碍之后的操作。改善钳子的动作是非常重要的。研究中发现需要改善的地方要记录在笔记本上，以便复习。缝合结扎训练不是肌肉训练，所以回顾比训练次数更重要。针对自己的钳子操作和运针训练进行研究比单纯的缝合结扎训练更费脑筋，有时候会很辛苦。为了克服这个困难，可以找一个伙伴一起训练，或者为自己设定一个小目标。要养成每天利用业余时间练习钳子操作的习惯。

视频 5-8

最初的缝合垫练习的目标是15分钟内用5次褥式缝合将模拟创口整齐地对合。然后将目标时间缩短为10分钟以内、8分钟以内和5分钟以内。 拉线、持针、运针、结扎，每个操作越流畅，时间就越短（视频5-8）。

熟练到一定程度后，速度也会加快。如果能够在1分钟左右完成一处模拟创口的正确缝合，就可以通过缩小缝合间距来练习更加精细的动作。剪断缝合线时，最好用实际手术时用的剪刀。

还有一种记录在30分钟内能完成多少次褥式缝合的训练方法，条件是可以使用任意数量的针线（此时消耗的针线数量会增加）。用计时器、秒表、智能手机或平板电脑计时30分钟。如果附近有人，可以请他帮助计时，这会提高紧张感和客观性，身临其境的感觉也会倍增。也有录制练习视频的同时在显示器上显示录制时间的方法（尽管文字看不清）。在30分钟内完成至少25个褥式缝合。如果右手持针完成了25个以上褥式缝合的话，可以尝试使用左手持针进行练习。如果用左手也能完成目标的话，请务必在学术会议上展示视频，同时也培养一下自己的后辈。

参考练习菜单

①记录5次褥式缝合所需的时间（记录在笔记本上）。
②记录30分钟内的缝合次数（针线和时间都比较充裕的情况下）。
③褥式缝合练习10分钟，记录完成的数量（时间不太充裕的情况下）。

有时，把自己缝合结扎的练习视频发送给指导老师观看，可以得到如何改进的建议，这有助于纠正自己难以察觉的问题和习惯，从而迅速进步（如果身边没有指导老师，需要评论意见时请与笔者联系）。如果我们用表5-3来回顾一下，则可以享受到练习的乐趣，因为它就像游戏一样。

表 5-3　评估表

日期	缝合位置
完成 5 次褥式缝合所需的时间	________秒
重新运针的次数	________次
没有缝到的标记点的个数	________个
打结松动的个数	________个

技术要点

缝合时不要给缝合垫施加过多压力（不撕裂）非常重要。使用3D缝合垫等材料练习和使用海绵垫练习的效果是截然不同的，3D缝合垫的练习可以体会真实的内脏缝合，而海绵垫只适合钳子的运动和打结等粗略动作的练习。在3D缝合垫上可以练习如何调节力量、施加力量、进针、出针，也可以练习如何调节缝合组织的多少及宽度，这些都有助于模拟练习阴道断端缝合及子宫肌瘤剔除后的肌层缝合、浆膜缝合和腹膜缝合，甚至有助于模拟出血点的缝合止血。组织的剥离操作也要很精细，要像保护活体组织一样，操作时不要将其撕裂。

准确的运针：腹腔镜手术运针的限制

所谓“准确的运针”是按照术者想要的位置、角度、深度，在避免对组织产生多余损伤的情况下进行的。怎样做到运针时对组织的损伤最小呢？从医后笔者看到的第一本教科书上写道，针要做圆周运动。为了使针在组织中做圆周运动，必须以直角进针，然后手外旋，顺着针的曲线运针。在开腹手术中，手可以在自由的位置、以自由的角度运针。但是，在腹腔镜手术中，要缝合的组织位置和戳卡的位置是固定的，持针器不能随意移动到自由的位置。因此，使针相对于组织以适当的方向做圆周运动是相当困难的动作，是受到限制的。所以调整针的角度并移动操作对象（move the ground）是很有必要的。要力求垂直于组织进针并尽可能以接近理想的方向运针。在干式训练箱的中央、远处方向的针容易做到与地面成直角，所以首先从靠近中央的地方开始练习比较好。然后从中央逐渐移到视野的近处及外侧进行练习。

创面的对合

视频 5-9

当对合创面时，为了掌握更准确的运针，可以练习从小的标记点进针及出针（图5-31）。这是一种针对目标点运针的练习。也可以从大圆点练习过渡到小圆点练习。虽然拉线变得困难，但是放大视野后精细运针的练习也是很有用的（图5-32，视频5-9）。

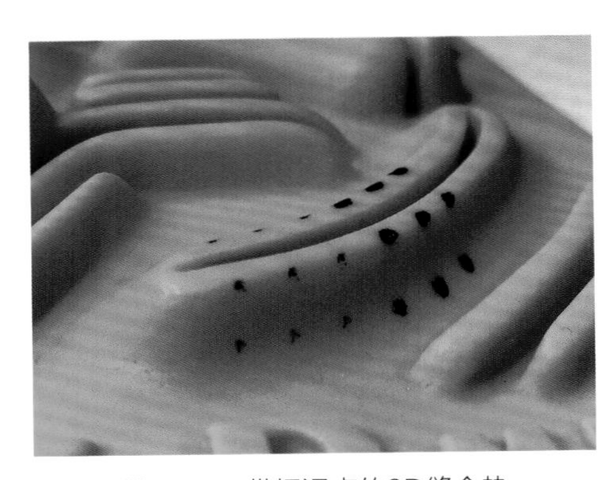
图5-31　带标记点的3D缝合垫

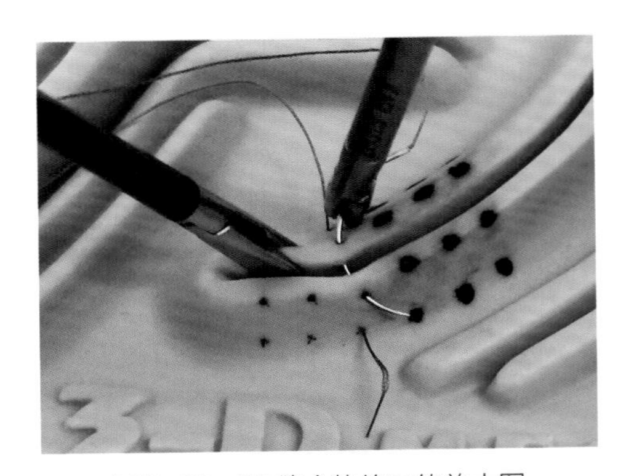
图5-32　3D缝合垫练习的放大图

像在手术中一样操控针线

希望大家有意识地练习，使在干式训练箱中学会的运针缝合能在实际手术中使用。具体来说就是，在拉动针线时，要夹持离针稍远的部分（如1 cm以上）来拉线，避免持针拉线。如果持针器等持针离开视野，万一针扎到组织的话，就会导致视野外不易察觉的出血或脏器损伤。在申请腹腔镜技术认证时，这也是违反安全操作的扣分要点，可参考技术认证审查指南。应将训练视为真实的手术，尽可能地避免3D缝合垫的意外损伤（比如划伤不相关的地方）。安全正确地拉线还可以缩短缝合和结扎时间。此外，还要注意将针线放置在不妨碍下一步操作的地方。准确抓持目标部位比如膜组织等，这一技术也要在练习过程中得到提高。针上保留的线较长的情况下，既便于拉线训练，又能节省针线，这对于实际操作和训练都是必要的。安全操控针线是术者必不可少的技术。

线结不要松动

从训练开始阶段就要使创面对合整齐，为了防止线结松动，可以利用外科结及滑结（参考第4章第4节）把结打紧。打结时使用的力度以使3D缝合垫稍微凹陷的程度为宜。在实际手术中，助手可以用辅助钳夹住结扎部，但在练习阶段要靠自己有意识地练习不松动的缝合。在实际手术中有很多与干式训练箱的练习环境不同的情况。例如在运针和缝合的时候，为了避免针损伤到内脏器官，患者需要采用头低位，将小肠摆放到上腹部，有时还需要助手用钳子将其固定住以确保更好的手术视野。可靠的缝合结扎直接关系到手术的质量。

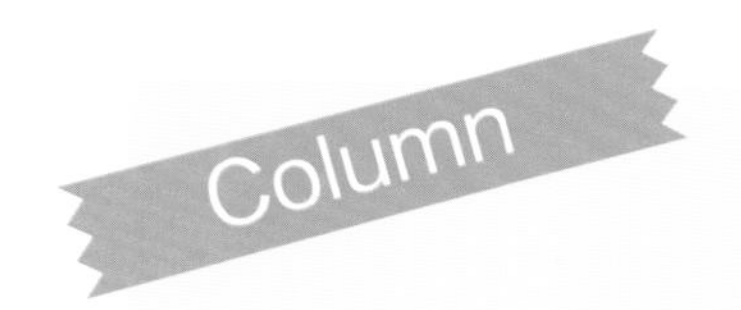

与干式训练箱一起旅行的半年

我开始做腹腔镜手术是在妇产科研修的第3年，自此我开始千方百计地进行缝合结扎、折纸鹤等自主练习，不厌其烦。

在我从医的第9年，我参加了GETS。为了确保练习时间，我首先跟家人商量，因为那时候我的孩子刚刚出生不久，没想到妻子却欣然答应支持我练习并且做到了。之后我一有时间便进行缝合打结练习。结果，我花了大约半年的时间练习与过去几年相同的内容。庞大的训练量让我身心疲惫，右手得了腱鞘炎，刚刚痊愈的时候左手又得了腱鞘炎，身体的病痛伴随着练习反复出现。在这半年的时间里，我也有机会去参加学术会议和培训班等，但如果一天不练习，我就会感到不安，所以出差也会随身携带干式训练箱。当然，只有干式训练箱是无法训练的，因此还要带着摄像机、钳子、剪刀、针线和显示器。显示器的反应速度因产品而异，所以我自己的显示器是我旅行中不可或缺的重要搭档，也和我一起搭乘飞机。我原本想把最重要的钳子和剪刀也带上飞机，但考虑到安检，所以每次都进行托运。北起日本北海道，南至泰国。对我来说，在海外练习缝合结扎简直是奢侈至极。

手的熟练并不是一件“耳熟能详”的事，需要脚踏实地地练习方可“熟能生巧”。今后我要继续努力，才能踏踏实实地面对患者。手术所需要的动作，只要坚持练习一定能够掌握，让我们一起努力吧！

小野健太郎

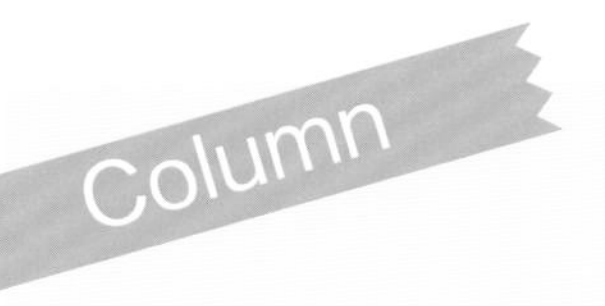

3D缝合垫的称呼

在参加GETS一期的时候，每天对着3D缝合垫进行练习，3D缝合垫看起来越来越像鸟的形状，正中间是鸟的身体，右边有喙。如果在某点画上眼睛就更像鸟了。和同行们评论练习视频时，例如“这个地方易于操作，大约在40秒内就可以完成”，此时如果有个简单的名称会更便于讨论，所以我给每个地方都起了名字。首先，正面放置3D缝合垫，中间为鸟的“身体”，右面是鸟的“喙”，喙的上面有两条“光束”，喙右方的曲线，缝合起来很简单，令人心情愉悦，可以作为缝合练习之前的热身，就像滑雪场里初学者的线路一样，所以称它是“柔和曲线”。左边是“阴道断端”和“鱼饵”。“鱼饵”这个名字是因为与渔具中的假鱼饵相似而命名的。右边里面的是横卧的“寿司玉子”，再往右是“最难关”。右前方是最容易被忽视的“1”和“2”，在GETS的最终考试之前它们几乎完好无损地保留着。如果能进行稳定不撕裂的缝合，3D缝合垫看起来就很可爱。有了这些名称，我们讨论了许多：从哪里开始缝合3D缝合垫，在哪里容易看到或不容易看到结扎点，按照什么顺序缝合结扎，将缝线剪成几厘米，以及用滑轮的原理可以提高拉线的速度等。缝合结扎时如果持针器和钳子不发生碰撞，即使在美丽秋天的长夜里练习也会显得很安静。缝合结扎时如果你的3D缝合垫纹丝不动，说明你一定做得很漂亮。对你来说3D缝合垫看起来像什么呢？

平石 光

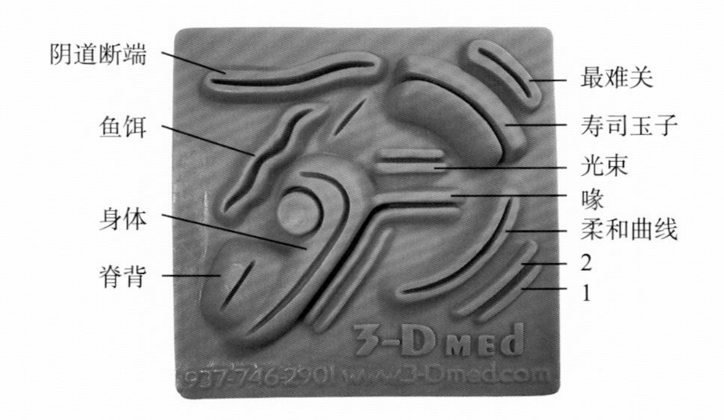

4 中级：阴道断端缝合模型

自治医科大学附属埼玉医疗中心妇产科 近泽研郎 伊东孝晃 今井 贤

要 点

- 阴道断端的缝合部位距离戳卡较远，初学时运针较为困难。
- 缝合时要留意膀胱、输尿管等重要脏器（要特别注意缝合阴道断端两个角时不要缝到输尿管）。
- 针与持针器略成钝角，可以做到垂直运针（采用钻石布孔法时）。

在TLH中，阴道断端的缝合对于初学者来说是一个很大的障碍。许多研修医生手术前都曾在干式训练箱中进行过练习，但是当他们进行实际手术操作时，感觉却大相径庭，在很多情况下都无法顺利进行手术。笔者本人的模拟训练和实际手术的感觉也不相同，在学习的过程中吃了不少苦头。

据报道称，TLH后阴道断端裂开的概率明显高于开腹和阴式全子宫切除术，因此，掌握正确的缝合方法是很重要的。

阴道断端缝合的难点

①缝合部位距离戳卡较远，运针本来就困难。
②要留意膀胱、输尿管等重要脏器。
③如果不能正确地顺着针的弧度运针，针就会转动。

缝合部位距离戳卡较远，运针本来就困难

如图5-33所示，在距离戳卡较远的部位，如果以直角持针，就不能垂直于阴道断端运针，而是会出现由远及近运针的情况。如果以钝角持针，就可以垂直于阴道断端运针了。

要留意膀胱、输尿管等重要脏器

如果像图5-34那样以直角持针，针就会碰到远处的组织（TLH中为膀胱），而无法顺利运针。从这一点来看，也建议以钝角持针（采用钻石布孔法时）。

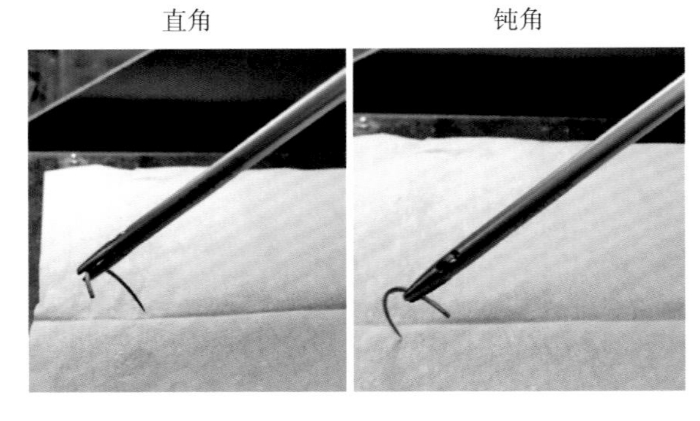

图5-33　直角持针和钝角持针的区别
缝合远处时以钝角持针，可以垂直进针

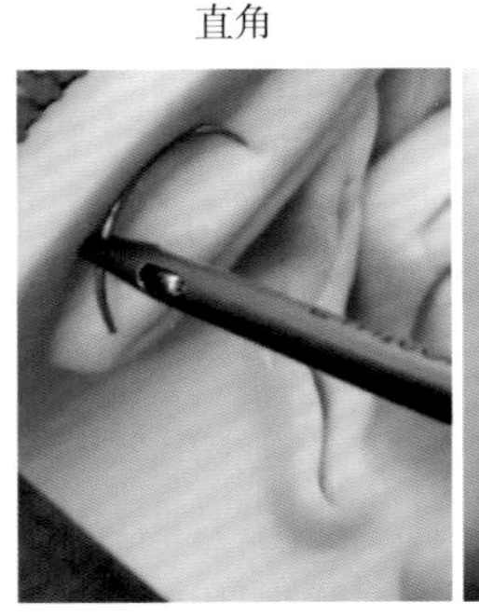
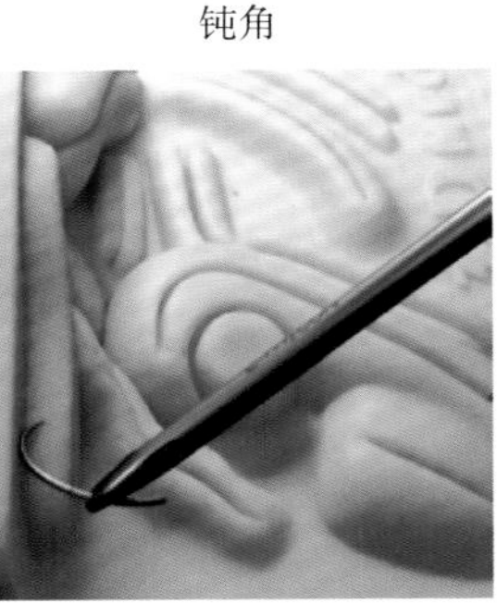

图5-34　以钝角持针可以避免碰到远处的组织
缝合远处时，以直角持针，针就会碰到远处的组织

另外，也曾多次听说，在缝合阴道断端的角部时不小心缝及输尿管，导致输尿管闭塞，不得不在手术后再次拆除缝线的例子。因此，在缝合阴道断端的角部时需要特别注意输尿管的位置。

如果不能正确地顺着针的弧度运针，针就会转动

视频 5-10

这被认为是最困难的一点。用于缝合练习的海绵和软垫无法再现在较硬的阴道断端组织中运针的感觉。另外，海绵和软垫大多放在平面上，无法体会垂直、纵向运针的感觉。为了改善这一问题，笔者与寿技研株式会社共同开发了一种阴道断端缝合的模型（图5-35）。此模型采用多层结构，故能够再现贯穿阴道筋膜时运针的感觉，另外，因其具有一定硬度，假如不按照针的正确弧度运针，针就会转动。读者可以观看使用本模型的缝合练习视频（视频5-10，伊东孝晃、今井贤提供）。

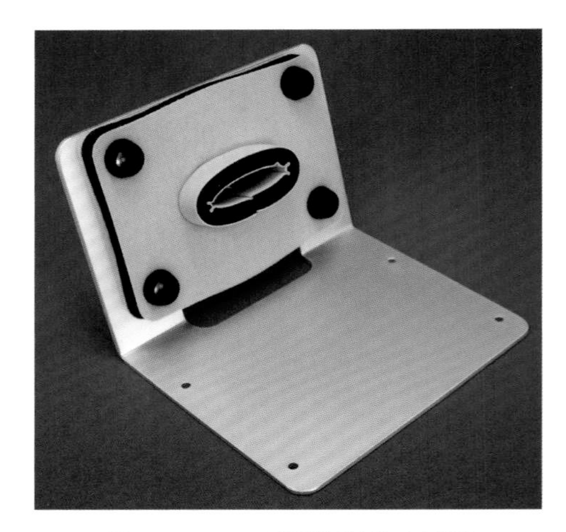

图5-35　TLH阴道断端缝合模型

实际的断端缝合

笔者所在科室的阴道断端缝合，其目的是对阴道旁结缔组织进行止血，在阴道断端的角部（阴道断端和上行血管断端之间）的前后壁进行浅层的Z字缝合，在两个角部的中间部分进行连续缝合或单结间断缝合。

必须进行准确缝合，以免将输尿管卷到结扎的组织里或者造成输尿管牵拉移位。

参考文献

1） Hada T, Andou M, Kanao H, et al. Vaginal cuff dehiscence after total laparoscopic hysterectomy:examination on 677 cases. Asian J Endosc Surg. 2011: 4: 20-5.

2）伊东孝晃，今井 贤，近澤研郎，他．膣断端モデルを用いたTLHに向けての縫合練習．日内視鏡外会誌．2018; 23: S137-7.

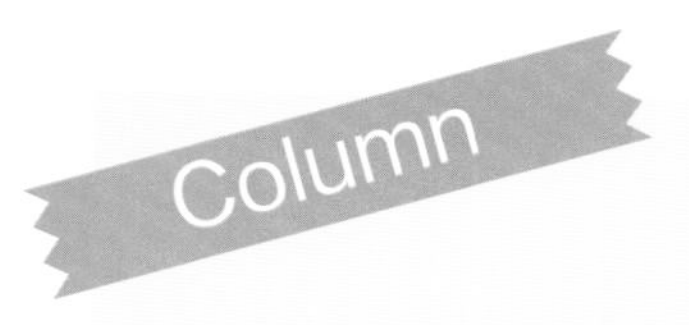

手术指导之难，教育之难

我在取得技术认证资格后，曾到两家医院进行手术指导，帮助他们开展TLH技术，并在院内培养出一名技术认证的医生。从“教育”的角度来看，我认为取得了一定的成绩，但在这个过程中经历了很多困难。

在外出进行手术指导的过程中，很多时候被指导对象比自己级别高，因此必须认真了解对方医院的手术理念和方法，方可顺利安全地完成手术。通过观察对方，选择自己能传达的，并确定自己表达的内容对方是否能够理解接受，有时候不能把知道的全部都说出来。换句话说，只靠手术技巧本身是不行的，还需要一些沟通技巧，以及洞察对方想法及其哲学观的能力。另外，还必须要了解并发症和术中发生的意外问题。

在自己医院手术发生并发症的病例自不必说，在参加学会时，要把所有发生并发症的病例摘要都看一遍，以从别人失败的经验中得到成长。通过直接体验来学习的话会给患者带来麻烦，今后是通过视频来学习手术的时代，手术医生若不能间接体验并“为我所用”，是不会有太多的提高的。

院内指导工作采取的方式是尽可能地让下级医生担任主刀。医局全体成员都会参加外科学会的继续教育项目，参与到课程制定和需求评估中，从担当一部分手术的主刀过渡到担当完整手术的主刀。只是，手术时的指导要严格。我自己也接受过这样的手术教育，我的老师曾经教导我：“没有患者是非常愿意接受手术的，所以给患者做手术时如果不全力以赴就是大不敬的行为，我不想让这样的医生动手术。”这就是专业精神。虽然几度因为老师的严厉批评，我差点哭出来，但是只要我认真主动地不断学习并遵守老师的教导，他就不会放弃我。多亏了这样，才造就了现在的自己，因此非常感谢我的老师。

不过，对于想要学习掌握TLH的年轻妇产科医生而言，并不是每个人都有这样的热忱，对待手术的态度每个人都存在着“温差”。我认为接受这种“温差”，并结合受教者的实际情况进行教育指导是我当前的课题。作为施教者，我尚未成熟。今后也想通过参加外科教育研究会来探索教育之道。

近泽研郎

5 中级：肌瘤剔除术缝合模型

石心会川崎幸病院妇产科　黑田　浩

要　点

- 子宫肌瘤剔除术的缝合需要注意：①充分缝合肌瘤剥除后子宫创口的肌层组织以确保止血；②切勿形成死腔；③修复的创口左右两边不可高低错落；④浆膜面要对齐；⑤重要的是即使在内镜下手术也要避免进针过深而伤及子宫内膜。
- LM缝合根据肌瘤的部位和深度的不同而多种多样，与普通干箱训练的要领不同，因此利用模拟子宫的立体模型进行训练是非常有用的。
- LM缝合要时刻考虑持针器的轴线、操作平面和镜头操控这3个要素的平衡。
- 在干箱训练中，通过显示器的画面和直视下观察，一边确认立体感觉，一边反馈自身的实际操作。

30岁以上的女性中有20%～30%的女性患有子宫肌瘤，它是最常见的妇科肿瘤。近年来，随着晚婚和妊娠高龄化，对子宫肌瘤剔除术的需求日益增加。特别是LM在微创和美观方面优于开腹手术和腹腔镜辅助手术，该术式在保证安全性的前提下有望得到进一步普及。实际上，近年来日本国内实施该术式的病例数呈增加趋势，2016年为8776 例，预计今后还会增加。

子宫肌瘤剔除术是以保留生育功能为目的的手术。即使有些患者没有妊娠计划也要求保留子宫，所以不仅要预防围手术期并发症（如缝合血肿、感染等），还必须要预防围产期并发症，如术后妊娠期间子宫破裂。然而，关于LM术后子宫破裂的报道屡见不鲜，本文将介绍为保证围产期预后所需要掌握的确切缝合技术的干箱训练。

此外，LM的运针通常是通过“感觉和经验”来操作的，所以笔者认为这是受训人员的困难之一。如何在持针器受到限制的情况下正确地在致密而厚实的组织中运针？着眼于这一点，在本节中通过干箱训练，将笔者的知识和见解进行语言表述。作为基础性的解说，可能也存在与实际临床不同的部分，请谅解。

总论

在子宫肌瘤剔除术的缝合中需要注意：①充分缝合肌瘤剥除后子宫创口的肌层组织以确保止血；②切勿形成死腔；③修复的创口左右两边不可高低错落；④子宫浆膜面要对齐，不暴露肌层组织；⑤避免进针太深而伤及子宫内膜（图5-36）。

在开腹手术中，可以通过触诊确认残存肌层的厚度和子宫内膜的位置，并从各种角度进行缝合操作，留意上述的要点①～⑤并不困难。但是必须认识到在LM中，无法直接触诊，运针操作受到很大限制，镜头视野的方向也有限制。

LM缝合的最大特点是持针器操作受限（旋转运动、扇形运动、活塞运动）。戳卡的布局采用钻石布孔法还是平行布孔法，术者右侧站位还是左侧站位，这些在各医院间可能存在差异，但总的原则是不变的。无论如何，都需要充分理解持针器的运针操作、子宫摆位和镜头操控的关系，这些将在后文进行阐述。

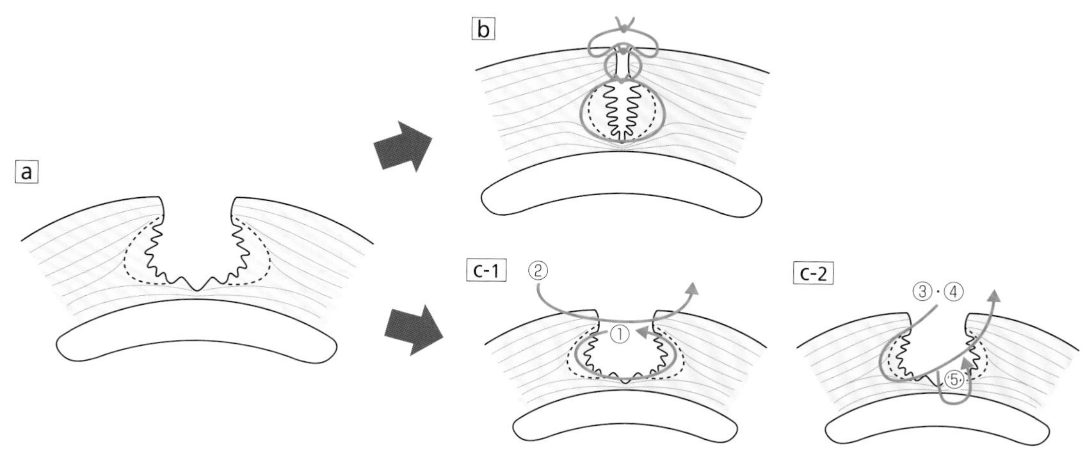

图5-36　子宫肌瘤剔除术的缝合

a. 缝合前的剥除后创口；b. 正确的缝合；c-1, c-2. 不恰当的缝合（①组织缝合不足；②形成死腔；③和④创口的左右两边高低错落，浆膜面没有对齐，肌层外露；⑤损伤子宫内膜）

LM缝合模型

LM缝合模型是用于进行LM缝合训练的干式训练箱用模型（寿技研株式会社制作）。LM的缝合根据肌瘤发生部位（前壁、后壁等）及深度的不同，其缝合操作多种多样，因此不同于常规的干箱训练。本模型是为了训练多种多样的LM缝合技术而设计的。其特征是模仿子宫的立体构造，在海绵内部插入铁丝，再现与举宫器同样的可动性和固定性，另外其具有两层结构，海绵相当于肌层，有弹性的布料相当于浆膜（图5-37）。

利用干式训练箱和LM缝合模型模拟真实的LM缝合

干式训练箱的设置

干式训练箱选用钻石布孔法和平行布孔法均适用的J-box。安装市售的具有变焦功能的高清摄像机、与HDMI端口兼容的显示器［最好为15英寸（约38 cm）或更大］和摄像机支架［最好是具有出色的角度调节功能的摄像机支架，笔者使用的是自由臂摄像机支架（Free Arm Stands N）］。为了与实际临床相似，在干式训练箱中安装戳卡和LM缝合模型（图5-38）。

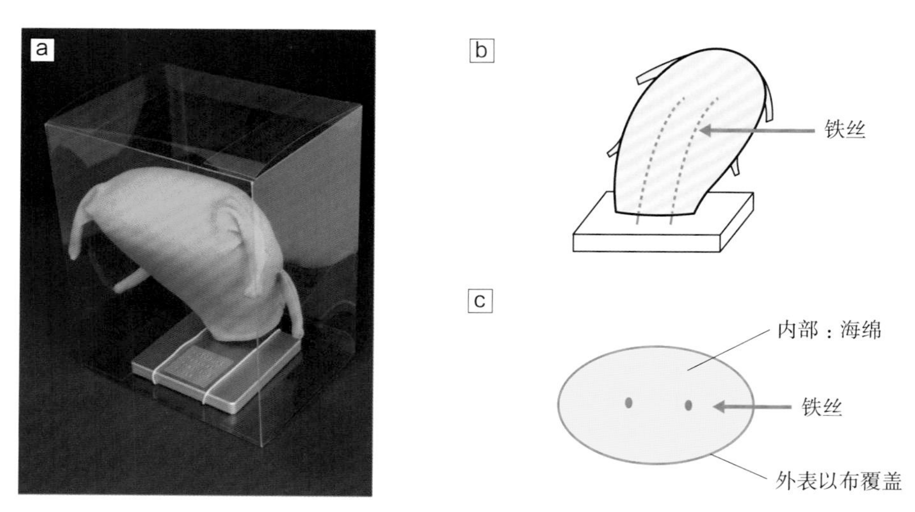

图5-37　LM缝合模型

a. LM缝合模型照片；b. 模型整体图；c. 模型剖面图

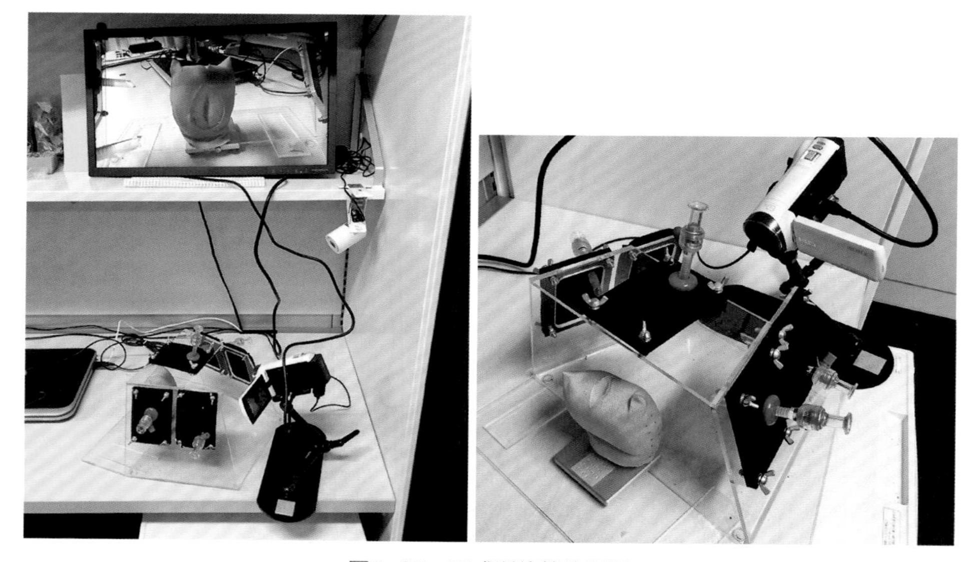

图5-38　干式训练箱的设置

从干式训练箱中悟出LM缝合的诀窍

在LM中充分缝合肌层组织时恰当的运针包括以下3个要素：①以持针器为轴的旋转运动；②以戳卡为支点的扇形运动（相当于第4章第2节“摇摆运动”和“回旋运动”）；③钳子对肌层组织的牵拉（图5-39）。由于子宫肌层是致密且厚实的组织，因此更需要沿针的弧度进行运针，并且笔者认为在上述3个要素中，通过持针器的旋转运动进行的运针操作是最重要的。持针器的旋转运动带动针的运动，如果持针器的长轴与缝合的肌瘤剔除创面（在本文中称为操作平面*1）垂直，则很难进行深部的运针（图5-40a）。相反，如果是平行关系，则可以根据针的大小进行较深部的运针（图5-40b）。因此，无论戳卡布局如何，都可以根据持针器的轴线确定切开线，根据缝合的进度并依据持针器的轴向调整操作平面，也就是说要随时操控举宫器［当然这只是基本操作，在临床实践中，可以根据情况（如多发性肌瘤）使用其他要素来运针，不要过于拘泥于此］。

同时，从脐部戳卡进入的镜头必须要清楚地识别出肌瘤剔除创面的最深部分。根据直视、斜视或柔性镜头的不同，其可操作性略有不同，但是原则是共通的。综上

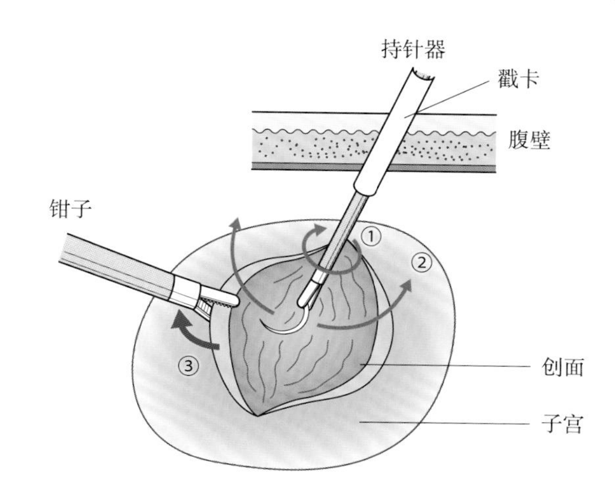

图5-39　LM的运针操作

①以持针器为轴的旋转运动；②以戳卡为支点的扇形运动；③钳子牵拉肌层组织

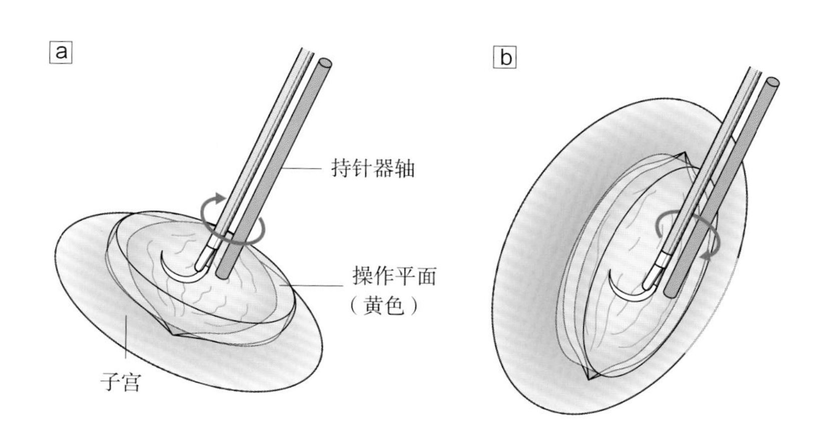

图5-40　持针器轴与肌瘤剔除创面（操作平面）的关系

a. 持针器轴与肌瘤剔除创面垂直时，持针器的旋转运动难以进行深部运针；b. 持针器轴和肌瘤剔除创面平行时，通过持针器的旋转运动，可以对深部肌层组织进行操作

*1　在临床实践中，子宫肌瘤剔除后创面根据肌瘤的大小和深度会有不同形态。笔者认为，较大的肌壁间肌瘤剔除后创面会像打开的书本一样向两侧展开。但肌层组织是不平整的，实际的创面不同于平面，只是为了便于理解缝合诀窍，特意用平面来表现。——笔者注

所述，LM缝合时必须时刻考虑持针器的轴线、子宫的操作平面和镜头操控这3个要素的平衡。尽管干式训练箱的摄像机和实际的腹腔镜镜头有所不同，但可以进行类似调整，利用干式训练箱模拟LM缝合经验证是很有效的。可以通过显示器的画面，也可以同时结合直接观察干式训练箱中进行的实际操作（在本节中称为“直视”），一边立体地理解上述3个要素，一边进行反馈训练。这是在实际手术中无法体验到的，但对于掌握LM缝合很重要。

补充一点，子宫的摆位不一定非要使用举宫器。使用举宫器反而会导致子宫或要缝合的肌层组织的活动度变差，因此缝合的时候要随机应变，可以根据需要将举宫器拔掉。

随后本节中将讲解常用的左侧站位钻石布孔法和平行布孔法戳卡下子宫不同部位LM的缝合，并着重于持针器的轴线、子宫的操作平面和镜头操控这3个要素在干式训练箱中的具体再现。

图5-41中显示了本文各论中使用的立体术语的定义。仰卧位从脐部戳卡放置镜头的角度看，垂直面是指躯干的横断面，垂直方向是指腹背侧方向。水平面是躯干的冠状面，水平方向是左右方向，头尾方向是水平面中的头尾侧方向。镜头的高度是指垂直方向上的高低。另外，关于子宫，宫颈至子宫底部方向为长轴，与长轴正交的左右方向为短轴。

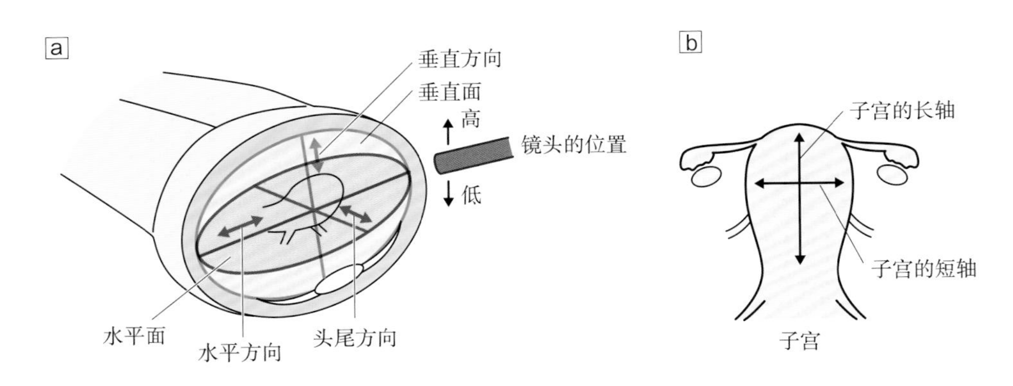

图5-41　骨盆的三维平面及子宫轴的定义

a. 骨盆的三维平面定义：仰卧位从脐部戳卡放置镜头的角度看，垂直面是指躯干的横断面，垂直方向是指腹背侧方向；水平面是躯干的冠状面，水平方向是左右方向，头尾方向是水平面的头尾侧方向；镜头的高度是指垂直方向的高度；b. 子宫轴：宫颈至子宫底部方向为长轴，与长轴正交的左右方向为短轴

各论

钻石布孔法的缝合

左侧站位钻石布孔法，术者的惯用手（右手）在近下腹部中央的戳卡操作，所以

通用于整体骨盆的操作，笔者认为该方法是最基础的。配合持针器轴，子宫的切口主要为长轴方向，而缝合是在与切口垂直的短轴方向上。缺点是右上肢经常抬高，容易疲劳。另外，如果镜头、持针器、缝合部在一条直线上重叠的话会妨碍视野，但是在镜头操控上多下功夫的话，这也不是问题。

钻石布孔法的子宫后壁缝合

视频 5-11

为了能具体地理解持针器轴与操作平面之间的关系，我们特意从子宫后壁的缝合开始讲解。如图5-42所示，如果将子宫前倾，使子宫后壁接近垂直面，则容易与下腹正中的持针器轴形成平行关系，通过持针器的旋转运动使深部运针操作变得容易。镜头从低位直视，即使最深的部位也很容易获得足够的视野。但是因为持针器和剔除创面最深部分的视野会重叠，所以在最深部位，最好稍微与视野的中心错开一点进行操作。此外，每个部位的创面都一样，在最深处的运针可能会损伤内膜，而肌层组织缝合不充分就不能可靠地压迫拉拢缝合部。因此，缝合时建议在最深处的中心先出针，再进针缝合对面，以便充分均匀地缝合左右两边的组织。缝合组织的多少取决于进针的角度，还要充分配合前臂的内旋、外旋运动和腕关节的背屈、掌屈运动（视频5-11）。另外，同时通过扇形运动加上推针的操作也有助于深部的运针。

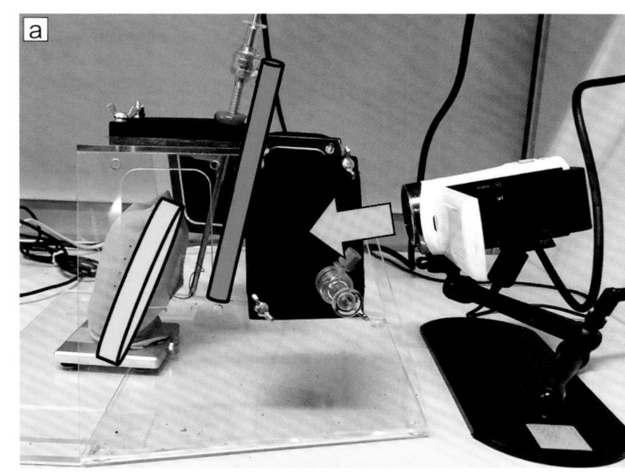

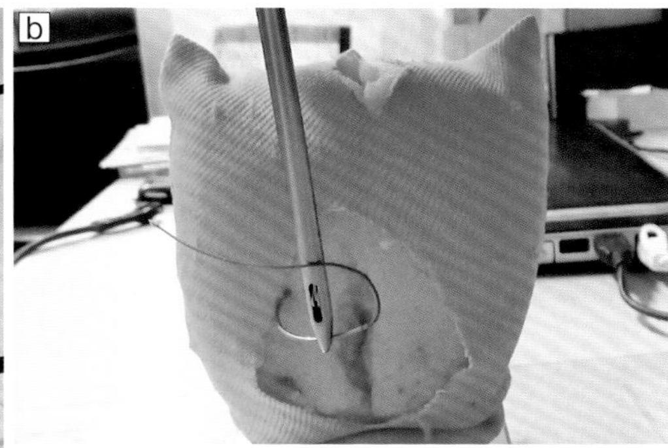

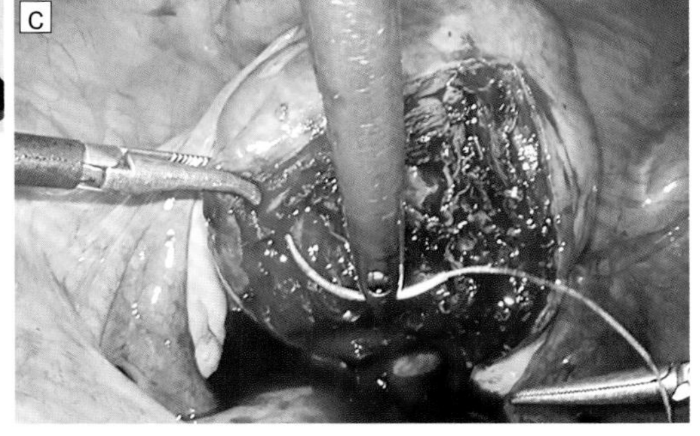

图5-42　钻石布孔法的子宫后壁缝合

a. 干式训练箱侧面照片（绿棒：持针器轴；黄面：操作平面；橙色箭头：镜头的朝向）；b. 干式训练箱中的画面；c. 实际手术的画面

钻石布孔法的子宫前壁缝合

前壁缝合如图5-43所示。如果优先考虑持针器轴和操作平面的平行关系，可以将前壁的操作平面的头侧部向上抬起。但如果倾斜角度过大，镜头操控可能会困难。具体地说就是即使用斜视镜也很难看清创面最深部，还会与持针器碰撞，难以分辨远近感。但是如果优先考虑镜头的视野，使操作平面太接近水平面的话，则持针器轴和操作平面就会接近垂直关系，难以进行深部的运针。这是笔者在临床实践中遇到的两难选择。因此，在干式训练箱上事先熟悉这一困境是很重要的，最好在保持平衡的同时进行前壁缝合。此时将子宫拉向尾侧有助于调节操作平面的角度。尽管干式训练箱无法再现出完美的视角，但笔者认为，如图5-43所示，可以把摄像机调整为从高处向下看的角度，此时比较接近实际情况。

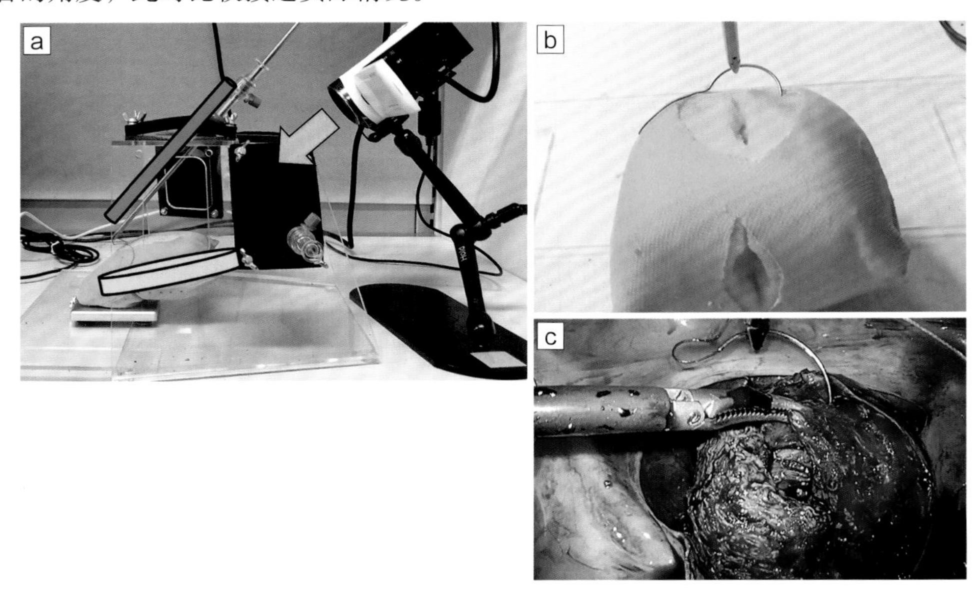

图5-43　钻石布孔法的子宫前壁缝合

a. 干式训练箱侧面照片（绿棒：持针器轴；黄面：操作平面；橙色箭头：镜头的朝向）；b. 干式训练箱中的画面；c. 实际手术的画面

视频 5-12

作为立足于临床实际的训练，首先用左手的钳子使操作平面接近水平面，以便看清创面最深部。在运针时通过倾斜竖立的手法使操作平面平行于持针器轴，通过抓持肌层组织进行深部运针操作（视频5-12）。另外，为了确保前壁缝合的工作空间，最好将子宫靠近骨盆的背尾侧进行操作。为了弥补操作平面和持针器轴不平行，也可以钝角夹针进行运针。但是腹腔镜下持针器的操作比开腹手术更受限制，钝角的角度越大，沿着针的弧度运针就越发困难，所以研修医生们要注意[*1]。为了理解和掌握钝角持针的深部运针，可以在干式训练箱里直接观察。

---

*1　笔者认为，仅靠持针器的旋转运动很难以钝角运针。适当地结合扇形运动和推入持针器的活塞运动，就像旋拧螺丝一样以适应钝角针的弧度进行操作（前臂的外旋运动、手腕的掌屈运动）可以说是诀窍（请参见第133页Column“直视下的干箱训练和深部运针操作”）。——笔者注

由于前壁缝合也有凭感觉学习的要素，所以有必要在干式训练箱中进行充分训练。另外笔者认为，在前壁缝合中不使用举宫器可以提高肌层组织的可动性，便于运针。

钻石布孔法的子宫底缝合（左侧输卵管间质部妊娠病例的缝合）

视频 5-13

在子宫底缝合中，在子宫自然竖立（既不前倾也不后倾）的状态下，持针器的轴线和操作平面垂直，几乎无法进行深部运针。另外，子宫底是距离下腹部中央最近的部分，因此必须有意识地确保工作空间。

子宫底中央的缝合，最好是将子宫向尾侧方向拉向骨盆深处后，按照便于缝合前壁或后壁的方向进行缝合。图5−44展示了“输卵管间质部妊娠清除之后的缝合”这一不属于LM的特殊例子。在操作平面上进行子宫长轴的旋转，必要时可以左右移动持针器轴，使操作平面和持针器轴平行。该部位的缝合很少需要深部运针，因此稍微钝角持针即可简单有效地操作。镜头以中央方向俯瞰骨盆是没有问题的（视频5−13）。

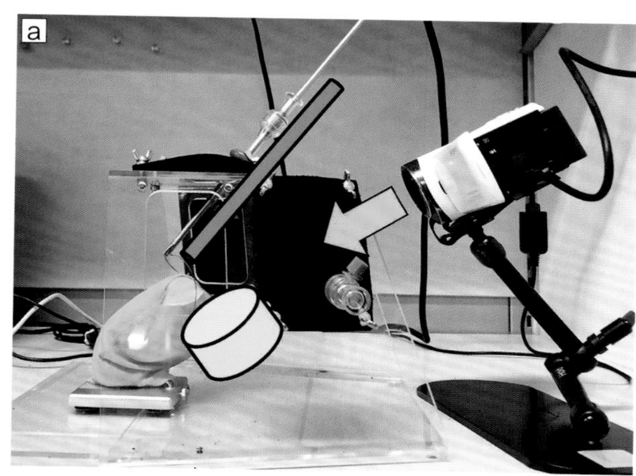

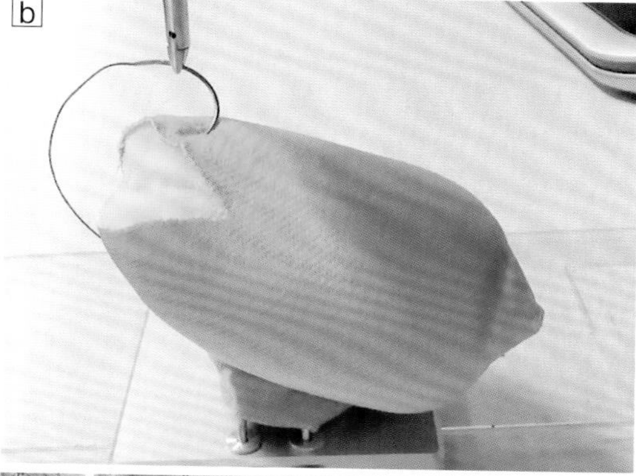

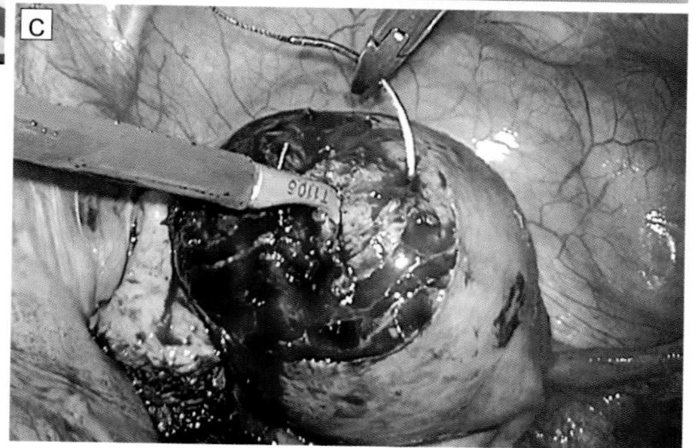

图5−44　钻石布孔法的子宫底缝合（左侧输卵管间质部妊娠病例）

a. 干式训练箱侧面照片（绿棒：持针器轴；黄面：操作平面；橙色箭头：镜头的朝向）；

b. 干式训练箱中的画面；c. 实际手术的画面

作为钻石布孔法的补充，左侧站位钻石布孔法下的子宫缝合轴基本上是子宫的长轴。但是根据多发肌瘤的位置不同，有时肌瘤的切开线在子宫短轴方向上比较理想。这时可以将持针器插入左下腹部戳卡，虽然是左手持针，但也可以在短轴方向上进行缝合。尽管需要进行新的训练来掌握如何使用左手持针和在不习惯的轴上进行运针操作，但是为了应对各种各样的子宫肌瘤，我们需要具备多种技术。

平行布孔法的缝合

左侧站位平行布孔法的特点是，术者的惯用手（右手）具有较大的工作空间。配合接近水平方向的持针器轴，子宫的切开在短轴方向，操作平面在水平面上，缝合在子宫的长轴方向上。为了使钳子和缝合部不重叠，镜头采取从上方略微斜视的角度比较合适。这一戳卡布局下，术者的姿势不容易疲劳，比较适合LM手术。

子宫的切开基本上是短轴方向，但是由于实际手术中持针器是从左侧腹部戳卡进入盆腔，所以持针器轴相对于子宫稍微倾斜。因此，子宫要稍微扭转摆位，使持针器轴和子宫切口平行（或使子宫的切口本身倾斜以平行于持针器）。

平行布孔法LM缝合的另一个特点是始终在盆腔中央进行缝合操作。通过使用子宫操纵器将子宫缝合部移动到盆腔中央，可安全、稳定地进行缝合。因此，即使要缝合前壁、后壁、子宫底等部位，也都可以通过变换子宫摆位来进行操作，缝合操作本身与钻石布孔法相比几乎没有变化。无论是单针缝合还是连续缝合，最好从右侧向左侧缝合。

平行布孔法：前壁缝合

视频 5-14

前壁缝合时，子宫的切开线在短轴稍微倾斜的方向，与持针器轴平行，操作平面是水平的，以30°斜视镜从腹侧位置观察。获得剔除创面最深处视野后进行足够深的运针（图5-45，视频5-14）。

平行布孔法：后壁缝合

视频 5-15

后壁缝合时，选择子宫切开线的思路与前壁相同，稍微偏斜短轴方向，与持针器轴平行。子宫摆位呈前屈，操作平面接近垂直。因此，镜头的方向应以较前壁操作时稍低的角度直视为宜。获得剔除创面最深处视野后进行深部运针的操作原则不变（图5-46，视频5-15）。

平行布孔法：子宫底缝合

子宫底介于子宫前壁和后壁之间，是子宫最容易缝合的部位（注意避免损伤输卵管和周围血管）。

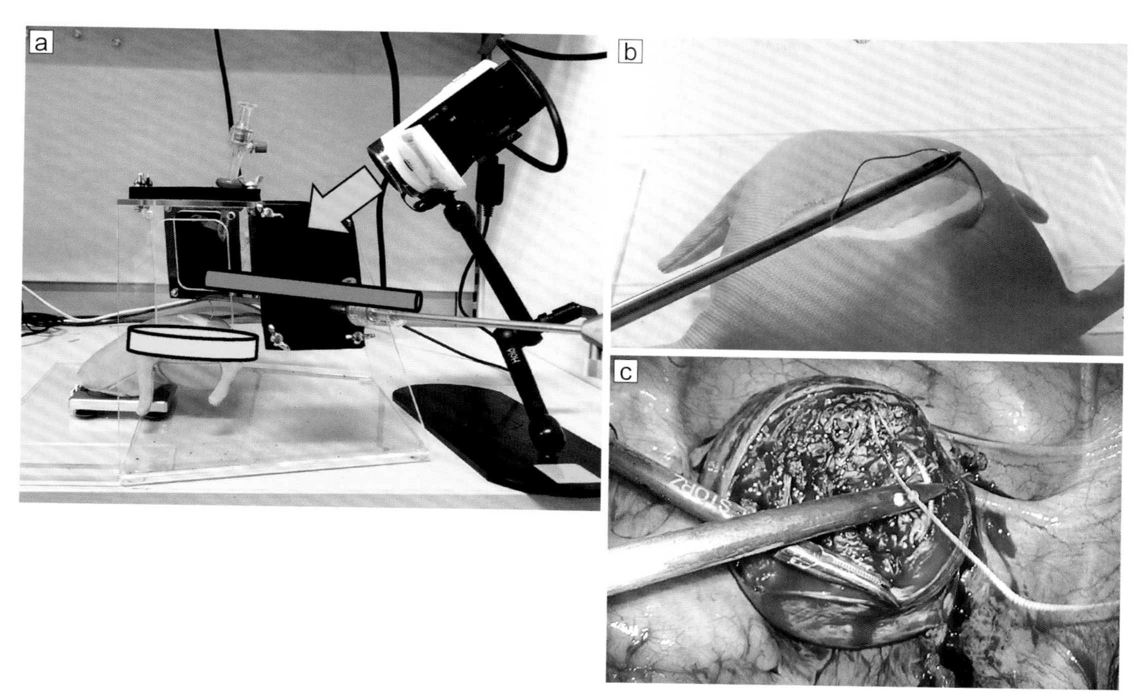

图5-45　平行布孔法的前壁缝合

a. 干式训练箱侧面照片（绿棒：持针器轴；黄面：操作平面；橙色箭头：镜头的朝向）；
b. 干式训练箱中的画面；c. 实际手术的画面

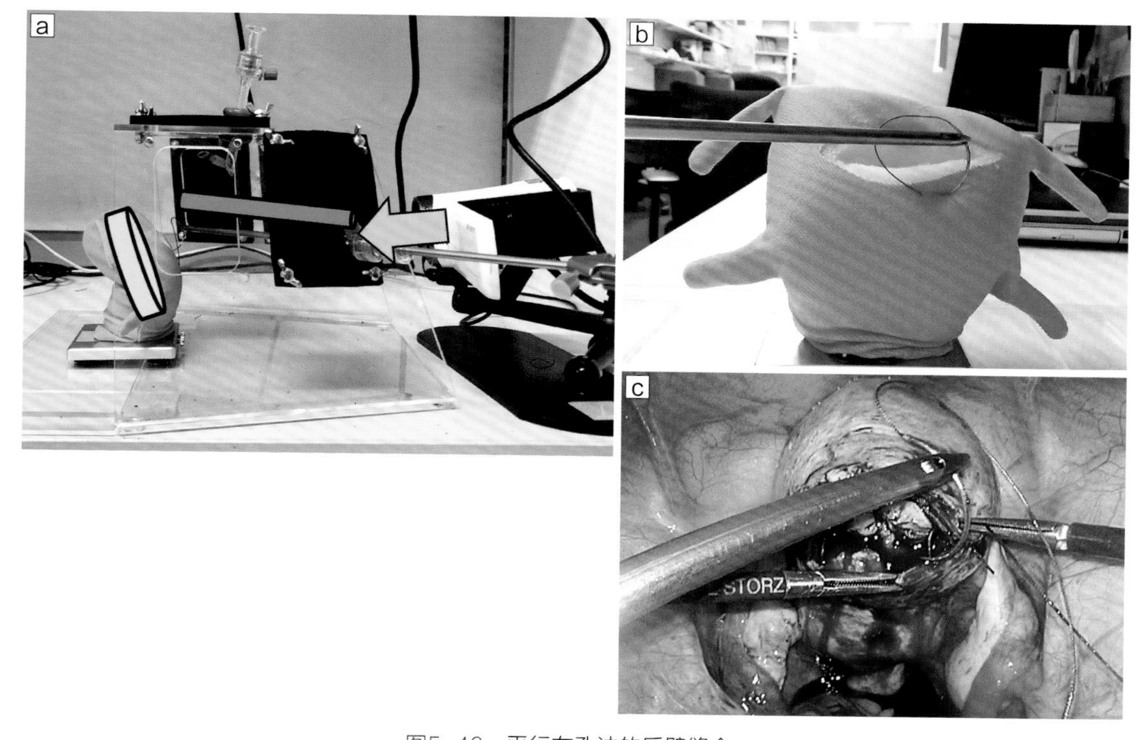

图5-46　平行布孔法的后壁缝合

a. 干式训练箱侧面照片（绿棒：持针器轴；黄面：操作平面；橙色箭头：镜头的朝向）；
b. 干式训练箱中的画面；c. 实际手术的画面

结束语

在内镜手术中，需要通过二维显示器来确认运针及组织缝合的情况。是否缝合了足够的组织，是否左右缝合了同等的组织，这些很难通过显示器进行确认，不可否认需要凭感觉去做。而且根据使用的针的大小，运针操作也有很大的不同。笔者在本节中介绍了LM缝合训练的感觉和诀窍。不过本节仅讲述了基本的缝合方法，具体手术时还要看肌瘤的大小、数目等情况，本节的方法也有可能不适合。希望大家能理解，这是为应用于各种各样的子宫肌瘤打下基础。衷心希望能对读者们的干箱训练和LM缝合学习有所帮助。

参考文献

1） Taniguchi F, Wada-Hiraike O, Hirata T, et al. A nationwide survey on gynecologic endoscopic surgery in Japan, 2014-2016. J Obstet Gynaecol Res. 2018; 44: 2067-76.

2） Wu X, Jiang W, Xu H, et al. Characteristics of uterine rupture after laparoscopic surgery of the uterus:clinical analysis of 10 cases and literature review. J Int Med Res. 2018; 46: 3630-9.

3） 山本泰弘，浅川恭行，久布白兼行．手術教育システム，トレーニング法ドライラボ：具体的練習方法．In： 櫻木範明，他編．腹腔鏡・子宮鏡手術［基本編］上達をめざす基本手技の完全マスター．東京： メジカルビュー社； 2014．p.16-23.

4） 北出真理，竹田 省．腹腔鏡の基礎 トロカー配置（ダイヤモンド法，パラレル法）．In： 櫻木範明，他編．腹腔鏡・子宮鏡手術［基本編］上達をめざす基本手技の完全マスター．東京： メジカルビュー社； 2014．p.60-71.

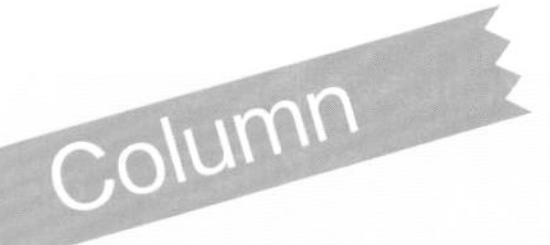

TLH中的主韧带血管滑结缝合训练

视频 5-16

TLH中的主韧带血管缝合虽然不是必需的技术，但是考虑到对较大的子宫出血控制的确切性，这是一定要掌握的技术。笔者在准备申请内视镜学会技术认证医生的视频时，为了掌握高超的滑结缝合技术，用LM缝合模型进行了训练，下面介绍一下经验。

主韧带的血管缝合有两个要点：①正确地在宫颈筋膜和主韧带血管之间运针；②不要对主韧带血管施加过度的压力，进行切实的滑结操作。为了练习正确的运针，笔者先在LM缝合模型的一侧做了宽1 cm的标记，然后进行运针训练（视频5-16）。在训练中笔者注意到正确运针的诀窍是对子宫的摆位，要使主韧带血管和持针器轴尽量平行。要做到这一点，重要的是要充分想象出子宫和戳卡之间的立体位置关系。特别是右侧的反针操作，需要反复的训练，但原则是相同的。

滑结的操作要点是如何在unlock的状态下顺利地收紧方结。下面介绍笔者进行的左侧结扎。首先用overlap法做第一个结，将短尾顺向向下拉。然后用overlap法做下一个结，右手放松方结的同时，将左手钳拉向戳卡方向使长尾直线化，这样就可以平滑地收紧（视频5-16，如果此时方结不扭曲，单手完成打结也是有可能的）。虽然右侧的原则也相同，但左手钳向戳卡方向拉的话是无法完成的，因此笔者从腹背侧的垂直方向来收紧它。收紧线结的诀窍在于将运针点、线结、长尾的夹持点三者正确地直线化。这些操作在开腹手术时很容易，但是在腹腔镜手术时却是出乎意料的困难，这需要在干式训练箱中充分训练。由于干式训练箱可以通过显示器的视野和直视下观看两种方法同时确认实际操作，所以可以直接反馈自己的操作效果。在此，笔者再次强调这一优点。

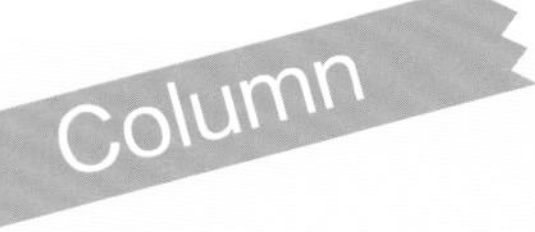

直视下的干箱训练和深部运针操作

视频5-17

初学者之所以不擅长镜下手术的主要原因是，必须要同时克服戳卡对钳子操作的限制和在二维视野的显示器下进行三维操作这两个困难。这本书就是针对这两个困难的教材，基础内容请参见其他章节，关于LM缝合所需的深部运针的直视下训练，笔者的想法如下。

笔者并不认为必须同时训练钳子操作和二维视野这两个课题。为了充分理解“受限制的钳子操作”和“手术钳与操作对象的位置关系”，在能够模拟实际手术戳卡布孔的干式训练箱中做直视下验证手术钳操作是非常有用的。另外，在思考如何掌握LM缝合技术时，笔者想起了在研修医时期读过的《手术技巧及要点》一书。该书指出了不可能通过持针器的旋转运动使针沿着其弧度运针，以及针尖的轨迹和随后针体穿过组织的轨迹不匹配等矛盾。在开腹手术中，持针器操作的自由性和缝合对象的可动性使得这种运针操作上的矛盾几乎算不上什么临床问题（尽管也要认识到这会给组织带来负担）。但在LM缝合时，持针器的操作是受到极大限制的，因此再次强调一下本书的重要性。现以钻石布孔法的子宫前壁缝合为例，根据笔者的经验提出见解。

子宫前壁缝合，在获得最深视野后尝试深部运针的情况下，如图5-47一样，操作平面与持针器轴之间的夹角为60°，如果以钝角夹持缝针，则可以垂直于操作平面进行深部运针。这种操作在实际的开腹手术中是不成问题的，因为开腹手术是三维视野，并且持针器的操作是自由的。在腹腔镜视野下，持针器的基本操作为旋转运动和扇形运动，以钝角持针并沿着针的弧度运针，在二维视野下进行这种有限制的操作是需要充分练习的。视频5-17中演示了在干式训练箱中以直角持针和以钝角持针的运针动作。

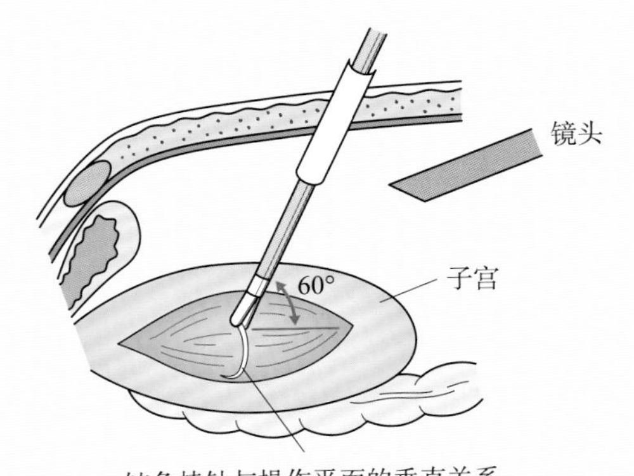

图5-47 钝角持针的运针法

子宫肌层是比较致密的组织，虽然可以有一定程度的伸展和收缩，但不能进行不符合缝针弧度的过度的运针操作。如视频5-17所示，以钝角持针的运针操作是在通过持针器的活塞运动基础上增加了“拧”的动作完成的，笔者认为，这些操作如果不在直视下进行训练的话是很难学会的。

参考文献

1）関 洲二．運針の実行—それは1つの錐回転と2つの臼回転．In：関 洲二．手術手技の基本と勘どころ．第4版．東京：金原出版；2002．p.26-31.

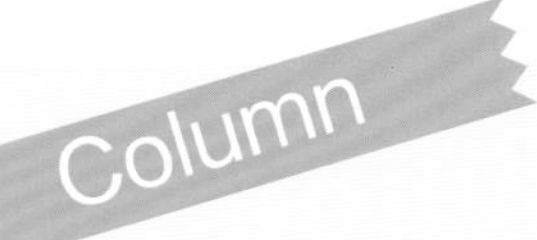

LM缝合训练模型设计与干箱训练

虽然很多医生认为干箱训练是很难坚持的，但实际上我却乐在其中。我认为原因之一是在干箱训练中完全可以想象和模拟实际临床。干箱训练的实质是双手的协调运动，但单纯的缝合训练等同于闭门造车，而且很难持之以恒。以下是我根据本模型设计经过进行的简要叙述，希望能够给大家一些提示。

笔者开始萌生设计LM缝合模型的想法是在2014年左右，那时还属于个人自制适合妇科腹腔镜手术的干式训练箱的时代。当然，当时也缺乏训练模型的概念，在院内没有指导医生的情况下开展LM很困难。当时，我偶然在玩具卖场看到一个毛绒玩具，觉得它很像子宫，于是便半开玩笑地把它用在了训练箱上，这就是本模型设计的来由。随后我用小学生的绘画水平再现了LM的缝合要素，并在日本妇产科学会东京地方分会上发表（图5-48）。因为内容充满了奇思妙想，所以当时在医局预演会上收到了大家严格苛刻的指导意见，不过这也成了制作真正模型的原动力。为了使其成为更具实践性的模型，我深感有必要从专业水平的材料上考虑，而不是停留在业余水平的材料上，于是我与开始涉足干式训练箱业务的寿技研株式会社取得了联系，向其演示了训练操作后提议共同开发。此外，我还亲自向LM的专家进行演示和请教，在投产前耗费了不少人力。虽然我们都缺乏经验，但都乐此不疲。如今回想起来，这一切都是宝贵的经验和美好的回忆。

实际操作充满挑战和风险，而干箱训练中的挑战和风险几乎为零。但我认为干箱训练仍然是有潜力的。希望各位读者也能够从自身的需求出发，思考自己独特的训练方法和模型，如果大家能够在干箱训练时还能自得其乐那就太好了。

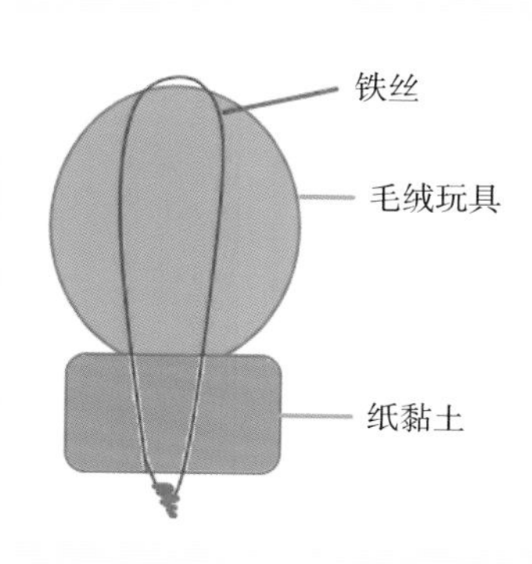

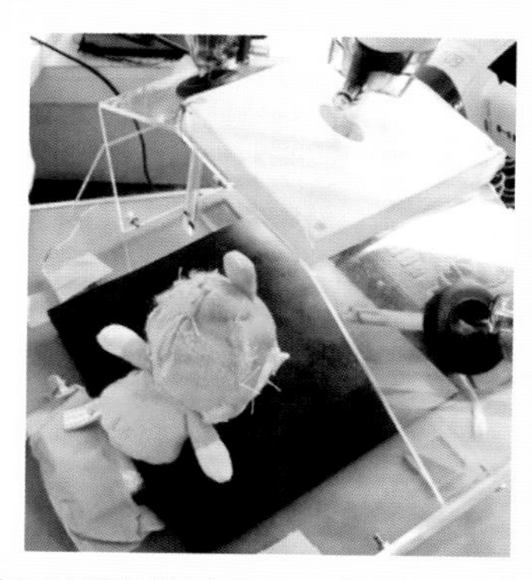

图5-48　自制LM缝合模型

【如何制作子宫模型】

- 在布娃娃的长轴方向上用铁丝贯穿1周。
- 将铁丝直接穿过纸黏土制作的基座，并用胶带将其固定在训练箱上。

参考文献

1）黒田 浩，礒西 成治，丹羽 悠梨子，他．子宮縫合モデルによるトレーニング下で施行する腹腔鏡下子宫筋腫核出術の4例．東京産科婦人科学会会誌．2015；64：260-4.

6 中级～高级：卵巢囊肿摘除模型

圣玛丽安娜医科大学妇产科　出浦伊万里

要　点

- 作为妇科腹腔镜手术基本术式的卵巢囊肿摘除术，其主要操作是剥离，剥离操作有多种方法。
- 以掌握剥离操作为目的，制作卵巢囊肿摘除（OVC）模型。
- 使用OVC模型，可对组织施加适当的牵拉和反牵拉（T&CT）操作，还可以进行丰富多样的剥离操作训练。
- 如果能干净漂亮地完成卵巢囊肿摘除术，也就掌握了应用于该术式的钳子操作技巧。

卵巢囊肿摘除术是妇科腹腔镜手术的基本术式之一，主要操作是利用钳子和能量器械进行切开和剥离。根据手术过程中的不同情况，通过运用多种剥离操作，可以快速顺利地完成卵巢囊肿摘除术。为了在手术室外进行的Off-the-Job训练中掌握剥离操作，建立适合卵巢囊肿摘除术的OVC模型是十分有用的。于是我们设计了能够模拟实际卵巢囊肿摘除术的用于剥除操作练习的OVC模型。

本节将通过视频展示OVC模型的制作方法和使用该方法进行卵巢囊肿摘除术的步骤，并对可再现真实手术的剥离操作的多种手法进行解说。

OVC 模型制作

由于OVC模型是利用动物器官制作的，所以要了解《动物保护管理法》中的“3R”原则（Replacement—替代；Reduction—减少；Refinement—优化）。

入门用OVC模型（图5-49）

准备材料

- 猪胃：去除附着的大网膜（图5-49a，b）。切除幽门部，沿小弯侧切开，做成圆形切片（图5-49c）。
- 水气球：根据要制作的OVC模型的大小做一个水气球（图5-49d）。这样会比气球更具重量感。
- 缝合线：可以不使用医用缝合线。

制作方法（视频5-18）

视频 5-18

- 黏膜面朝上放置圆形切片（图5-49e）。
- 在黏膜层边缘进行全周缝合（图5-49f）。
- 在肌层边缘进行全周缝合（图5-49g）。
- 用黏膜面包裹水气球，使黏膜层变成囊肿模型的内壁（图5-49h，i）。
- 分别结扎黏膜层和肌层的缝合线，使荷包袋口完全闭合（图5-49j，k，l）。
- 将原先切除的幽门部分（图5-49m）的幽门侧断端缝合封闭（图5-49n）。在口侧端的黏膜层和肌层的边缘进行全周缝合，包住水气球后结扎闭合（图5-49o，p，q）。

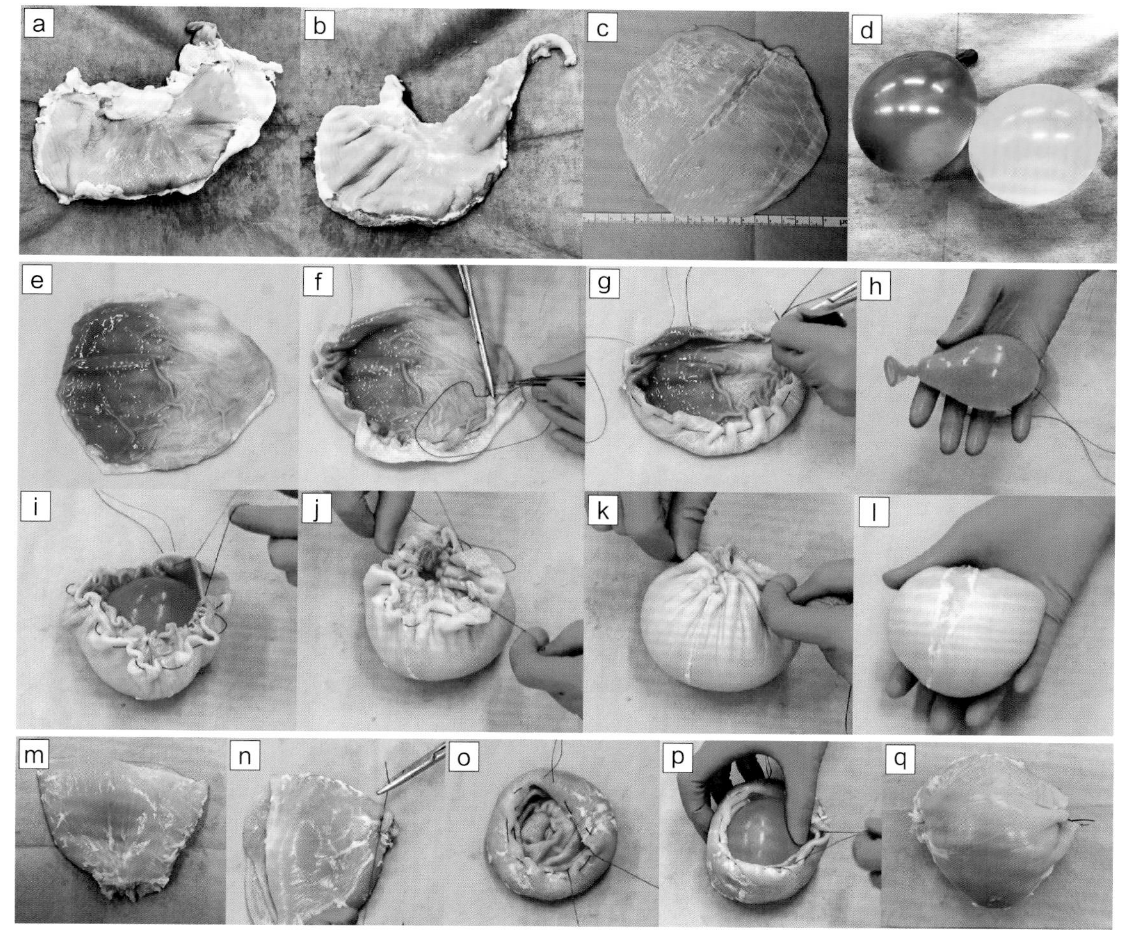

图5-49　入门用OVC模型

进阶用OVC模型（图5-50）

准备材料

- 猪小肠（图5-50a）：也可以使用直肠。

- 水气球：如果没有合适大小的气球，可以用手套上的手指制作（图5-50b）。
- 缝合线：可以不使用医用缝合线。

制作方法（视频5-19）

视频 5-19

- 小肠切成适当的长度（图5-50a）。
- 用钳子夹住并固定小肠的两端（图5-50b），也可以用图钉固定。
- 将黏膜面作为内壁，引导水气球置入小肠内（图5-50c，d，e）。
- 分别缝合封闭小肠的两个断端（图5-50f，g，h）。

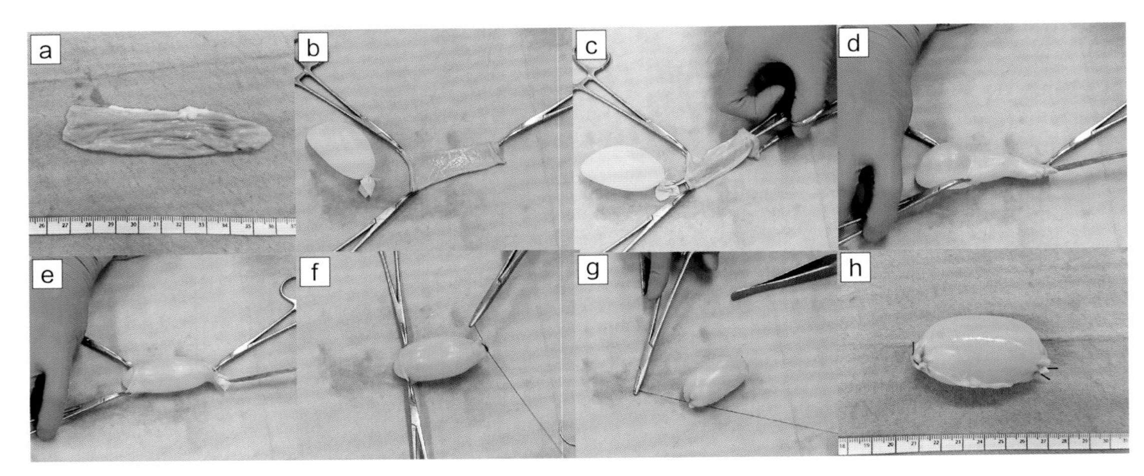

图5-50 进阶用OVC模型

训练前的准备

固定OVC模型

为使干式训练箱内的钳子操作与实际手术时盆腔内的钳子操作相似，摆放好OVC模型，并用图钉固定水气球以免穿破（图5-51）。最初可以将OVC模型的两个位置予以固定，如果固定减少到一个位置，则可再现卵巢的可动性。

当使用单极时，要在OVC模型下面放置负极板。如果负极板和OVC模型接触面积过小，就不会发生通电，所以固定时要注意这一点。

钳子和能量器械的准备

在剥离操作中会用到不同尖端形状的钳子，如果可能的话，多准备几把钳子进行练习。在接下来介绍的视频5-20～5-22中，使用了Kelly分离钳CLICK line®/STORZ

（以下简称Kelly钳）、有窗无损伤抓钳CLICK line®/STORZ（以下简称有窗抓钳）和剪刀（ENDOPATH®弯剪刀/ETHICON）。

在OVC模型练习中，可以使用单极、双极、超声刀等能量器械进行剥除操作。在视频5-20中，使用了单极电钩（PROBE PLUS II®直角/ETHICON）。

入门用

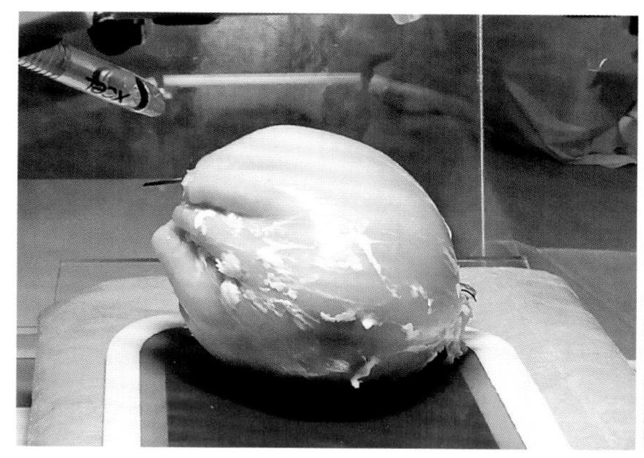

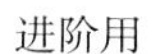

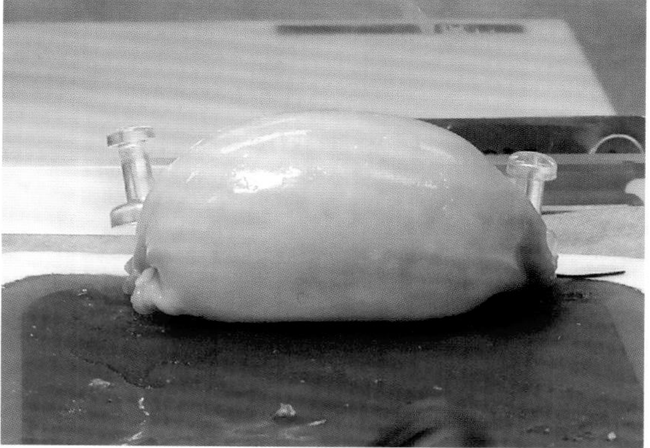

图5-51　OVC模型的摆放

戳卡、术者和助手的位置

戳卡设置、术者和助手的站位与实际手术相同。在视频5-20～5-22中，采用钻石型4孔法，术者站在干式训练箱左侧，助手站在右侧操作手术钳。

对组织进行适当的T&CT操作需要术者和助手的协作，最好两个人一起进行训练。

卵巢囊肿摘除术的实际操作

使用入门用或进阶用OVC模型进行卵巢囊肿摘除术训练。

基于入门用OVC模型的卵巢囊肿摘除术（图5-52，视频5-20）

视频 5-20

胃OVC模型可以用于剥离操作和对组织进行适当的T&CT操作的训练，也可用于使用能量器械的训练。在助手的配合下，找到肌层和黏膜层之间的界限（切开线）。从黏膜下层将肌层从黏膜层剥离，由于黏膜层较厚，故很少发生破裂。由于该模型中结缔组织致密，故不适合用两把钳子进行钝性剥离。

- 左手用有窗抓钳固定OVC模型，用单极电钩切开肌层达黏膜下层组织（图5-52a）。

- 与助手一起钳夹肌层切口的切缘，将单极电钩（直角）的尖端从黏膜下组织间隙将肌层钩起，一边提拉一边通电进行切开（图5-52b）。
- 左手的有窗抓钳垂直放置于肌层和黏膜层之间，通过钳子的开合动作将两层组织分离（图5-52c）。活体操作时水平方向开合剥离容易造成破裂和出血。转动左手的有窗抓钳在水平方向撑开肌层及黏膜层，用右手的单极电钩延长肌层切口（图5-52d）。此时注意电钩接触钳子时不要通电。
- 与助手一起抓住肌层切口的边缘，利用囊肿的重力，暴露肌层和黏膜层的界限并实施T&CT操作（图5-52e）。用右侧单极电钩切开粗糙的结缔组织，在肌层与黏膜层的交界处，用吸引器尖端按压黏膜层并施加压力，同时施加反牵拉力，分离黏膜层与肌层（图5-52f）。
- 助手钳夹住肌层的剥离表面向外翻转，有助于识别界限。左手的有窗抓钳张开并按住囊肿（图5-52g）或抓持牵拉囊肿（图5-52h）时，可以在肌层与黏膜层之间进行更强的T&CT操作。
- 当黏膜下的结缔组织致密无法剥离时，右手换成剪刀，轻轻打开剪尖，用剪刀背侧推压肌层（图5-52i），将不能钝性分离的结缔组织锐性剪开（图5-52j）。助手将肌层的剥离面平行于剪刀轴的位置固定，并根据术者钳子的夹持点改变自己的夹持点。
- 分离囊肿的左侧时，为避免钳子之间的干扰，术者用左手有窗抓钳抓住肌层，助手钳夹囊肿并予以牵拉，在切开层面处进行T&CT操作（图5-52k）。
- 当看到荷包袋的结扎口时，手术即完成（图5-52l）。

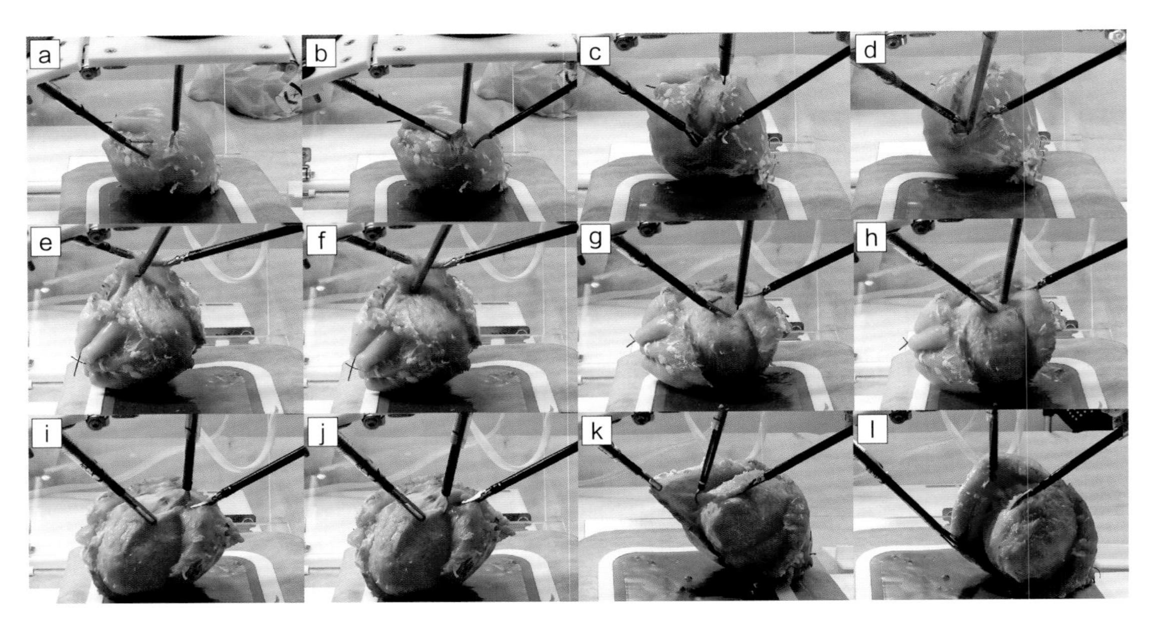

图5-52　基于入门用OVC模型的卵巢囊肿摘除术训练

基于进阶用OVC模型的卵巢囊肿摘除术训练

小肠OVC模型适用于剪刀精细剥离操作的训练（由于与负极板的接触面积小所以不能使用单极器械），可以进行黏膜下和浆膜下的剥除操作。黏膜下剥离时，由于黏膜和水气球容易破裂，可以设想为是对壁薄的卵巢囊肿进行剥除术。浆膜下的剥离操作时，浆膜层比较脆弱容易破裂，但对于掌握使用钳子尖端进行夹持、切开、剥离的技术非常有用。

使用直肠的OVC模型与使用小肠的OVC模型相比，其黏膜层和肌层较厚，剥离操作的难度相对较低。

黏膜下剥除（图5-53，视频5-21）

视频 5-21

- 左手用有窗抓钳夹住浆肌层（图5-53a）。小肠被水气球胀满的部位无法夹持，所以要寻找一个可以夹持的地方。
- 用右手的剪刀剪开浆肌层，沿黏膜层和肌层平面在水平方向上精细缓慢地开合剪刀，仔细识别黏膜下层（图5-53b）。剪刀开合的动作太快会导致黏膜破裂。可以用剪刀的背面一边按压黏膜层一边识别黏膜下组织，但如果剪刀尖的方向偏差，可能会刺破黏膜。
- 打开黏膜下组织间隙，左手用有窗抓钳夹住浆肌层切口的边缘，右手用剪刀钳背侧按压黏膜，打开黏膜下组织间隙（图5-53c）。注意剪刀尖端不要刺破黏膜。

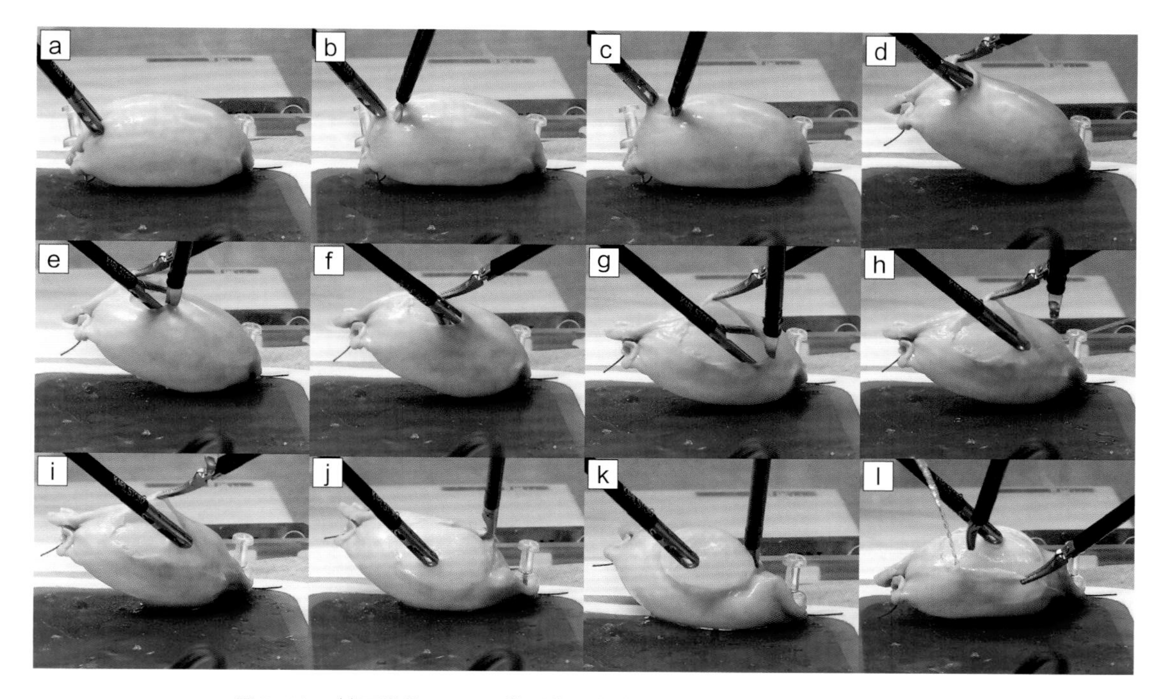

图5-53　基于进阶用OVC模型的卵巢囊肿摘除术训练（黏膜下剥除）

- 左手使用有窗抓钳，通过垂直于黏膜和肌层的开合动作，将两层分离（图5-53d）。助手配合术者钳子的方向，夹住浆肌层切口的边缘固定卵巢（固定一处可再现OVC模型的可动性）。
- 左手旋转有窗抓钳，在黏膜和肌层之间水平打开钳子（由于黏膜容易被破坏，所以不进行剥除操作），用右手剪刀剪开延长浆肌层切口（图5-53e）。
- 左手有窗抓钳在可及范围内反复地剥离和切开浆肌层（图5-53f，g）。
- 如果没有充分分离黏膜层与肌层间隙就剪开肌层，则会导致黏膜和水气球破裂（图5-53h）。
- 一旦发生破裂，则用左手有窗抓钳夹住闭合破裂部位（图5-53i）。右手换成Kelly钳，用两把钳子分别夹持黏膜层和浆肌层，在两层的交界处施以T&CT操作进行钝性剥离（图5-53j，k）。
- 用右手剪刀剪开延长切口时，可能会发生第二个部位破裂（图5-53l），如果仅是水气球塌陷还可以继续剥离操作，如果有两个部位破裂就只能终止操作了。

浆膜下剥除（图5-54，视频5-22）

视频 5-22

- 左手用有窗抓钳只夹住浆膜层（图5-54a）。助手夹持并固定OVC模型。
- 右手用剪刀剪开浆膜层（图5-54b），剪刀钳背侧按压肌层，分离浆膜与肌层（图5-54c）。如果左手的有窗抓钳夹住了肌层，则无法进行分离。
- 左手钳夹住浆膜切口边缘，右手的剪刀反复分离并剪开浆膜（图5-54d，e）。
- 右手用Kelly钳夹住浆膜切缘，左手的有窗抓钳垂直于浆膜和肌层，在两层之间开合钳子，广泛分离浆膜（图5-54f，g，h）。

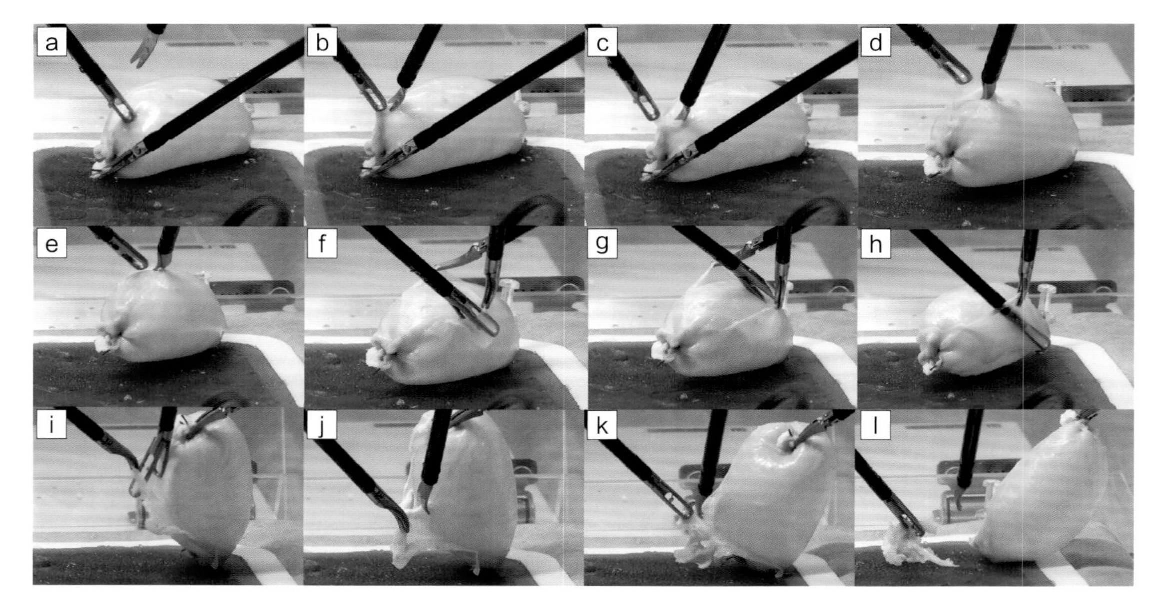

图5-54　基于进阶用OVC模型的卵巢囊肿摘除术训练（浆膜下剥除）

- 变换OVC模型位置并交给助手抓持固定，术中右手换成有窗抓钳，反复开合促进浆膜的分离（图5−54i）。
- 右手换成剪刀剪开浆膜下致密的结缔组织，用剪刀背侧按压浆膜，使之与肌层分离（图5−54j，k）。要始终暴露浆膜与肌层之间的界限，这样才能用剪刀钳进行剥离。
- 浆膜完全切除（图5−54l）。

结束语

卵巢囊肿摘除术是妇科腹腔镜手术的基本术式之一，多由作为初学者的研修医生来完成。但必须认识到，本术式是一种保留生育功能的手术，术者的技术可能会影响到卵巢的储备功能。通过Off-the-Job的训练，如果能够掌握T&CT操作，以及丰富多变的各种剥离操作，即使是研修医生也能保证手术质量。而如果你能漂亮地完成卵巢囊肿摘除术，说明你已经掌握了应用于该术式的钳子操作技术。希望大家真诚地面对手术，珍惜每一天的训练。

参考文献

1）環境省動物愛護管理法（動物の愛護と適切な管理）. https://www.env.go.jp/nature/dobutsu/aigo/1_law/ outline.html

7 高级：更上一层楼

国立癌研究中心中央病院妇瘤科　棚瀬康仁

要　点

- 训练期间，应尽可能每天坚持基本训练，即使是短时间的训练也很重要。
- 比起缝合结扎，针的竖立、夹持和运针更重要。目标是迅速持针及在各种角度下自由运针。
- 平稳流畅的钳子操作较速度更重要。
- 通过直视下的细针线训练和计时测试，掌握更准确的手术钳操作。

关于腹腔镜手术训练的基础，请参照其他章节。恕我冒昧，在本文中请允许我以“更上一层楼”为题阐述我的看法。GETS和TRY研讨会涵盖了从基础到应用、技巧、实践和解剖的所有内容，研讨会的学员们无一例外地走上了成为专家的道路。这是非常有意义的研讨会，本国为数不多的专家不仅仅在技术方面，还在解剖、能量设备的理论等方面不吝赐教。但遗憾的是，只有少数人才能有机会参加研讨会。顺便一提，我从来没有参加过GETS或TRY研讨会，但是因为对训练的兴趣和努力，我担任了由日本内视镜外科学会（JSES）主办的内镜下缝合结扎技术讲习会的讲师以及由日本妇科肿瘤学会主办的妇科肿瘤研讨会的讲师，2020年被任命为JSES内镜缝合结扎技术讲习会的协调员。请允许我讲述一下自己执着于此的经验。

下面简单介绍一下笔者至今为止所接受的有关腹腔镜手术技术的教育背景，虽然也许它并不适合大多数人。在取得妇产科专业医生资格的第二年，我来到腹腔镜手术的专门机构——健康保险联合会大阪中央病院国内研修2年，师从伊熊健一郎先生和松本贵先生学习腹腔镜手术。之后的10年在所毕业大学的附属医院从事妇科工作。研修期间主要担任第一或第二助手，主刀的机会很少，大部分时间都是在观摩手术中度过的。研修期间主刀手术20多例，其中大部分是卵巢疾病的手术，LM只做过2例，没有做过TLH就结业了。当时的情况都是这样的。不过，我把手术以外的大部分时间都花在了干箱训练上。研修期间的主刀手术例数虽然不尽如人意，但是通过“看”了大量的手术，专家的手术技巧、手术方式、手术诀窍在我心中自然而然就根深蒂固了。另外，通过坚持不懈的训练，掌握了精准度很高的手眼协调运动。这些为我以后的工作打下了基础。

总结笔者的经验，就是在充分掌握知识、提高技术后再去实践。还有重要的一点就是，自发的学习动力支撑了简单枯燥工作的持续进行。虽然从结果上看是好的，但回顾当时，也曾有过被没有机会主刀的困境所折磨的日子。环顾四周，和笔者同辈的医生们都是在这样的环境中度过的。我认为这与时代背景有很大的关系。当今的年轻医生们，能够很早就开始体验主刀的机会越来越多。但是如果想要更上一层楼，就不能安于现状，要努力掌握方法和知识以及建立高精准度的手眼协调运动。可以在网络上观看手术视频学习手术技巧，而且干箱训练可提供良好的训练环境。

为什么要训练，要做到什么程度？

“为什么训练？”这个答案非常简单明了，旨在获取和掌握作为术者的个人手术方法和技巧。只需要进行与术者目标相匹配的训练就可以了。如果不是以获得技术认证为目标，而是以学习不进行结扎缝合操作的术式为目标的话，则不需要太多的训练。即便如此，除了最低限度的手眼协调运动的学习之外，还需要学习戳卡的插入方法，以及腹腔镜手术能量器械的原理和使用方法。但是如果想成为专家的话，至少需要一定时间的特殊化训练，这是不言而喻的。

有一段时间，在妇科腔镜领域出现了干箱训练至上主义的风潮，笔者也曾经有一段热衷于训练的时期。但是，随着妇科恶性肿瘤腹腔镜手术的普及，在训练上花费大量物力和精力的做法似乎又有受到揶揄的趋势。毋庸置疑，学习开腹手术也需要一定时间的修炼，以提高为目标才会有所进步，腹腔镜手术也是如此。腹腔镜手术的安全实施需要一定水平的手眼协调运动能力，因此最低限度的训练是必不可少的。此外，为了在腹腔镜下进行诸如腹膜后淋巴结清扫术和广泛子宫全切除术之类的困难术式，还必须具备腹腔镜手术器械的知识及预防相关并发症的技巧，并且有必要开展比开腹手术更多的培训和知识积累。JSES的内镜下缝合和结扎技术讲习会每年举行10次以上。虽然参加费用不便宜，但是几乎每次都能收获全体学员的感谢。当我作为讲师参加研讨会时，再次体会到掌握体内结扎和缝合技术的重要性。刚成为医生的初期，每一个外科医生几乎都会有一段时间练习开腹手术的“打结”，甚至会练到割破手指。但掌握手术的技巧是外科医生的责任和义务。没有理由因为是腹腔镜手术就忽略学习技巧。机器人辅助手术也是如此。想成为理想中的外科医生，训练是必要的，而且技能学习是无止境的。即使是短时间的训练也可以获得技术，这将是外科医生一生的财富。请你务必不辞辛苦，不断努力。

如何训练？

虽然训练方法有很多种，但笔者主要阐述一下自己采用的方法。

干箱训练

尽可能采用与实际手术相同的戳卡配置，也最好使用实际手术中使用的钳子和持针器。钳子和持针器不易损坏，建议可以作为前期投资购买。现在市场销售的干式训练箱便宜了很多，当然使用自制的干式训练箱也没有问题。

训练用缝合结扎垫

我个人几乎没有使用阴道断端模型的经验，只喜欢使用非常普通的训练垫。过去也没有这些东西，所以我用的是线手套。最好使用更符合实际的练习模型，但没有也无妨。

首先是缝合结扎

腹腔镜下缝合结扎的基本说明会在其他章节介绍。腹腔镜手术的所有基本操作，最好以熟练操作为目标。刚开始训练时为了保证缝合结扎可靠，动作可以慢一点，习惯以后就要以流畅地操控钳子为目标了。笔者经常确认自己的手术钳操作是否流畅轻柔。建议练习时录像，便于复习。

使用各种缝合针线

视频 5-23

2-0或3-0缝线是最常使用的，但不同类型和不同粗细的缝线都建议尝试。要了解每种缝线的特征，每种线的缝合和结扎都有技巧。另外，建议尽可能地使用细的缝线。我尝试用过8-0缝线，但是毕竟线太细了，难以辨认。如果习惯了使用6-0缝线，就可以像普通缝线一样缝合和结扎（视频5-23）。通过使用细线针进行训练，可以掌握更精细的钳子操作。

左手操作

在实际的手术中，如果能进行左手的运针和缝合结扎，有时就可能打破困难的僵局。所以，推荐有意地去拓展和提高左手的操作能力。

针的竖立和夹持

基本操作说明会在其他章节介绍。首先学会有信心能做到的方法，然后再增加

▶视频 5-24

▶视频 5-25

变化。从左右进行外旋、内旋的转针，即所谓的“dancing needle”，但笔者是抱着“散步针”的想法去做的。这受教于我的老师。笔者认为了解弯针的结构及其重心很重要。把弯针放大观察，可以看到其正面实际上是一个平面（图5-55）。如果用持针器或钳子对准该平面夹针，针自然而然就立起来了（视频5-24）。之后只要巧妙地利用弯针的重心，抓住线进行调节，就可以自由地使针竖立然后夹持。我们将以视频的形式向你展示，如何将针抵在组织上使其旋转、单手持针使针竖立等操作方法。一旦习惯，就可以瞬间转动缝针（视频5-25）。不必硬让针“跳舞”，要耐心地让它“散步”。

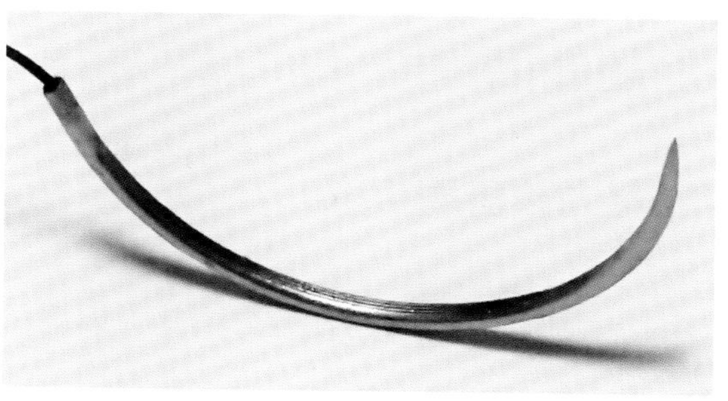
图5-55　弯针的放大图

各种角度的运针

干箱训练时容易将重点放在缝合结扎上，但是实际手术中重要的是运针。以各种角度和方向进行运针的练习是很有用的。需要逆向进针时改用左手运针的方式也很好。在腹腔镜手术中，由于操作空间有限，有时无法移动目标脏器，因此掌握以各种角度进行运针的技术是极其重要的。此时也会令人意识到单向运针的局限性。在实际手术中有不顺利的情况，可以考虑从其他戳卡进持针器进行运针，或者适当追加戳卡。训练要一板一眼，但术中要机智灵活。

直视下练习

在没有显示器和摄像机的情况下，可以进行直视下练习。在显示器下训练时，大脑中的图像与实际操作之间存在差异，为了确认这种差异，最好时常在直视下练习。

关于训练时长

虽然没有硬性规定，但“每天10分钟”或“每天结扎一根60 cm的线”是最基本的要求。在训练期间，我认为即便是短时间，也要每天尽量多地接触训练箱和手术钳。而且在值班等时间充裕的时候，建议以小时为单位训练。

题外话

努力改善弱点

绝不是以快速地缝合结扎为训练目的，而是要找到不擅长的操作，努力改善，直至熟练。扩大笨拙的左手（非惯用手）的运动范围，有意识地锻炼左手，注意不要施加多余的力量。右手（惯用手）即使不刻意去锻炼也能逐渐变得灵活。

技术上的“守·破·离”

笔者的缝合操作是以制作“C-loop”为基础的，习惯之后就能找到自己的风格。据说用钳子绕线比较好。无论哪种方法，其基本原理是相同的，所以我认为最好以一种易于理解的方式进行操作。图中展示了笔者的窍门（图5-56）。要注意的是夹线的钳子要回到进针点，以及夹持的线的朝向，这是关键点（图5-56中的圆圈）。

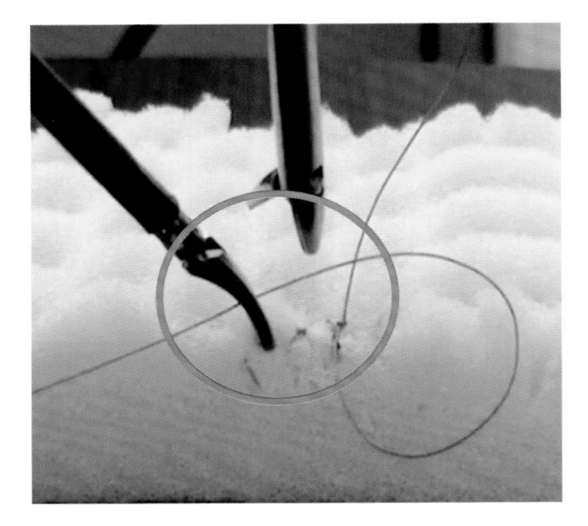

图5-56　笔者的窍门

①通过夹线的钳子返回进针点，自然地形成一个loop；②相对画面平行地夹线；③注释的要点如圆圈标记，识别持针器是在线的远处还是近前，选择overlap或underlap，然后移动钳子，使线缠绕在持针器上；④快速绕线时要确认短尾的位置

如果能做到图5-56的操作，确认持针器是在线的近处还是远处，据此选择overlap还是underlap，接下来就可以将线缠绕在持针器上。一旦习惯，线自然就会绕上。连续操作见视频5-26。快速绕线时要确认短尾的位置。首先要遵守基本原则，然后反复训练，找到适合自己的方法。

视频 5-26

关于缝合结扎研讨会

笔者本人也曾多次参加腹腔镜缝合结扎研讨会。参加由主要学会主办的缝合结扎研讨会是取得技术认证资格的关键，因此推荐参加一次。也有很多昂贵的研讨会，以基本技巧为主，由豪华讲师阵容进行授课。参加的话一定要向讲师们提问。咨询日常工作中遇到的手术问题，也许可以获悉解决的方法和操作的技巧。另外，我认为如果

会上可以观看老师的技能展示并学习实际的技巧，那就更好了。此外，不仅是妇产科的研讨会，针对多个诊疗专业的研讨会也值得推荐。

关于计时测试

即使是涉及缝合结扎的训练，也会令人感到厌倦。作为坚持训练的方法之一，计时测试是有效的。计时测试能够简单明了地确认自己技术的提升。为了快速完成计时测试，需要省去不必要的操作，采用更加合理的操作。重要的是问自己："怎么做才能更快地完成操作？"省略不必要的操作过程非常重要。更精确的手眼协调运动也有助于提高手术钳操作的精确度。

开始的时候，你会发现很多浪费时间的动作。针的竖立、持针、运针的角度和方向、左右哪只手拔针、哪只手牵线、牵线的方向、强度等，不胜枚举。可以将节省了不必要动作的操作定型化，然后不断反复练习。笔者认为最重要的是不要从一开始就求快，这样会导致操作混乱。虽然比拼的是速度，但笔者认为必须是以流畅操作为前提。

视频 5-27

大约10年前，在JSES大会期间有一个内视镜下缝合结扎的比赛。其规则如下：从将线针送入戳卡开始，双手结扎一次（左右各一次结扎），用剪刀剪线。这是一场与时间的赛跑。记得当时冠军的时间是16 ~ 18秒。顺便一提，在TRY和GETS研讨会上的比赛，是从缝针为放置的状态开始计时，结扎3次（可以单手打结），直到剪断线为止。由于双手结必须更换夹持线或针，所以这成了计时赛取得好成绩的一大障碍。若想快速完成操作，需要具备基本的操作能力和高精度的手眼协调运动。赛后笔者再次认真地录制了计时测试的视频，虽然仍不尽如人意，但还是供大家观看（视频5-27）。我认为还有改善的余地。我一再强调，训练的目的不是比拼速度。只追求速度，即所谓的草率操作就会偏离本意。在计时测试的过程中，要时刻注意操作是否顺畅。顺便说一下，视频当然是等倍速的。

结束语

"虽然切口很大，但这是微创手术"，"不能只做切口小的腹腔镜手术"。这些是开腹手术和腹腔镜手术的专家分别说过的话。奇怪的是，它们的意思是一样的。我认为这非常重要，每天手术时都要牢记。我想真正的微创手术，并不是腹腔镜下手术、开腹手术这种表面的东西。笔者自己的路还没有走到一半，今后也将不拘一格地精进。希望本章节能对各位读者有所帮助。

8 在大型腹腔镜手术中心研修
——以成为独当一面的妇科腹腔镜手术医生为目标

武藏野赤十字病院妇产科　Mizuki Takano

要　点

- 在大型腹腔镜手术中心研修的优点如下。
  ①有可作为学习榜样的专家。
  ②术者和助手能共同经历许多不同难易级别的病例。
  ③能够获取适当的学习反馈。
  ④可以发现错误并在练习中进一步纠正。
  ⑤通过与众多同门的讨论和竞争来保持动力。

学习技术的方法是“模仿”。反复观摩吸收手法，分解和理解每一个动作，并在练习时不断地再现同样的动作。通过持续进行这种操作，大脑中与手术操作相关的神经细胞之间的传输速度将大幅提高，并且能将这些手法转化为下意识的动作。

那么决定技术掌握的速度和质量的要素是什么呢。

提高技术掌握的速度和质量的要素

①被模仿素材的质量。
②对所模仿手术技术的理解。
③立足于实践的练习。
④参与手术的例数。

要试着将这4个要素套用在手术技巧上。

被模仿素材的质量和对所模仿手术技术的理解

毋庸置疑，将专家技术作为模仿手术技巧的蓝本是最佳选择，但要完全模仿高质量的技巧，需要多次重复观摩（通过眼睛input）、理解（大脑中的语言表述image）、实践（手的output）这3个阶段，而多次重复需要内在的动力（持续训练的意愿：心motivation）（图5-57）。

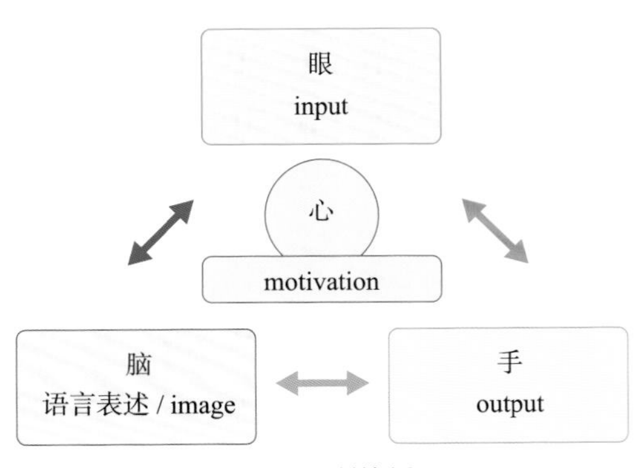

图5-57　训练循环

- 眼：input，通过现场观摩和视频研习感受实际手术的操作技巧。
- 脑：image，将手术方法和技巧进行带有图示的语言表述，了解盆腔解剖和手术器械及设备。
- 手：output，主刀经验。切合实际的缝合技术（持针、结扎）。
- 心：motivation，坚持不懈的意愿。

立足于实践的练习

手术技术是抓持、分离、切开、结扎等一系列连续细致的操作的组合，但是腹腔镜手术时，术者要在二维视野下在盆腔中进行这些操作，因此有必要首先使用干式训练箱对立体空间中的距离感（3D distance），手眼协调运动以及双手的协同操作感（bimanual movement）等进行培养。

使用干式训练箱进行的缝合练习涉及：以戳卡为支点的圆周运动，以手术钳为轴的前后活塞运动，向内或向外的旋转运动以及钳子的打开、关闭操作。多次重复这些动作可以体会在体腔内进行操作的感觉，然后将其应用于实践中。

下面展示一个练习的例子。

在自制的干式训练箱内进行全方位的集中训练，直至达到1分钟内可完成持针、缝合、外科结扎的水平为止（图5-58）。在凹凸缝合垫上进行多方向的单结扎缝合和连续缝合，将可以获得应对手术并发症的修复所必需的技术基础。在干式训练箱内使用自制的子宫模型，再现TLH的宫旁组织缝合、阴道断端缝合等各个步骤，进行近乎实战的模拟训练（图5-59）。

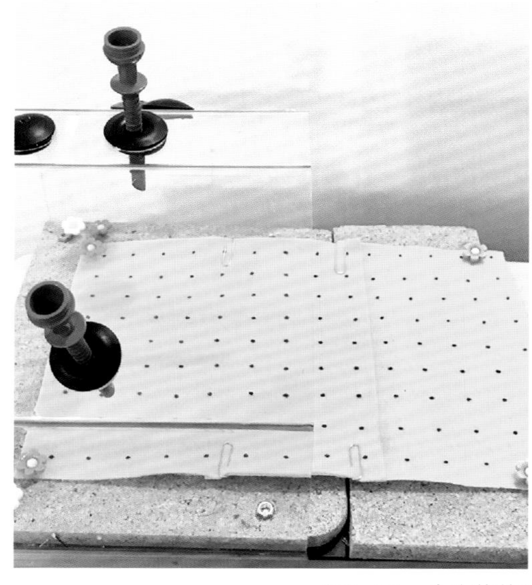
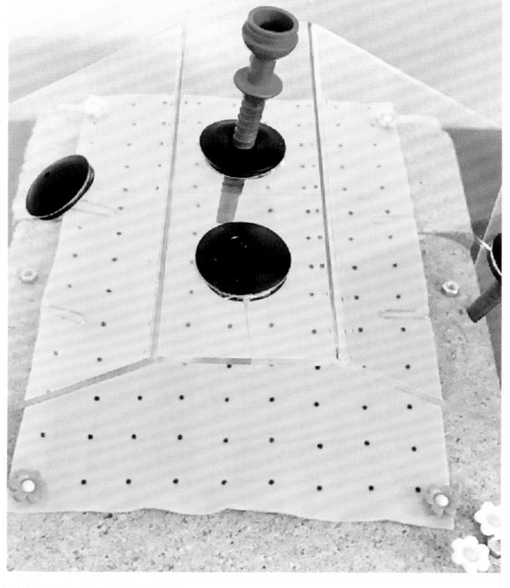

图5-58　全方位的结扎训练模型示例

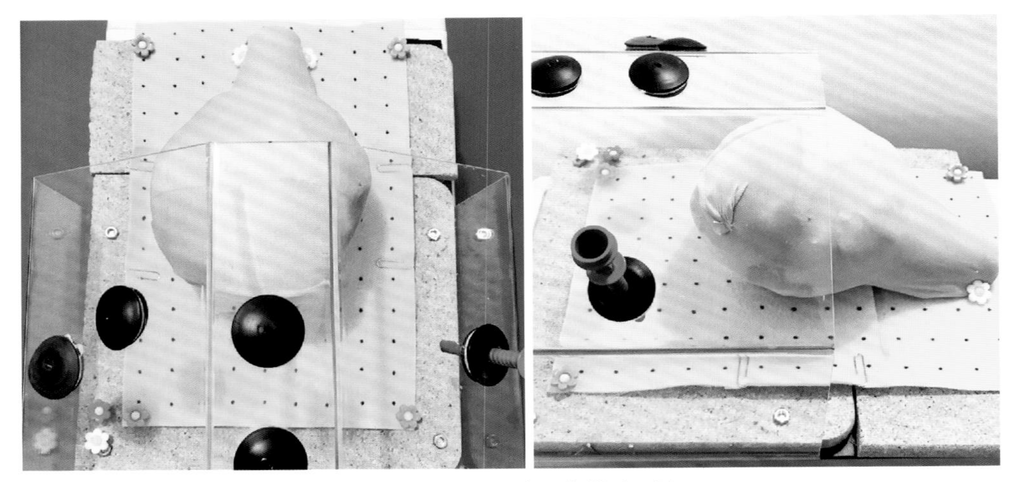

图5-59　自制子宫训练模型示例

图5-60所示是2014年开始工作的3名医生（1名有腹腔镜专门机构的临床工作经验，其他2名来自大学附属医院和普通医院）在干式训练箱中完成TLH 中必要的3个结扎任务，并定期记录各自所需的时间。经过4个月的强化训练后，在手术实践时，缝合时间稳定地保持在较高水平。

从每天的工作中抽出宝贵的时间进行干箱训练通常是一项艰辛而单调的任务，但是通过计时测试可以确认自己的成长，并有机会让其他人客观地评价自己的缝合操作，从而令自己再上一个台阶。

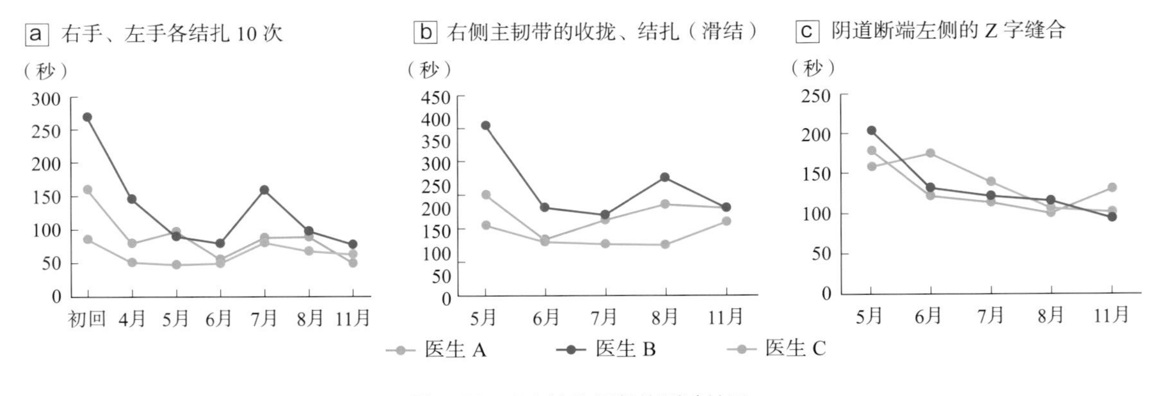

图5-60　3个结扎任务的测试结果

（长浜赤十字病院妇产科副部长 山中章义医生提供）

参与手术的例数

通过反复多次观摩实际的手术（眼），作为术者进行剥离切开、缝合结扎等操作（手），并将这些操作进行语言化的表述（脑），进而在脊髓反射层面上掌握外科手术技巧是不争的事实。但是，通过模仿详尽语言表述的手术视频范本，通过在干式训练箱中进行缝合结扎练习获得距离感（3D distance）、手眼协调运动、双手的协同操作感（bimanual movement），这样即使没有大量实际手术的经验，想要通过几例难度不高的病例来达到一定程度的手术水平也是有可能的。如今，很多手术都可以通过网络观看，腹腔镜的手术技巧较从前更容易获得。虽然学习环境有了明显的改善，但由于手术有时可能会出现意外的并发症和出血，因此有必要在学术团体和外科机构中学习专家的外科手术技巧，持续提高手术技能。

仓敷成人病中心手术培训的实际情况

在仓敷成人病中心，诸如TLH、LM、LSC（腹腔镜下骶骨阴道固定术）、恶性肿瘤腹腔镜手术和机器人手术等，从标准水平到疑难病例的数量为1600例/年，它是日本屈指可数的大型腹腔镜手术医疗中心（图5-61）。来自日本各地的医生每天都在此通过对眼、脑、手和心这4个要素的练习进行腹腔镜手术培训。

除了一些疑难病例的手术外，所有手术程序都已经定型化了，大多数研修医生有多次担任扶镜手、助手和术者的经验。通过事先预习病例视频，研修医生可以看到术式、手术操作流程、助手的动作（眼），然后进行语言表述和理解（脑），在实际手术中，作为助手和扶镜手可以预想到术者的操作步骤，并提前进行手术场景的构建（手）。此外，在实际手术中可以实践在模拟箱中多次缝合结扎练习的成果，并且可以通过由上级医生和研修同门即时地在视频上进行的评估来改善需要修正的地方，迅速培养手术感觉（手）。通过多次重复这个循环，就可以将其转换为下意识的运动（图5-62）。

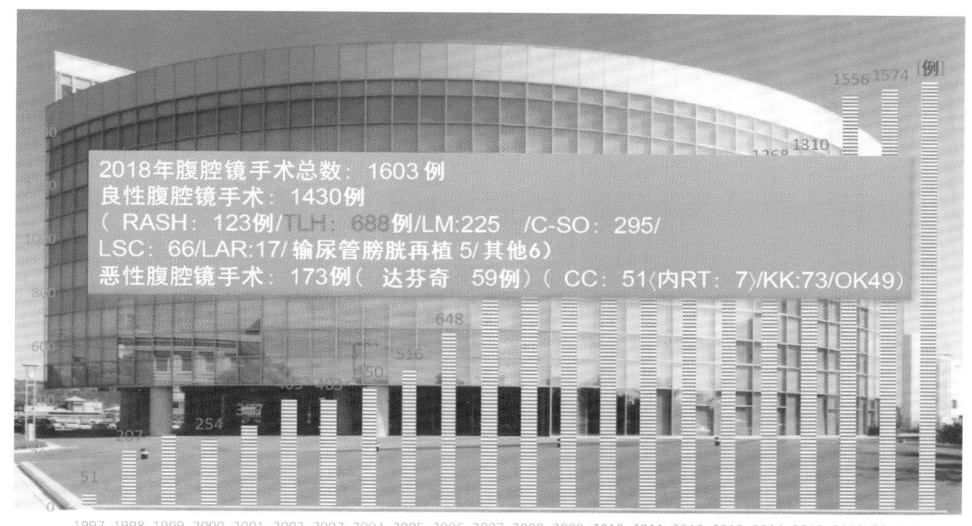

图5-61　仓敷成人病中心腹腔镜手术例数（仓敷成人病中心太田启明医生提供）

2018年共实施TLH 688例，RASH 123例

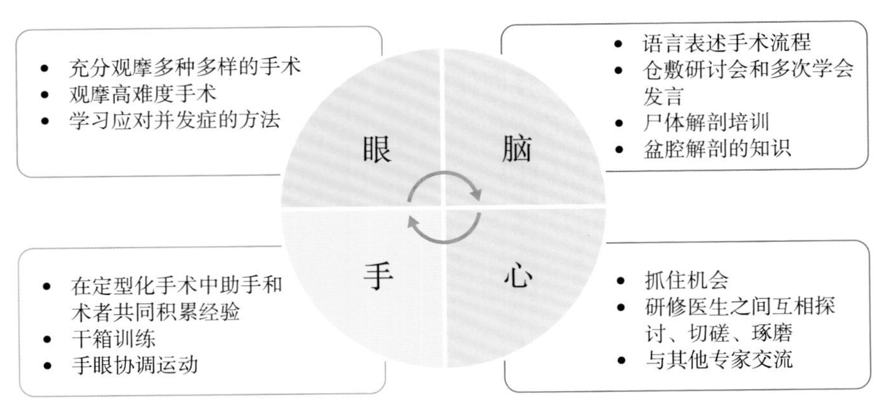

图5-62 仓敷成人病中心的培训方法

大型医疗中心的特点是，作为助手可以有机会体验到很多难以定型化的高难度手术的高超技艺并加以研习（眼），例如在严重粘连病例中其他器官的处理，术中其他器官（肠管、膀胱、输尿管、大血管）损伤的应对，止血操作以及确保良好术野的方法等。

在手术期间，安藤正明医生并不做详细的指导。研修医生们事先会预习定型化的手术程序，在多次观看类似病例的手术录像并训练后再前往手术现场。例如，TLH的手术时间很短，只有一个多小时。因为整个过程没有废动作，因此在没有充分预习和准备的情况下进行手术会导致手术进程延缓。一旦失败，以后就再也没有机会了。相反，如果进步得到认可，那交付给你的手术步骤和范围将会增加。机会只有一次。为了抓住机会，研修医生们每天在干式训练箱中进行缝合练习，观摩他人的手术并进行模拟训练，使助手和扶镜手的操作动作彻底渗透到身体里。

仓敷研讨会，学会演讲

由仓敷成人病中心主办（Ethicon Endo Surgery Inc. 协办）的能够满足学员各种需求的研讨会包括：缝合结扎研讨会、以TLH为主的仓敷研讨会、恶性肿瘤研讨会、子宫内膜异位症研讨会、在泰国举办的Cadaver workshop（基于尸体的手术技能训练班）等（图5-63）。以下是TLH研讨会项目的一个示例。研修医生们对各自分配到的研究视频进行语言表述，并总结手术要点。在总结的内容得到安藤正明医生的适当反馈后，再将易于理解的信息传达给学员们。通过一年数次的研讨会发言，研修医生将对术式有更深入的理解，并且，通过聆听其他医生的演讲，可以了解尚未经历过的先进案例。此外，在日本妇产科内视镜学会上，每一名研修医生都有义务发表至少3场以上的演讲，因此，每天对临床问题进行语言表述的工作实际上一年四季都在进行。如果愿意，还可以获得在美国妇科手术学会（American Association of Gynecologic Laparoscopists，AAGL）等国际内视镜手术学会发言的机会。通过像这样多次在仓敷研讨会上和在学术会议上发表演讲，学员可不断地进行将手术操作进行语言表述的头脑训练（脑）。

ETHICON ENDO-SURGERY, INC
a Johnson-Johnson company
仓敷缝合结扎研讨会（每年举办2期）
针对腹腔镜手术刚入门的医生
仓敷研讨会（举办20期）
针对以成为TLH专家、获取技术认证资格为目标的医生
仓敷恶性肿瘤研讨会（每年举办1期）
针对开展腹腔镜恶性肿瘤手术的医生
仓敷子宫内膜异位症研讨会（举办3期）
针对旨在开展子宫内膜异位症治疗的医生
International Workshop Training
Thai-German multidisciplinary endoscopic training center
Cadaver training
使用捐献尸体的
手术解剖培训

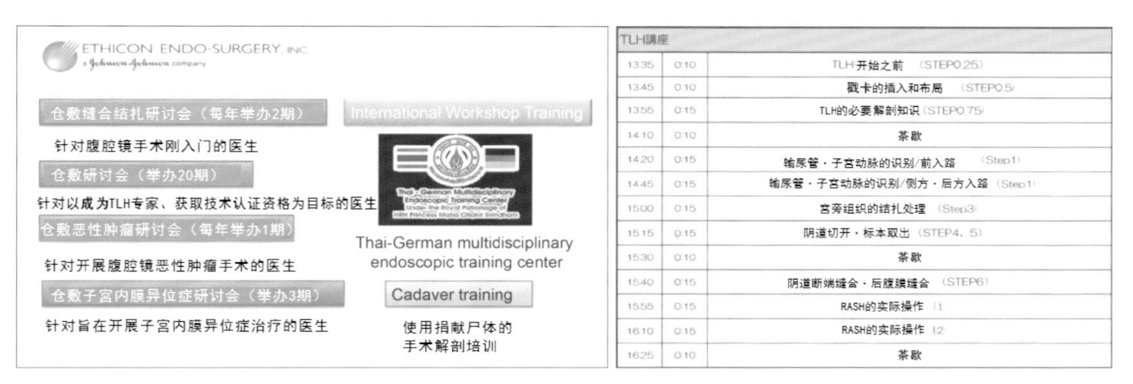

TLH講座		
13:35	0:10	TLH开始之前　（STEP0.25）
13:45	0:10	戳卡的插入和布局　（STEP0.5）
13:55	0:15	TLH的必要解剖知识（STEP0.75）
14:10	0:10	茶歇
14:20	0:15	输尿管・子宫动脉的识别/前入路　（Step1）
14:45	0:15	输尿管・子宫动脉的识别/侧方・后方入路（Step1）
15:00	0:15	宫旁组织的结扎处理　（Step3）
15:15	0:15	阴道切开・标本取出（STEP4、5）
15:30	0:10	茶歇
15:40	0:15	阴道断端缝合・后腹膜缝合　（STEP6）
15:55	0:15	RASH的实际操作（1）
16:10	0:15	RASH的实际操作（2）
16:25	0:10	茶歇

图5-63　仓敷成人病中心主办的研讨会

由于大型医疗中心没有诸如研究或学生教育之类的工作，因此研修医生们每天都可以将所有时间花在缝合训练、手术视频研习以及手术室实地研修上。以成为专家为目标，研修医生同门间在缝合训练的研究和计时测试中相互竞争，并进行手术技巧的讨论，因此可以持续保持动力（心）。

在仓敷成人病中心研修之后，可以提高技能，并能在2年内能获得妇产科内视镜技术认证。迄今为止，仓敷成人病中心在全国范围内已经培养了约20名获得技术认证的医生。

结束语

安全完成手术的能力除了包括技术能力（如手术技巧和缝合结扎等基本技术技能），还必须包括能够灵活应对意外事件或情况，并做出判断、决策和执行力这样的非技术能力。另外，与手术室的辅助人员进行沟通的能力对于手术的控制也很重要。

在仓敷成人病中心经历了妇科腹腔镜助手和术者两个角色的体验后，笔者感到除了技术能力以外，还能够提高非技术能力的极限（表5-4）。这样的大型医疗中心是可以同时锻炼技术的操作能力和支持技术的心理能力的地方。

表 5-4　完成手术的必要能力

技术能力	非技术能力
手术技巧 缝合结扎	状况判断力 决断力 沟通能力 灵活性

大型医疗中心的手术经验，就像茶道和武艺修行过程中的“守・破・离”一样，为忠实地沿袭手术流程奠定了基础（守）。通过不断地将它们进行语言表述，持续地研究琢磨，总有一天会打破这种模式，创造出自己独特的手术（破），实现自身的进

化，自成一派（离）。作为一名从事手术相关工作的妇科医生，如果有机会的话，我建议你去大型医疗中心研修一次，以便安全地进行手术，并为下一步的学习和努力打下基础。

参考文献

1） 羽田智則，安藤正明，松本剛史，他．教育とトレーニング スキルアップのコツと教育システム．日産婦内視鏡会誌．2015; 31（suppl）: 111.

2） Wallace L, Raison N, Ghumman F, et al. Cognitive training: how can it be adapted for surgical education? Surgion. 2017; 15: 231-9.

3） Yule S, Flin R, Paterson-Brown S, et al. Nontechinical skills for surgeons in the operating room: a review of the literature. Surgery. 2006; 139: 140-9.

第6章 对腹腔镜下全子宫切除术（TLH）解剖的理解和预防输尿管损伤的手术技巧

自治医科大学附属埼玉医疗中心妇产科/东京医科齿科大学临床解剖学系　近泽研郎

要　点

- 在识别输尿管时，正确理解手术书中描述的诸如膀胱侧间隙、直肠侧间隙等解剖结构是十分必要的。
- 输尿管的识别并非精准解剖点的寻找，而是打开输尿管外侧较宽的间隙，即新膀胱侧间隙和Latzko直肠侧间隙，随后便可自然地识别出输尿管。
- 切断子宫骶韧带，充分游离膀胱脚，在输尿管向尾侧移位之后再进行宫颈旁上行血管处理，可以降低输尿管损伤的风险。

理解解剖的必要性

本章将对TLH中必要的手术解剖进行阐述。

日本的TLH已广泛采用在手术开始时就识别出输尿管和子宫动脉的方法。相反，在国外书籍的描述中大多没有输尿管识别的内容，仅当存在粘连或子宫内膜异位时才建议进行识别，然而却没有具体方法的描述。输尿管、子宫动脉的识别以及膀胱侧间隙、直肠侧间隙的打开对于没有解剖学变异的小子宫来说并不是必需的。然而，有切除指征的子宫，即便是良性的也通常超过鹅蛋大小，并且输尿管走行可能由于子宫体下段肌瘤的推挤而发生变异。术中还可能会遇到意外的子宫内膜异位粘连，此时输尿管的识别则显得至关重要。对于平时连正常解剖的输尿管或子宫动脉都无法识别的操作者来说，很难在解剖变异的病例中识别出输尿管或子宫动脉。另外，TLH常会有突发出血的状况，即使识别输尿管已很熟练，也很难在有出血的术野中进行输尿管的识别。笔者认为平时应该养成识别输尿管和子宫动脉的习惯。

因此，在我们科室中，无论进行哪种类型的TLH，都必须首先进行输尿管和子宫动脉的识别（通常先不结扎子宫动脉）。

子宫周围输尿管的局部解剖

输尿管的走行（到输尿管隧道入口）

输尿管附着延伸于子宫阔韧带后叶，跨过髂总动脉并接触髂外静脉后，转向内侧通向子宫动脉背侧（图6-1a）。从与子宫动脉的交叉点附近离开子宫阔韧带，穿过子宫动脉的背侧，进入膀胱子宫韧带的前后叶之间，即所谓的输尿管隧道（图6-2：输尿管的走向用虚线表示）。需要识别输尿管时，最好在远离该隧道的头侧和外侧进行，因为越靠近尾侧和内侧，子宫静脉及前叶的血管止血越困难，并且电凝的热损伤也容易传导至输尿管导致出血（图6-1b）。

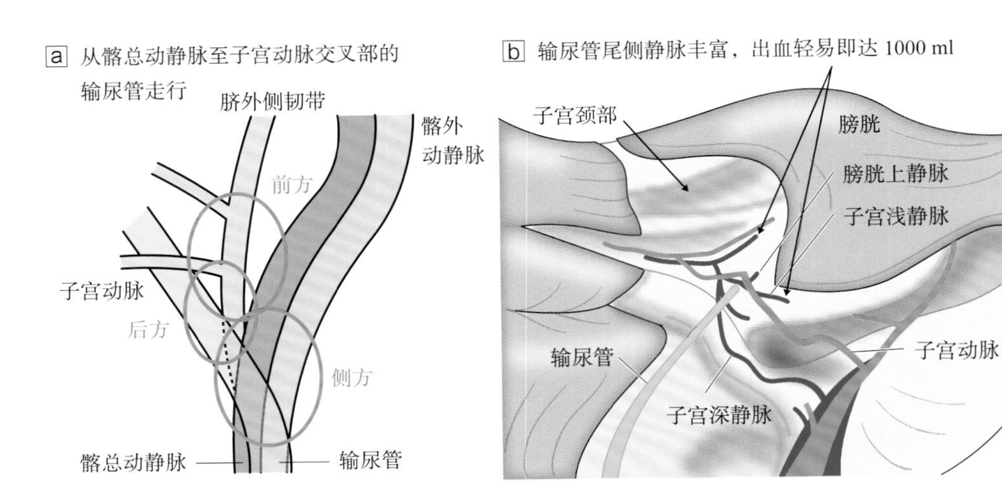

图6-1　血管与输尿管的走行

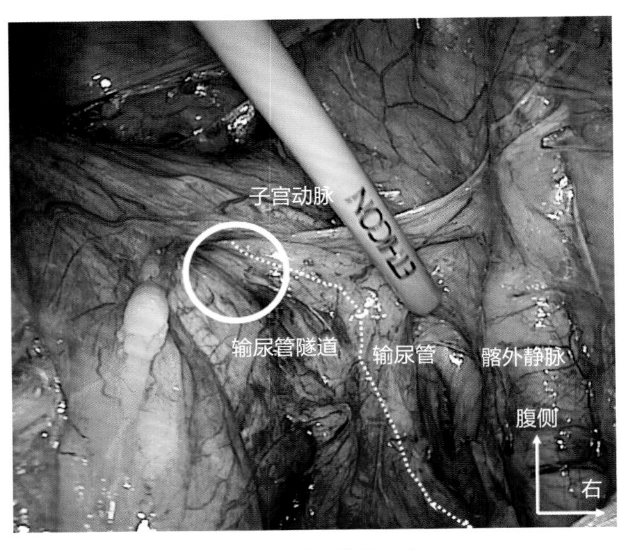

图6-2　输尿管的走行

妇科手术中膀胱侧间隙、直肠侧间隙、子宫动脉、输尿管的关系（图6-3）

此处仅描述了侧间隙的入口，底部的结构请参考恶性肿瘤手术书籍。

新膀胱侧间隙

内侧：膀胱、输尿管；外侧：与脐外侧韧带连接的膀胱腹下筋膜；背侧：子宫主韧带（子宫动静脉和周围淋巴结）。

Latzko直肠侧间隙

内侧：输尿管外膜；外侧：髂内动静脉。

冈林直肠侧间隙

内侧：子宫阔韧带后叶；外侧：腹下神经前筋膜（输尿管腹下神经筋膜）。

膀胱侧间隙（恶性手术常需打开此间隙，本图中未显示或未打开）

内侧：从脐外侧韧带延续至膀胱腹下筋膜；外侧：髂外动静脉。

输尿管夹在冈林直肠侧间隙、Latzko直肠侧间隙之间走行，进入子宫动脉的背侧。输尿管受子宫动脉输尿管支的血管支配，通过宫颈膀胱血管的背侧进入膀胱（图6-3）。

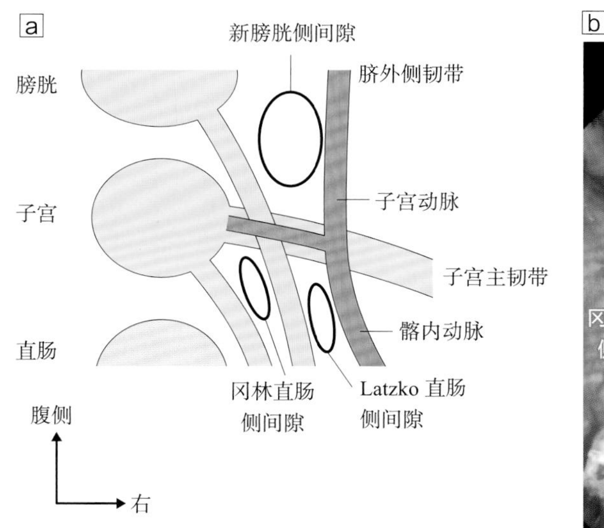

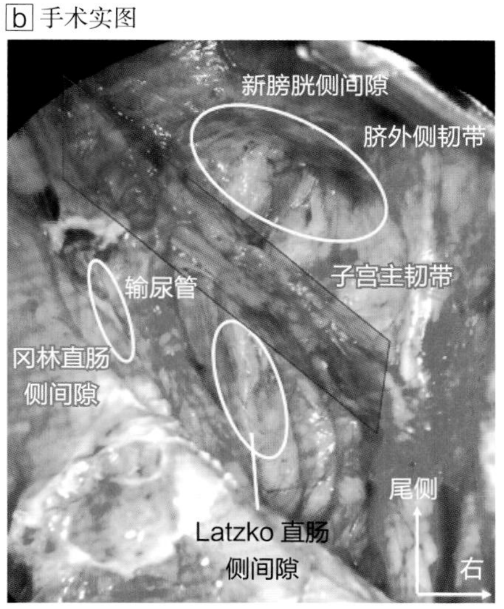

图6-3　新膀胱侧间隙、Latzko直肠侧间隙、冈林直肠侧间隙和输尿管的关系

常用的输尿管解剖入路及其优缺点

输尿管、子宫动脉周围的识别（图6-1，6-2）

在日本，TLH的输尿管识别分为前入路、侧方入路和后入路。手术的具体细节在视频讲解中叙述，这里仅阐述各自的优缺点。

前入路

优点：由于切开了膀胱子宫陷凹腹膜，子宫向头侧大幅度牵拉，新膀胱侧间隙被充分打开。因此，新膀胱侧间隙头侧的子宫动脉很容易识别。另外，对于大的子宫，附着在子宫阔韧带上的输尿管也被抬高，输尿管和子宫动脉之间的空间变大，从而更容易识别输尿管（图6-4a）。

缺点：在盆腔脏器脱垂并且子宫阔韧带难以拉紧，或者直肠扩张导致子宫阔韧带松弛的病例中，尾侧的子宫动脉和输尿管隐藏在松弛的子宫阔韧带背侧，在经脐部戳卡置入镜头的手术视野中很难看到（图6-4b，6-5）。因此，有时不得不进行钝性分离去显露输尿管。如果在不良视野下进行钝性游离，常常会损伤子宫浅静脉，在尚未确定输尿管的情况下对出血进行电凝止血会产生输尿管热损伤的风险。有时还可能会搞错分离的方向，向腹侧、尾侧前进。

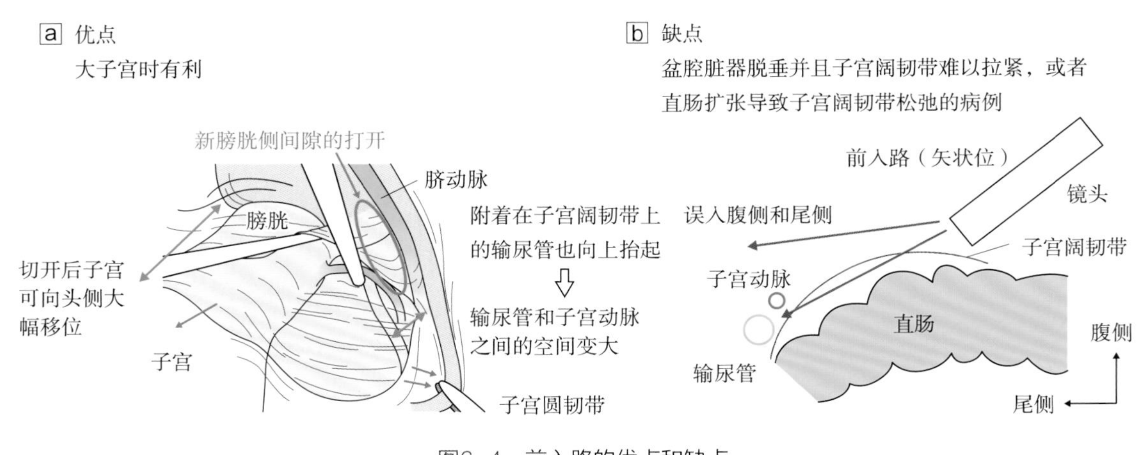

图6-4　前入路的优点和缺点

侧方入路

优点：必须避免损伤的输尿管可最先被识别出来。

缺点：从识别的点到随后即将描述的最应该注意走行的输尿管隧道附近，游离追踪输尿管的距离较长，中途可能会迷失（图6-1从侧方的圆圈到子宫动脉交叉部有很长的距离）。另外，迷失的原因是，最初辨认分离的虽然是输尿管外侧的Latzko直肠侧间隙，但为了在输尿管隧道入口的游离操作中避免损伤，需要在输尿管内

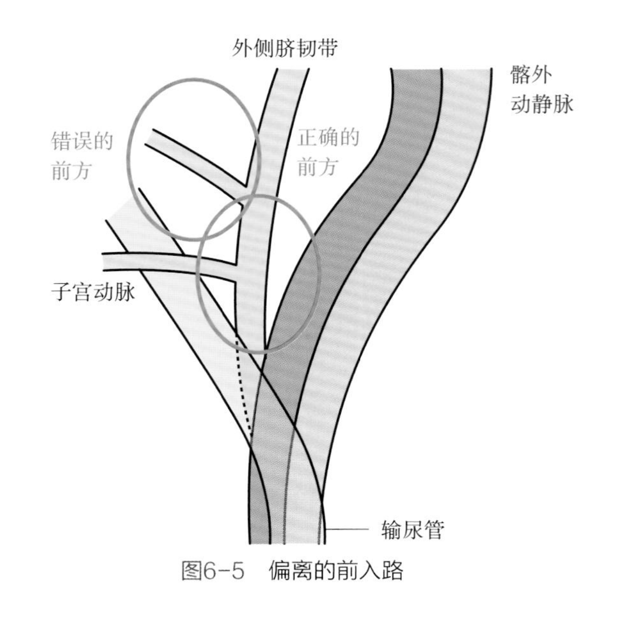

图6-5　偏离的前入路

侧的冈林直肠侧间隙中进行分离和游离（已识别的间隙和为了避免损伤的游离的间隙不同），也就是说，必须在Latzko直肠侧间隙到冈林直肠侧间隙两个间隙间进行切换（图6-6）。参见图6-3b和图6-2，如果只是打开Latzko直肠侧间隙，在切断子宫阔韧带后叶达子宫骶韧带时，因为输尿管游离不充分，有误判输尿管走行和产生输尿管热损伤的风险。当冈林直肠侧间隙打开后，输尿管会被游离向外侧，这样可以与切开线保持距离。

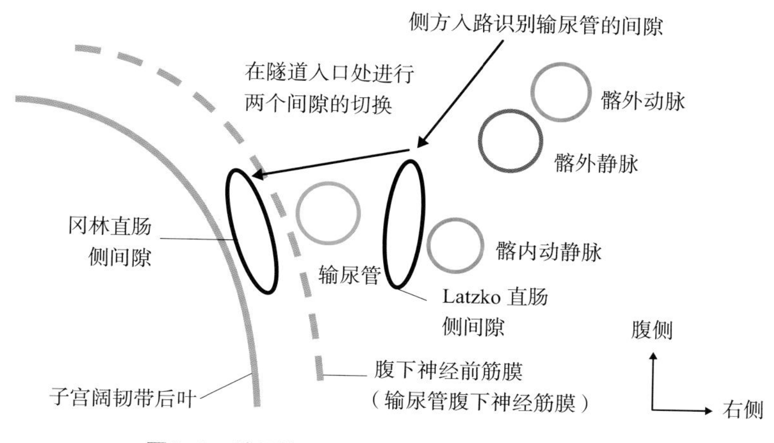

图6-6　输尿管隧道入口处的层次切换（冠状位）

后入路

优点：在输尿管穿过子宫动脉背侧的地方进行识别。因为距离输尿管隧道入口最近，可以很快接近最重要的部位。

缺点：对于不能透视子宫阔韧带后叶的病例来说，这个入路就很难。

要点！

- 确认输尿管时最重要的是在其蠕动之前不要相信其是输尿管。常有将输尿管误认为是子宫动静脉而切断的事故。总之，在确认其蠕动之前不要断定它就是输尿管，这一点相当重要！

上述3种方法的共通之处，都是通过直接在输尿管和子宫动脉所在部位打开间隙，用“点”来识别输尿管的手术。如果确实习惯了的话，由于短时间内就能完成输尿管的识别，所以能够明显缩短手术的时间，但若想熟练还需要时间。此外，如果初学者在入路的“点”上犯了错误，分离就会越走越深，可能导致意外出血，并且修正起来也会很难。

笔者所在科室的输尿管识别法（前外侧入路）

优点

笔者科室的手术不是在“点”上，而是在平面上充分打开腹膜后间隙，将不同解剖来源的脏器进行分离，从而使输尿管与其他结构自然地分离。虽然这样的操作会花费一些时间，但我们认为这是最安全的，也是最适用于恶性肿瘤手术的方法。

这是一种前入路和侧方入路相结合的方法，类似于开腹的单纯全子宫切除术的腹膜后间隙的打开方式，因此，在开腹的单纯全子宫切除术时进行练习的话，有助于对解剖的理解。

这一方法参考了普通外科的游离技术。通常在外科手术时，会将潜在的层次切开，于脏器间进行游离，将需要切除的器官和保留的器官分离开。对于妇科来讲，需要游离输尿管，在输尿管周围能够游离出广泛空间的潜在层次是新膀胱侧间隙和Latzko直肠侧间隙（图6-3）。通过打开这些间隙，能够使输尿管在大范围内游离，自然地显露出子宫动脉和输尿管的交叉部。

实际操作方法

视频 6-1

从右侧子宫圆韧带至左侧子宫圆韧带，切开膀胱子宫陷凹的腹膜，尽可能地锐性分离疏松结缔组织。游离至侧脐韧带正下方时，通常可见到搏动的子宫动脉。如果没有发现，则多半可能是子宫内膜异位症等原因造成的腹膜后间隙纤维化，此时就不要再进一步游离了。

然后切开子宫圆韧带，沿着骨盆漏斗韧带广泛切开腹膜，分离子宫阔韧带的疏松结缔组织（俗称为“泡沫层”）。与助手同步进行泡沫组织的对抗牵引，在绷紧的子宫阔韧带后叶上切开疏松结缔组织。分离髂外动静脉及子宫阔韧带之间的疏松结缔组织，然后就可以见到附着在子宫阔韧带后叶上与髂外静脉接触的输尿管。这样沿着输尿管向尾侧游离疏松结缔组织，就能从外侧识别出横跨输尿管的子宫动脉。

视频 6-2

详细内容参见视频（视频6-1，6-2）。视频6-2结束的画面，展示了打开膀胱侧间隙和直肠侧间隙直至显露腹下神经，并游离了输尿管和子宫动脉的场景（图6-7）。

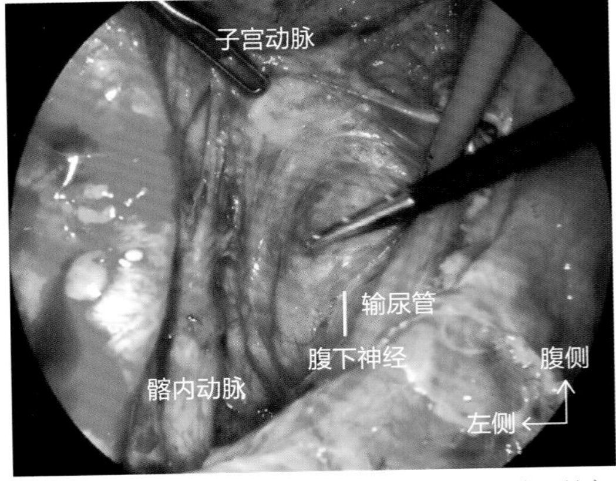

图6-7　前外侧入路识别输尿管（患者左侧输尿管）

其他手术要点

子宫骶韧带的切断

子宫骶韧带附着在阴道-子宫颈的背侧，切断后，子宫可以向上大幅度抬起。这样一来，只剩下膀胱脚和子宫之间的张力，膀胱脚的剥离面就更容易识别。因此，在剥离膀胱脚和处理宫颈旁上行血管之前最好先切断子宫骶韧带。腹腔镜手术的注意点是，最好从子宫骶韧带的子宫附着处以下1 cm左右切断。沿子宫骶韧带走行的静脉注入子宫背侧的静脉。太靠近子宫操作的话，可能会损伤该静脉而造成严重出血。

从子宫阔韧带后叶分离上行血管支（视频6-3）

视频 6-3

将子宫阔韧带后叶切开至子宫骶韧带附近，则子宫阔韧带后叶的活动性进一步增加，从后叶游离宫颈旁的上行血管支将变得更容易。该血管游离后，不仅有利于宫颈旁上行血管的透视处理，还可以很容易地识别进入输尿管隧道的输尿管（图6-8a～c）。其理由是，输尿管隧道的腹侧有子宫动脉，背侧有子宫深静脉，其动静脉的末梢侧，即隧道的内侧被游离，组织分开，输尿管也向外侧分离，更有利于输尿管的识别（图6-8d～e）。隧道入口部的结缔组织也应游离开。另外，子宫阔韧带后叶与上行血管间的间隙位于输尿管的背侧，也与冈林直肠侧间隙相连。

关于膀胱剥离

膀胱和子宫是胚胎学来源不同的器官，其间存在明确的剥离层次（疏松的结缔组织层），如果用无损伤钳子把膀胱抓紧上提的话，气腹的二氧化碳会进入该剥离层中，游离操作也就容易了。

膀胱脚的剥离

所谓膀胱脚，是位于子宫和膀胱之间两侧的膜状结构，其背侧为膀胱子宫韧带的前层，是单纯全子宫切除术的手术书籍中的常用术语（图6-9）。其尚无明确的解剖学定义。在分离膀胱脚时，位于其背侧的子宫动脉输尿管支和输尿管会一起向下剥离。由此可将输尿管从阴道穹隆部向尾侧游离，这一操作对于避免TLH中的输尿管热损伤非常重要。有论文用图示阐述了与前层血管连续的膜结构。笔者和本书的共著者认为，膀胱脚的剥离使前层向尾侧移位，从而避免了输尿管的损伤。

a 上行血管从子宫阔韧带分离后的输尿管隧道

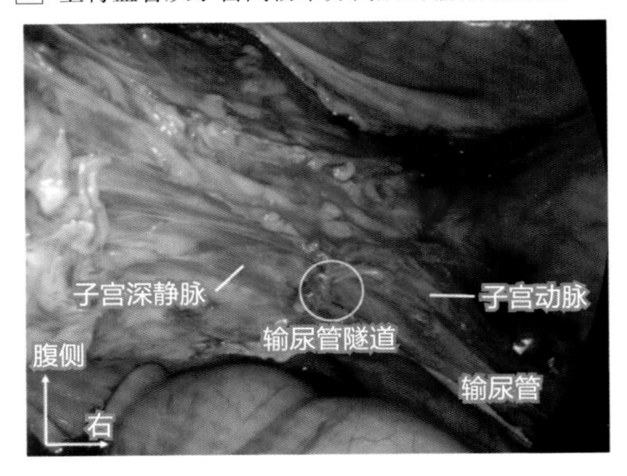

b 上行血管在子宫阔韧带后叶呈附着状态

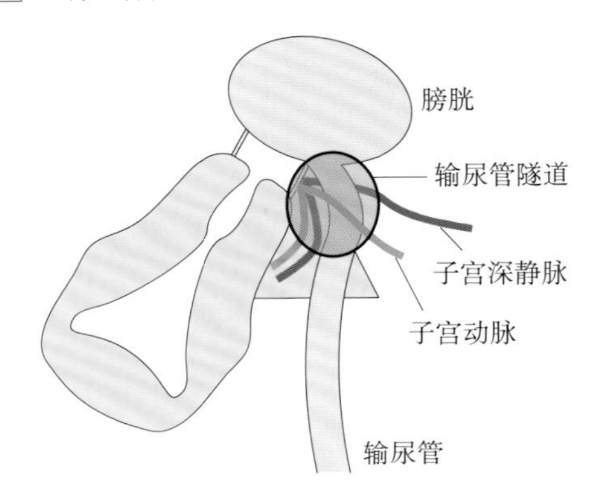

c 当上行血管从子宫阔韧带后叶分离时，输尿管向外分离，使隧道更易于观察

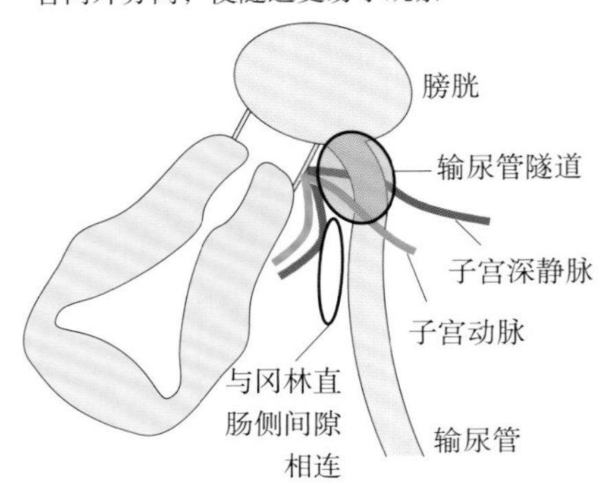

d 输尿管隧道入口部简图（冠状位）

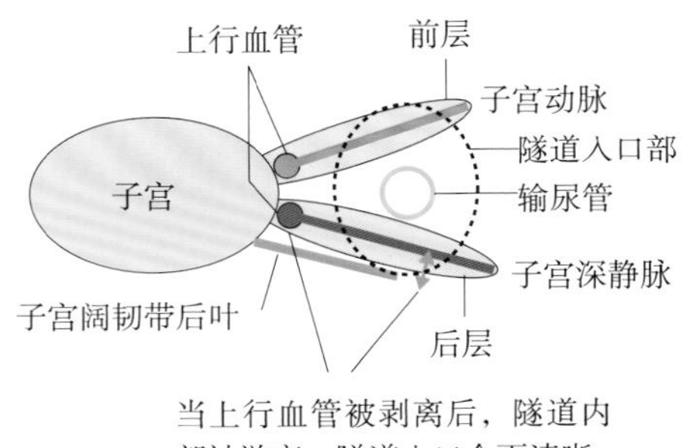

e 通过分离子宫阔韧带后叶，隧道的内侧被游离，输尿管被分离到外侧

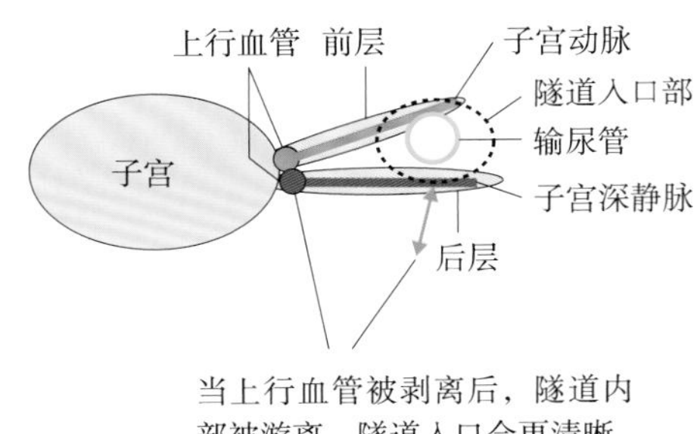

图6-8　从子宫阔韧带后叶游离子宫动脉的上行血管，输尿管向外侧游离，可以安全地处理宫颈旁组织

一般认为，在主干切断子宫动脉可以预防输尿管损伤，但笔者持不同观点。输尿管像被子宫动脉输尿管支吊起一样附着在子宫上，如果不切断输尿管支，输尿管就会一直紧贴宫颈部。因此，为了减少输尿管损伤的危险，有必要切断输尿管支（而不是主干）或剥离膀胱脚。当然，切断输尿管支的难度很高，所以通常还是建议充分剥离膀胱脚。

[a] 膀胱脚及其尾侧子宫动脉输尿管支：若想远离输尿管，膀胱脚的前层和输尿管支都需要去除

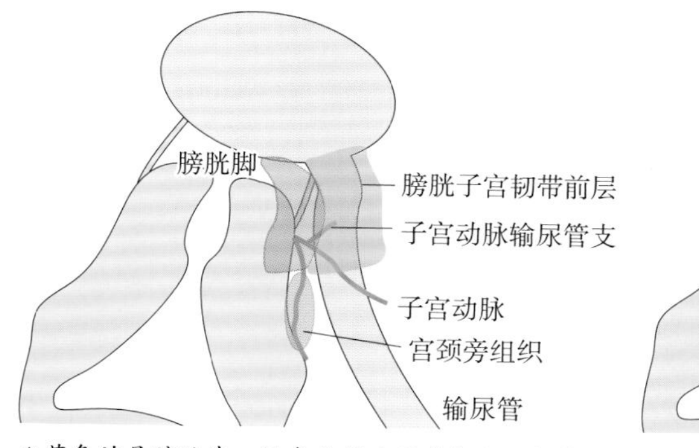

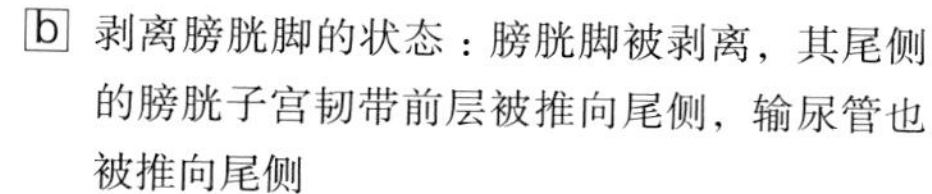
[b] 剥离膀胱脚的状态：膀胱脚被剥离，其尾侧的膀胱子宫韧带前层被推向尾侧，输尿管也被推向尾侧

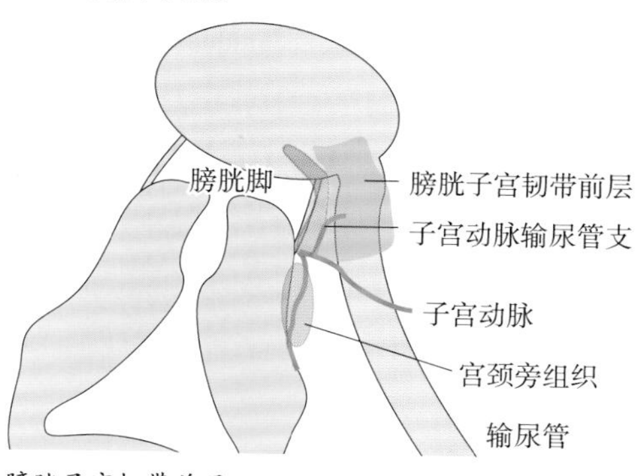

＊蓝色的是膀胱脚，绿色的是宫颈旁组织，橙色的是膀胱子宫韧带前层

图6-9　膀胱脚的剥离

处理宫颈旁组织时输尿管损伤的预防

重要的是使用举宫器将子宫向上推，使宫旁组织远离输尿管。

如图6-10所示，由于术者以外的因素，例如举宫器力度松懈、推举方向错误或旋转手柄使子宫扭曲等，使宫颈和输尿管过于靠近，此时过近的切开线很容易造成热损伤。

从以往的并发症相关论文来看，输尿管在宫颈附着的部位损伤率很高。笔者科室所经历的输尿管损伤病例中，3例中有2例是在宫颈旁组织切断时，由于膀胱脚的剥离不充分，再加上举宫器操作不良，在过多夹持的情况下切断宫颈旁组织，从而造成输尿管的损伤。

和前面所述的膀胱脚剥离一样，需要特别关注和小心。

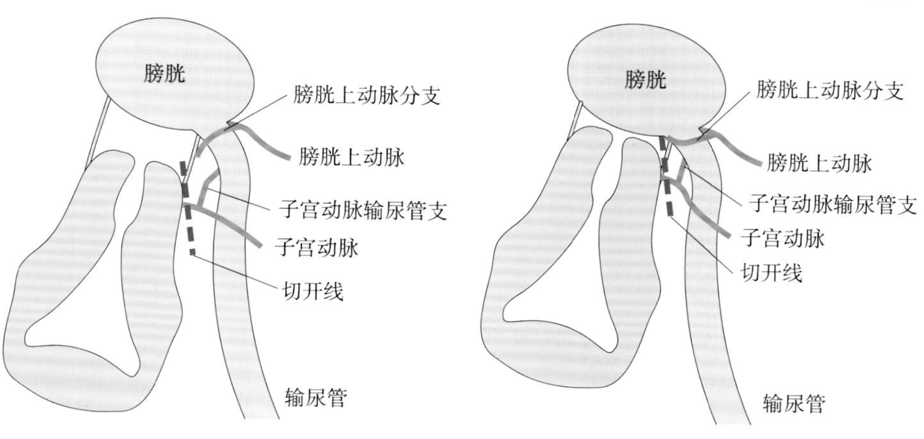

图6-10　正确使用举宫器

参考文献

1） Kobayashi E, Nagase T, Fujiwara K, et al. Total laparoscopic hysterectomy in 1253 patients using an early ureteral identification technique. J Obstet Gynaecol Res. 2012; 38: 1194-200.

2） King CR, Lee T. Ch.17. Laparoscopic hysterectomy. In: Einarsson JI, Wattiez A, eds. Minimally invasive gynecologic surgery. London: JP Medical; 2016. p.115-22.

3） Howard FM. Ch.32C. Laparoscopic hysterectomy. In: Rock JA, Jones HW, eds. Te Linde's operative gynecology hardback. 10th ed. Lippincott Williams & Wilkins; 2012.

4） Baggish MS, Karram MM. Atlas of pelvic anatomy and gynecologic surgery E-Book （English ed）. 4th ed. Elsevier; 2015. Ch.12, p.237-46.

5） Fujii S, Takakura K, Matsumura N, et al. Precise anatomy of the vesico-uterine ligament for radical hysterectomy. Gynecol Oncol. 2007; 104: 186-91.

6）矢吹朗彦．新 広汎子宮全摘術．第3版．東京： メジカルビュー社； 2019. p.83-102.

7）竹田 省．OGS NOW 腹腔鏡，子宮鏡手術（応用編）．東京： メジカルビュー社； 2014.

8） 武限宗孝．膀胱子宮靭帯前層処理を行う前に膀胱尿管移行部尿管の露出は可能である．産婦手術．2018;29: 39-41.

9） 藤井信吾，総監修．臨床解剖学に基づいた産婦人科手術シリーズⅠ．東京： 診断と治療社； 2012.

10）羽田智則，安藤正明．腹腔鏡下子宮全摘術．臨床婦人科産科．2019; 73: 1135-43.

11） Nakamura M, Tanaka K, Hayashi S, et al. Local anatomy around terminal ureter related to the anterior leaf of the vesicouterine ligament in radical hysterectomy. Eur J Obstet Gynecol Reprod Biol. 2019;235: 66-70.

12） Janssen PF, Brölmann HA, Huirne JA. Causes and prevention of laparoscopic ureter injuries: an analysis of 31 cases during laparoscopic hysterectomy in the Netherlands. Surg Endosc. 2013; 27:946-56.

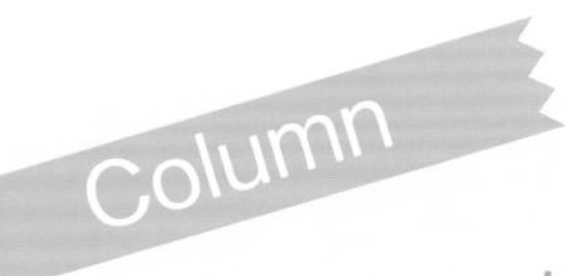

从部分主刀升级为全程主刀的手术教育

正如之前的专栏评论（第121页）所说，在我们医院的教育体系中，我们采取的是尽可能多地提供主刀机会的方式。“从部分主刀到全程主刀”的做法是综合考虑手术时间和成功体验等因素后才引进的。

到目前为止，我们一直沿袭的TLH主刀教育方式是，在经过第二助手到第一助手一定程度的经验积累后，进行残端缝合部分的主刀操作，达到一定程度并能稳定地完成子宫内膜异位症的附件切除术之后，再进入类似于棒球比赛“入门级选手完成全场投球”的阶段。但是，这样一来手术时间就变得相当长了。由于时间过长，总会出现被迫在同一步骤下中途更换主刀的情况。

根据我科（自治医科大学附属埼玉医疗中心妇产科）的今井贤医生参加外科教育研究会的培训班后提出的见解，我们将初期的主刀模式变更为如今的部分主刀模式。首先进行需求评估，研修医生和指导医生要共同认识各阶段的课题，对于已经提高并能完成的部分，不是由研修医生来主刀，而是由上级医生进行操作，对于不擅长的部分则由研修医生进行部分主刀操作。当其能够胜任时，再切换到“入门级选手完成全场投球”的模式。

从部分主刀顺利完成不擅长的手术步骤，过渡到“入门级选手完成全场投球”式的全程主刀，似乎是一种很好的教育方法。大学医院是医学教育机构，在我看来“提供主刀机会”的立场和姿态是很重要的。外科教育意义深远，仍需再接再厉。

第7章 手术视频研习
——观看手术视频并进行语言表述的重要性

札幌医科大学妇产科　松浦基树

要　点

- 通过将手术的理念进行语言表述，使其更容易理解。
- 对每一个场景，分别从主刀、第一助手、第二助手的角度进行语言表述。
- 通过语言表述，使所有手术成员理解手术概念，并流畅地实施手术。
- 通过语言表述能高效地将教学效果惠及更多的人。

手术教育基本上是以实际手术中的On-the-job训练（OJT）形式进行的，但除此之外，进行Off-the-job训练（OffJT）也是很有必要的。OffJT主要使用模拟器和干式训练箱以及在动物实验室进行训练，近年来也有基于尸体的手术训练方式的出现。OJT的步骤包括：①示范阶段（modeling）：指导者进行手术演示，学习者学习手术的理念、手法和流程；②指导阶段（coaching）：指导者对学习者的练习手法进行辅导，并给予适当的反馈；③立足阶段（scaffolding）：指导者协助学习者完成关键步骤；④淡出阶段（fading）：为了鼓励学习者的独立性，指导者逐步淡出；⑤表述阶段（articulation）：学习者通过对手术理念的语言表述，使之前的理解更为透彻（图7－1）。

在OJT的步骤中，学习者必须切实理解手术理念，并尽可能地在OffJT中以通俗易懂的语言进行详尽表述。进行语言表述时，除了文字，把自己理解的解剖、手术步骤以图表的形式表现出来也很重要。和能够共享手术理念并能够完美展现术野的指导医生一起手术一般是不成问题的，但如果是自己站在指导者的位置或者与没有共享手术理念的指导者一起操作的话，就很有必要进行语言表述，要用所有人都能理解的语言表述将信息传递给手术成员，以便手术能够照常进行。

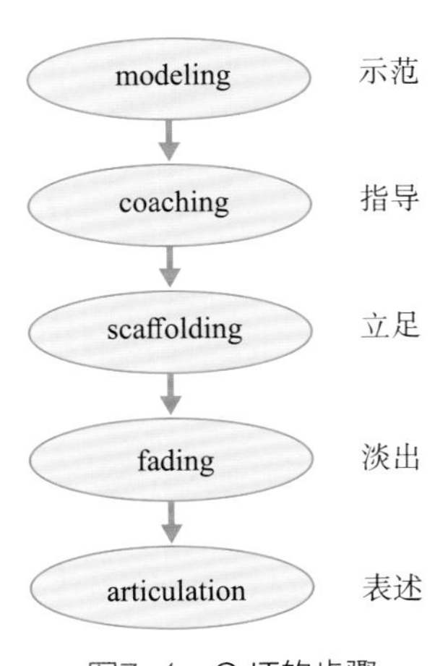

图7－1　OJT的步骤

在进行语言表述的时候，想象手术从开始到结束的一系列步骤并试着将其转化成文字，这样就能找出还未理解透彻的部分。不仅要用文字表述，还要详细制作解剖图和流程图。这样解剖上理解不充分的部位就会暴露出来。在进行实际手术时，有时会有新的发现，有时会认识到想象与现实的差距，因此每次都要修改文档和图表，这一点也是很重要的。

在学习手术的过程中，对指导医生的手术从头到尾进行完美的模仿，这对于手术的熟练非常重要，但如果只是单纯地看和模仿的话，最终只能一知半解。先将指导医生的手术进行语言表述，然后再在理解手术理念的基础上进行模仿是很重要的。

另外，指导医生要用浅显易懂的语言向对方传达手术理念，而不是用难懂的表达方式进行指导。这与医患沟通时尽量不使用晦涩的术语是一个道理。

语言表述的实际要求

随着腹腔镜手术和机器人辅助手术的普及，我们可以通过反复观看手术视频进行手术学习，这使手术的教育取得了巨大的进步。学习者想要吸收手术的内容并能再现手术步骤，需要进行以下“语言表述”。

①When：手术到了哪个场景？
②Why：为什么这么做？
③Who：谁该做什么？
④Where：哪个解剖部位？
⑤What：使用什么器械？
⑥How：怎么做？

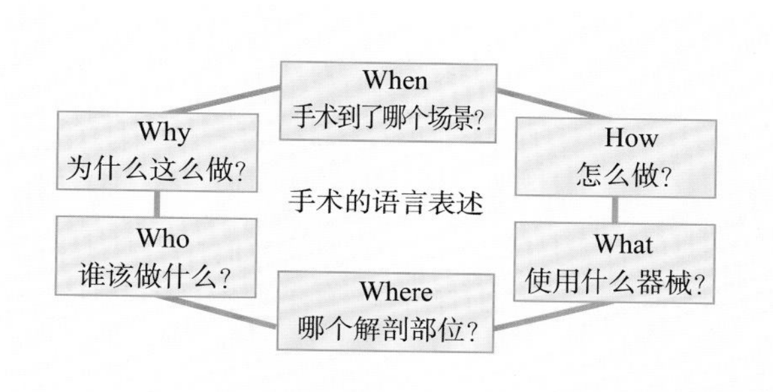

①When：手术到了哪个场景?

手术从开始到结束的过程都要进行语言表述，由于整个手术被划分为多个场景，所以要对每一个场景进行语言表述（辅以插图）。例如，在TLH中，要针对子宫阔韧带的展开、膀胱的游离、上部韧带（输卵管、卵巢固有韧带、骨盆漏斗韧带）的处理、子宫主韧带的处理、阴道的处理等各个场景进行语言表述。

②Why：为什么这么做?

将不同的场景下为什么需要执行这样的操作进行语言表述。分离膀胱时，要显露剥离层（泡沫层）进行切开，为什么要进行该操作需要阐明。如果不显露剥离层，则有可能进入膀胱侧或宫颈侧并导致出血，也存在膀胱损伤的风险，因此要针对每个操作的必要性给出理由。

③Who：谁该做什么?

进行语言表述时，不仅表述术者的操作，还要在以下的Where、What、How中表述助手的操作。不仅是第一助手，第二助手辅助操作的场景，以及这些操作的相关时机和具体手法的语言表述也很有必要。例如，分离膀胱时，第一助手怎么做，如何使用钳子，如何展开术野，第二助手如何使用举宫器，向什么方向以及使用多大力度推举子宫等，都要进行语言表述。

④Where：哪个解剖部位?

在每一个场景中，都要进行更加具体的解说。对于解剖学上有命名的部位，就用这个名称进行记载。例如抓持子宫圆韧带的操作，不要仅以“抓持子宫圆韧带”7个字作为结束，而是要详细记载为“术者在距离子宫3 cm处抓持子宫圆韧带，第一助手则从此处外侧2 cm处夹持子宫圆韧带”。另外，对于没有解剖名称的部位，要描述为距离切除线的厘米数，切除线的上、下缘，距离血管或韧带的厘米数或者其上缘、下缘这样的记录方式。

⑤What：使用什么器械?

在每一个场景中，主刀医生的左、右手以及第一助手的右手各持哪种器械或能量装置来进行手术都要描述。在对能量设备的使用进行记录时，如果是单极模式，要描述是用cut模式还是coagulation模式，是短距离切开还是长距离切开？如果使用铲形电极，它的方向如何？如果使用钩型电极，钩的尖端朝向哪里？如果使用超声刀，是全咬合方式还是小口咬合方式，工作刀片朝向哪里？这些都要详细描述。

⑥How：怎么做?

根据上述信息，最终将该场景的具体操作方法进行语言表述。除①～⑤的信息外，还要具体记载怎样抓持组织，进行何种牵拉，将剥离层次向什么方向分离到什么程度，在什么场景下停止分离，以及如何进入到下一个场景。例如，以“①子宫阔韧带内间隙的展开；②术者使用左手，第一助手使用右手；③术者用抓钳牢靠地夹持右侧骨盆漏斗韧带的卵巢起始部，助手轻轻地夹持子宫阔韧带内的脂肪组织；④术者右手持单极，使用cut模式，铲型电极的凸面朝外；⑤术者的左手向术者侧的戳卡方向牵拉，第一助手的右手向术者对侧180°牵拉，以显露膜和脂肪间的疏松泡沫层为度，切开疏松泡沫层（游离层）即可见输尿管，沿着输尿管外侧的游离层切开，直至见到子宫动脉，确认子宫动脉后游离就完成了”这样浅显易懂的语言，将每一个场景进行语言表述。

有意识地将手术的一系列流程按照上述①～⑥的形式进行语言表述，根据每一个场景，将主刀医生、第一助手、第二助手的操作分别进行语言表述，这样更容易加深理解。表7-1（章末）展示了我在团队内发布的TLH的语言表述内容。通过这种方式，不仅对主刀医生和助手的角色进行语言表述，对护士的角色也进行了语言表述，使得手术相关的所有工作人员都能理解手术的理念，达成共识，从而顺利地进行手术。另外，从第二助手到第一助手，再从第一助手到主刀医生的进阶的过程中，通过达成共识，是完全有可能在短期内实现进阶的。

语言表述的步骤

对指导医生或专家的手术进行语言表述

本院有指导医生时

反复观看指导医生的手术视频，将手术刻在脑海中。在头脑中梳理手术流程，按照上述的步骤进行语言表述。然后再请指导医生进行修改，确认自己理解不足的解剖学知识和技术要点。在观看手术视频的时候，要一边观看一边思考如果是自己的话，接下来该怎么操作以及如何暴露术野，以便不断加深理解。

本院没有指导医生时

即使身边没有指导医生，也要拿到专家的手术视频，反复观摩并刻在脑海中，并按照上述步骤进行语言表述。可能的话，可以请专家对语言表述的内容进行修改，这样即使身边没有指导医生，也可以进行手术学习。如果无法获得专家的手术视频，可以在由Covidien Japan运营的面向医生的会员制医学情报网站（https://e-thoth.medtronic.com/user/login/covidien-e-thoth）上观看专家的手术视频，并在此基础上进行语言表述。

虚拟TLH

通过将指导医生或专家的手术视频进行语言表述，即使已经理解了手术理念，但在实际主刀之前进行虚拟TLH也是有效的方法。在干式训练箱上按照实际手术的Port进行布孔，使用手术时的器械，液晶屏上显示的并非干式训练箱内的影像，而是自己已经进行了语言表述的指导医生或专家的手术视频。从手术开始到结束，一边口述语言表述的内容，一边想象实际手术的动作来移动器械进行练习。对于初学者来说，在实际的手术中，如果一边整理头脑中语言表述的内容一边动手操作，就会因为思考各种事情而导致手上的操作停下来，因此这种假想实操同时动手的训练是很有效的。如果可能的话，从后台将虚拟TLH的场景录制下来并进行复习也是很重要的。与实际的语言表述内容进行比较，看哪个场景的理解不充分，并通过与指导医生的手部动作进行比较来发现自己动作的不足，如此这般进行复习。

对自己的手术进行语言表述

经过以上的训练，有了主刀机会以后，一定要反复回顾自己的手术，将自己的手术进行语言表述。在这个过程中，会发现与指导医生或专家所做的手术的差距，以及单纯观看视频无法注意到的要点。也就是说，通过实际的语言表述，将针对指导医生或专家的手术进行的语言表述与针对自己的手术进行的语言表述进行对比，就能清楚地发现两者的差别，从而与下一次手术联系起来。请指导医生或专家审阅针对自己的手术进行的语言表述与视频，经过多次修改，就能理解自己没有注意到的要点（图7-2）。

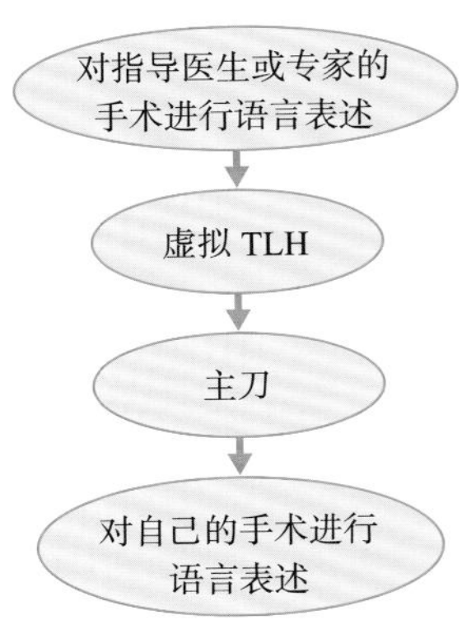

图7-2　手术语言表述的过程

为何语言表述如此重要

进一步加深理解

通过语言表述可使手术内容体系化，再将其作为知识来灵活运用。只有灵活运用相关知识，才能理解手术。如果没有经过语言表述，手术的细节就得不到整理，在主刀时也就做不好手术。如果语言表述得不好，则意味着尚不理解手术的内容和解剖，通过弄清有歧义的部分，能够加深对手术的理解（图7-3）。

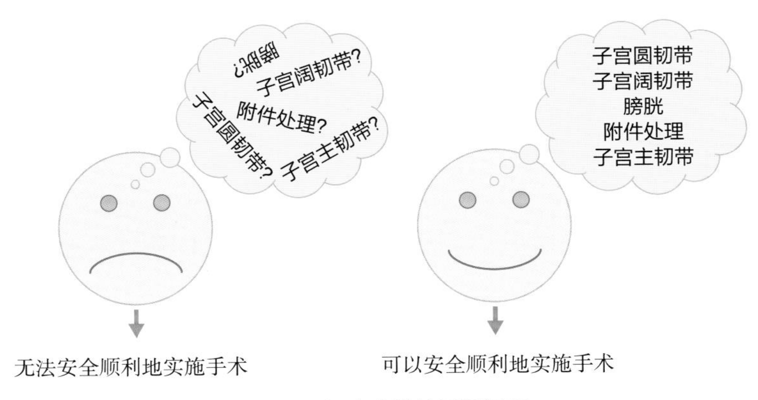

图7-3　语言表述的灵活运用

增强自信

通过语言表述来解读手术，对自己的知识和技术的自信便会随之提升。自信的提升将会成为进一步成长的动力。

表 7-1 札幌医科大学妇产科 TLH 的语言表述

手术流程	主刀医生	第一助手	第二助手	器械护士	巡回护士
准备	绑腿套，铺无菌单，无菌单下垂覆盖整个手术范围 23 cm 的 Maryland 型 LigaSure（美敦力公司生产的高级双极手术器械），Opti4 铲形电刀，双极设置 将 LigaSure 和双极钳放置于 mayo 器械台上 将 Opti4 铲形电刀的电极插入主机面板左侧孔中	设置摄像模式，连接气腹管 设置光源	坐于患者两腿间	器械护士站于患者左侧，器械台和 mayo 台均置于术者左侧位置	FT10 主机置于患者左侧 冲洗泵也置于患者左侧 患者手臂合拢 吊塔在患者的右脚边，显示器副屏在患者的左脚边。双极脚踏放于术者左脚处 5 mm 的 Covidien 戳卡 3 枚，12 mm 的戳卡用于镜头。也可用于 23 cm 的 Maryland 型 LigaSure Opti4 铲形电刀，双极钳 cut20W，coag20W，bipolar30W
导尿管插入			尿道口用碘伏消毒，插入导尿管		
举宫器放置			用膀胱钩和肌肉拉钩牵拉暴露阴道 用长镊子夹持碘伏棉球消毒手术部位。用 Martin 钳或鼠齿钳牵拉子宫颈。用套装中的白色探针确认宫底长度，插入举宫器		

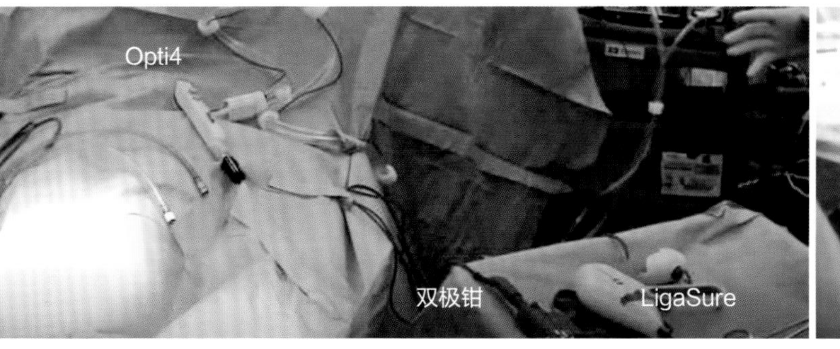
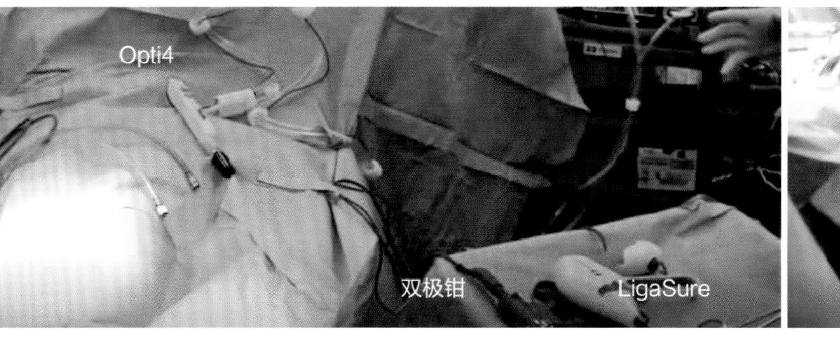

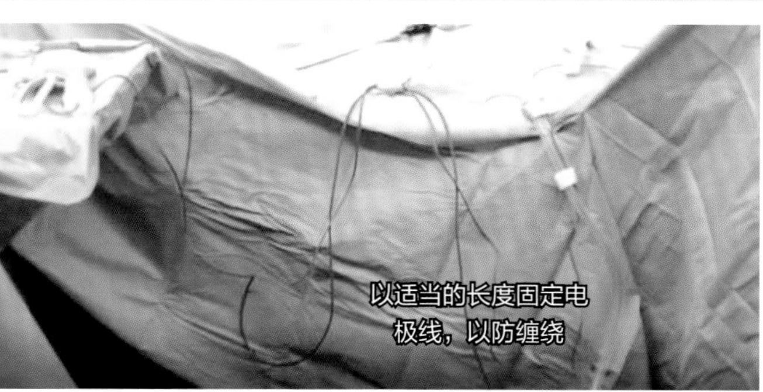

续表

手术流程	主刀医生	第一助手	第二助手	器械护士	巡回护士
插入脐部戳卡	用 2 把短 Kochel 钳抓住脐底部 手术刀切开皮肤皮下组织和白线组织，Mechen 剪刀打开腹膜 插入 12 mm 戳卡，丝线固定，建立气腹 （如上述的戳卡置入困难，则用 2 个肌肉拉钩辅助置入）	辅助抓持 剪断丝线		将短 Kochel 钳 2 把、手术刀、Mechen 剪刀依次递予术者。将 12 mm 镜头、戳卡、丝线、剪刀递予术者及第一助手	依照指示打开气腹 高流量 设置气腹压为 8 按“开始”键录制视频
戳卡插入	0.75% 罗哌卡因局部阻滞，手术刀切开皮肤皮下组织和白线组织 插入 2 枚 5 mm 戳卡（左，正中）	0.75% 罗哌卡因局部阻滞 手术刀切开皮肤皮下组织和白线组织 插入 5 mm 戳卡（右）		0.75% 罗哌卡因、手术刀、戳卡依次准备	
腹腔内探查	左手持 INAKI 钳子，右手持 Opti4 铲形电刀	左手扶镜，右手持肠钳 腹腔内全面探查		递予左述的器械	
头低臀高位	头低臀高位直到小肠抬起，把小肠摆到右上腹部。分离乙状结肠的生理粘连处。注意不要切开腹膜	分离粘连时用钳子抓住乙状结肠并给予一定的牵拉力			检查确认患者周围情况

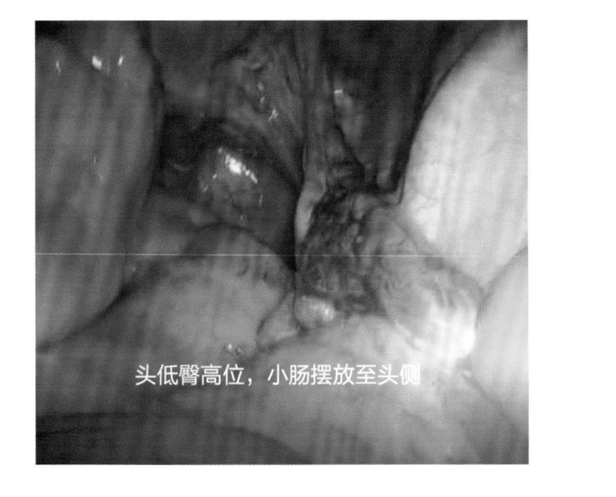
头低臀高位，小肠摆放至头侧

右侧子宫圆韧带	用左手钳牢固地夹持住右侧子宫圆韧带，用 LigaSure 于子宫圆韧带中央部位切断	与术者相同深度钳夹右侧子宫圆韧带外侧，钳子夹持的方向也与术者夹持方向一致	把子宫向左侧头侧推举	递予术者 LigaSure	
子宫阔韧带	用左手钳牢固地夹持右侧骨盆漏斗韧带的卵巢附近部位，向左侧戳卡方向牵引。沿右侧骨盆漏斗韧带至髂总分叉部使用 Opti4 铲形电刀（凸面向右）长距切开子宫阔韧带前叶（仅切开膜）。注意不要切及膜下脂肪和小血管。沿骨盆漏斗韧带切开腹膜后使得随后的骨盆漏斗韧带处理变得容易	轻轻夹持住子宫阔韧带前叶外侧，向 2 点方向牵拉使得膜组织保持适度的张力	将子宫向左推，并稍向前屈		
展开后腹膜	牢固夹持住右侧骨盆漏斗韧带，向上牵拉暴露右侧子宫阔韧带后叶，使用 Opti4 铲形电刀（凸面向右）短距切开子宫阔韧带内的疏松层次，从膜内将脂肪拨向外侧，展开膜和脂肪间的疏松层。检查确认输尿管，切开输尿管外侧组织（Latzko 入口）。要求助手夹持住输尿管外侧组织，将疏松间隙切开。就这样沿输尿管腹下筋膜向足侧展开间隙，可自然地暴露识别子宫动脉 如果深部区域难以展开，则在子宫阔韧带后叶上切开一个约 3 cm 的洞，用左手钳牢固夹持住膜组织，向 10 点方向牵拉，进行同样的展开间隙的操作	向外侧推挤结缔组织，轻轻地夹持脂肪。适当地向外侧腹侧牵拉，以能显露疏松层为度，疏松剥离层次消失后，再不断地重新夹持，重新显露层次	将子宫向左推，并稍向前屈		

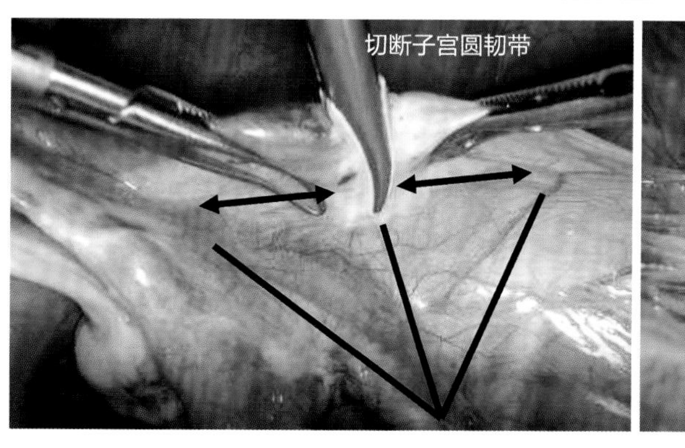

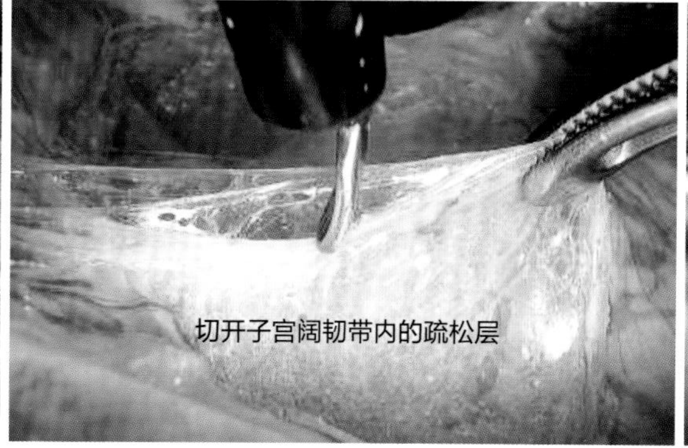

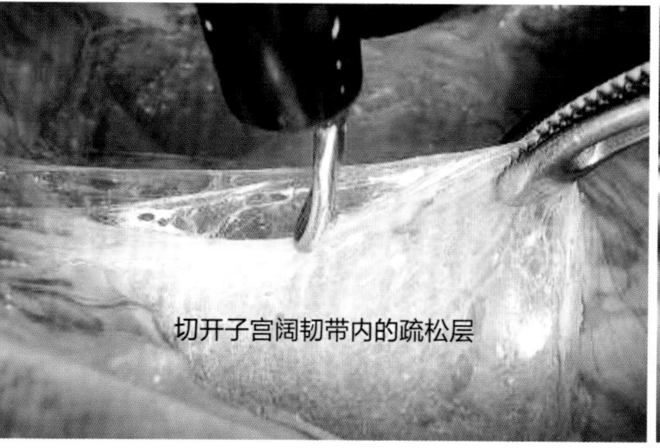

续表

手术流程	主刀医生	第一助手	第二助手	器械护士	巡回护士
左侧子宫圆韧带	用左手钳牢固地夹持住左侧子宫圆韧带，用LigaSure于子宫圆韧带中央部位切断	与术者相同深度钳夹左侧子宫圆韧带外侧，钳子夹持的方向也与术者夹持方向一致	把子宫向右侧头侧推举	递予术者LigaSure	
子宫阔韧带	轻轻夹持子宫阔韧带前叶外侧，向10点方向牵引，使膜紧绷。沿左侧骨盆漏斗韧带至髂总分叉部使用Opti4铲形电刀（凸面向左）长距切开子宫阔韧带前叶（仅切开膜）。注意不要切及膜下脂肪和小血管。沿骨盆漏斗韧带切开腹膜后使得随后的骨盆漏斗韧带处理变得容易	牢固地夹持住左侧骨盆漏斗韧带的卵巢附近区域，向右侧戳卡方向牵引	将子宫向右侧推，并使其稍向前屈		
展开后腹膜	向外推挤结缔组织，轻轻抓持脂肪。适当地向外侧腹侧牵拉，以能显露疏松层为度，疏松剥离层次消失后，再不断地重新夹持，重新显露层次。检查确认输尿管，展开输尿管外侧（Latzko入口），就这样沿输尿管腹下筋膜向患者足侧，用Opti4铲形电刀（凸面向左）做短距切开，可以自然地暴露识别子宫动脉 如果深部区域暴露困难，则在子宫阔韧带后叶上开一个约3 cm的洞	牢固地夹持住左侧骨盆漏斗韧带，向2点方向牵拉。后叶开孔后则用右手钳牢固夹持膜组织，并向2点方向牵拉	将子宫向右侧推，并使其稍向前屈		

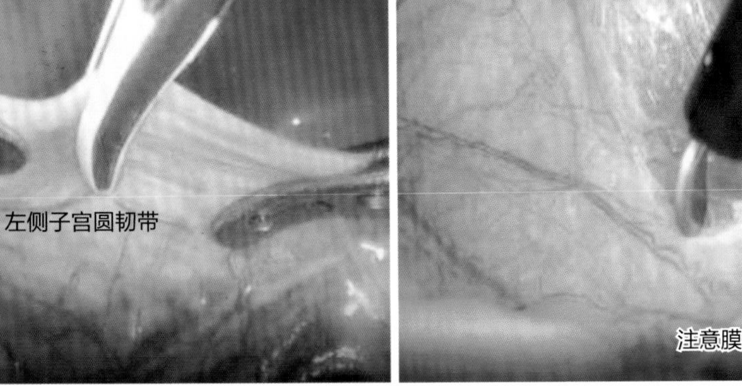

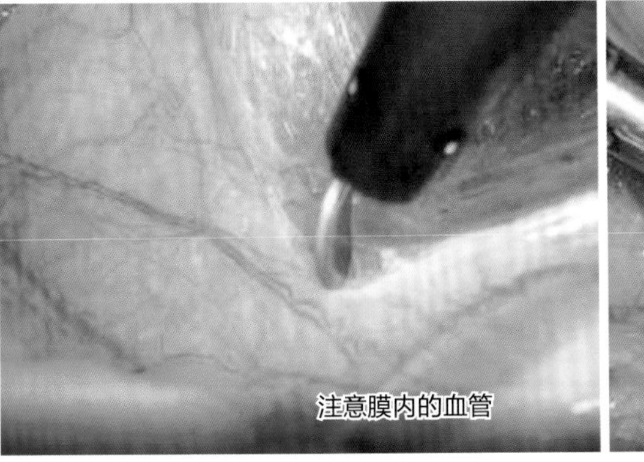

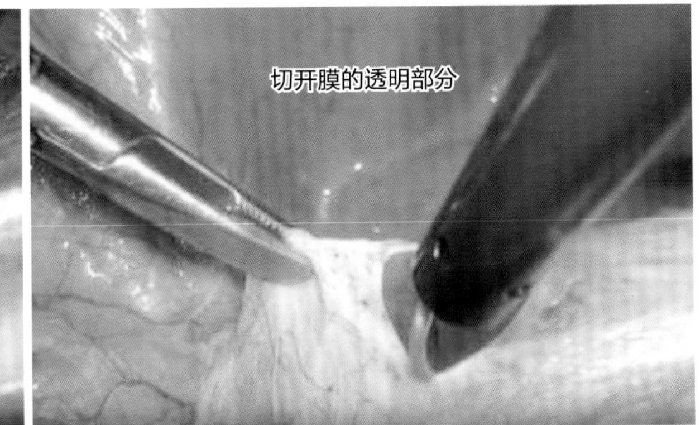

膀胱子宫陷凹

轻轻地夹持住膀胱侧的腹膜，用Opti4铲形电刀（凸面朝向膀胱）从左或右短距切开腹膜，使左右相连。用力向12点方向牵拉膀胱侧腹膜，力度以显露疏松间隙为宜。用Opti4铲形电刀（凸面朝向膀胱）短距切开疏松层次。就这样不断变换左手夹持疏松层的位置进行膀胱剥离。膀胱脚内有小血管走行，若有出血，用LigaSure左右向止血处理

将宫颈稍微向背侧压，如果膀胱的边界不明显时，夹持住子宫侧的膜组织并向头侧牵拉，能较容易地显露剥离层次

使子宫稍微后屈并将其推向头侧。处理左侧时把子宫推向右侧头部，处理右侧时把子宫推向左侧头部

通过牵拉显露疏松层次

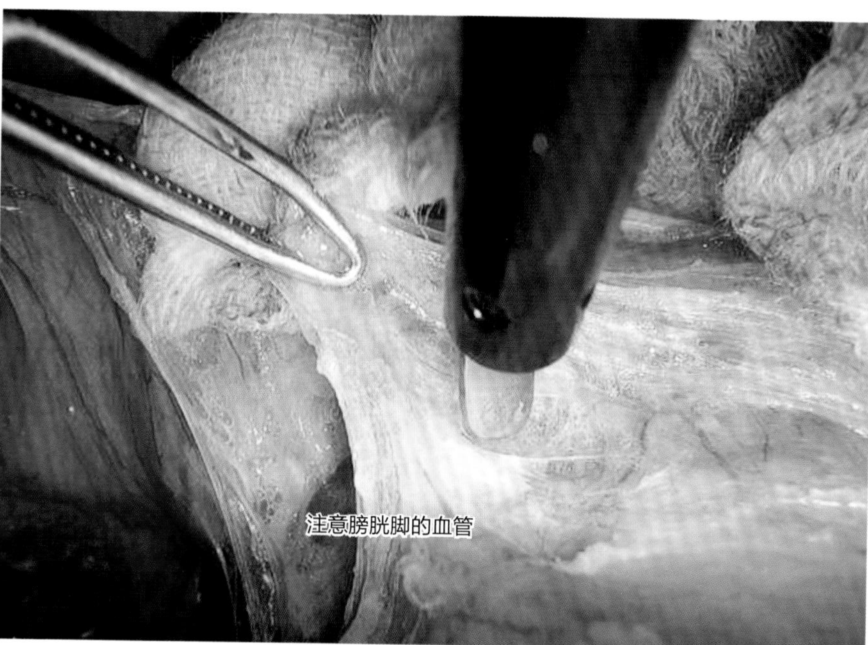

续表

手术流程	主刀医生	第一助手	第二助手	器械护士	巡回护士
切除右侧卵巢时	从子宫阔韧带后叶裂孔打开腹膜，并向骨盆漏斗韧带方向切开腹膜（左手钳轻轻夹持并牵拉腹膜），切开子宫阔韧带前叶腹膜以暴露卵巢动静脉 LigaSure 垂直于血管，分别凝固血管末梢侧和中枢侧各 1 次，第 3 次在中间切断	牢固地夹持右侧骨盆漏斗韧带的右卵巢下部，向腹侧牵拉	使子宫前屈并将其推向左侧	将 LigaSure 递到术者右手	
保留右侧卵巢时	需要保留卵巢的情况下，左手钳夹持住右侧输卵管向腹侧牵引，由卵巢侧开始使用 LigaSure 离断右侧输卵管系膜 用 LigaSure 离断右侧固有韧带。于右侧固有韧带末梢侧、中枢侧分别凝固 1 次，第 3 次在中间切断，与后叶切开的孔连接（左手钳夹持固有韧带子宫侧）	夹持住右侧卵巢	使子宫前屈并将其推向左侧	将 LigaSure 递到术者右手	

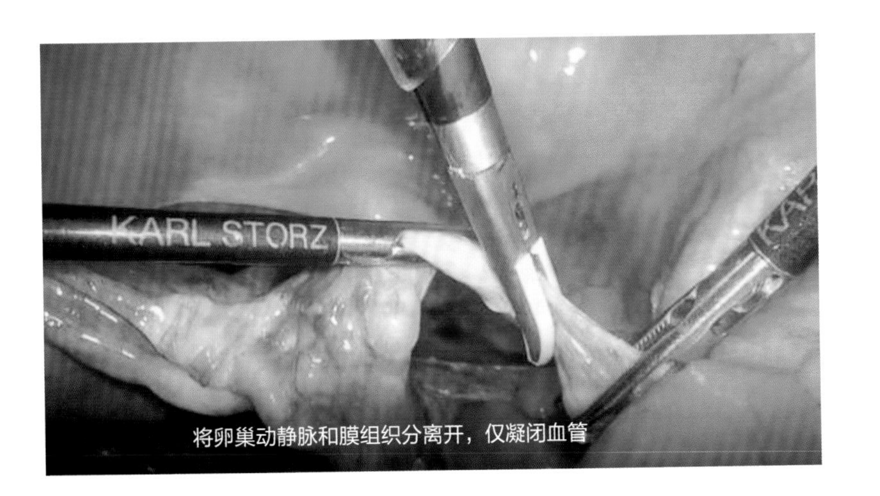

将卵巢动静脉和膜组织分离开，仅凝闭血管

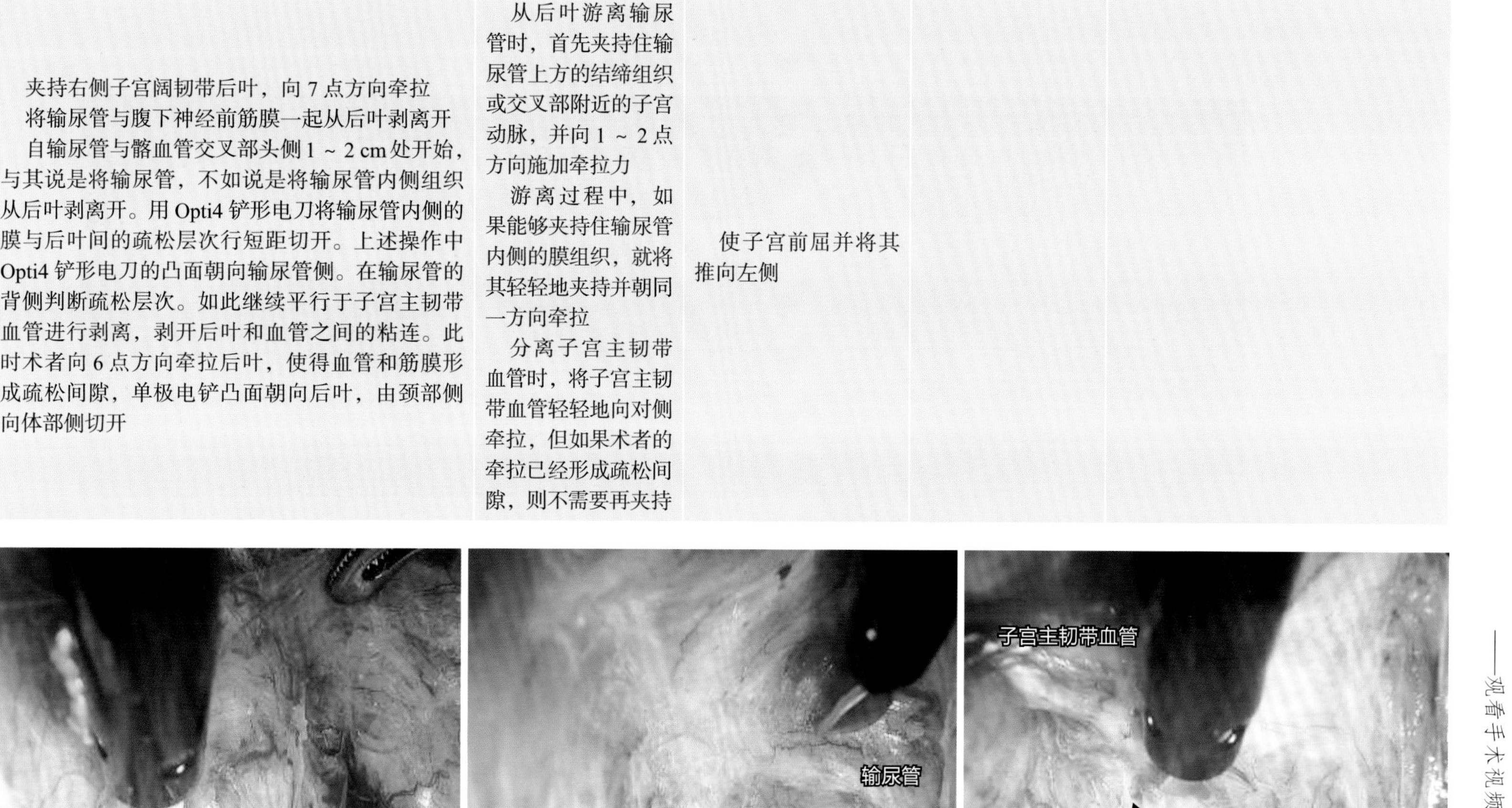

右侧输尿管游离	夹持右侧子宫阔韧带后叶，向 7 点方向牵拉 将输尿管与腹下神经前筋膜一起从后叶剥离开 自输尿管与髂血管交叉部头侧 1 ~ 2 cm 处开始，与其说是将输尿管，不如说是将输尿管内侧组织从后叶剥离开。用 Opti4 铲形电刀将输尿管内侧的膜与后叶间的疏松层次行短距切开。上述操作中 Opti4 铲形电刀的凸面朝向输尿管侧。在输尿管的背侧判断疏松层次。如此继续平行于子宫主韧带血管进行剥离，剥开后叶和血管之间的粘连。此时术者向 6 点方向牵拉后叶，使得血管和筋膜形成疏松间隙，单极电铲凸面朝向后叶，由颈部侧向体部侧切开	从后叶游离输尿管时，首先夹持住输尿管上方的结缔组织或交叉部附近的子宫动脉，并向 1 ~ 2 点方向施加牵拉力 游离过程中，如果能够夹持住输尿管内侧的膜组织，就将其轻轻地夹持并朝同一方向牵拉 分离子宫主韧带血管时，将子宫主韧带血管轻轻地向对侧牵拉，但如果术者的牵拉已经形成疏松间隙，则不需要再夹持	使子宫前屈并将其推向左侧		

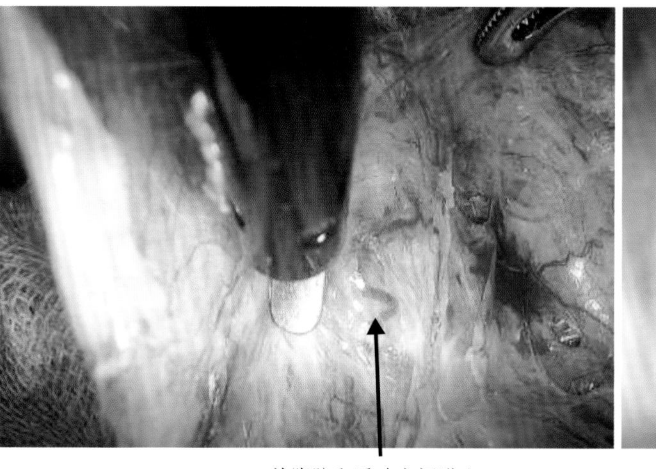

从脂肪和后叶之间进入

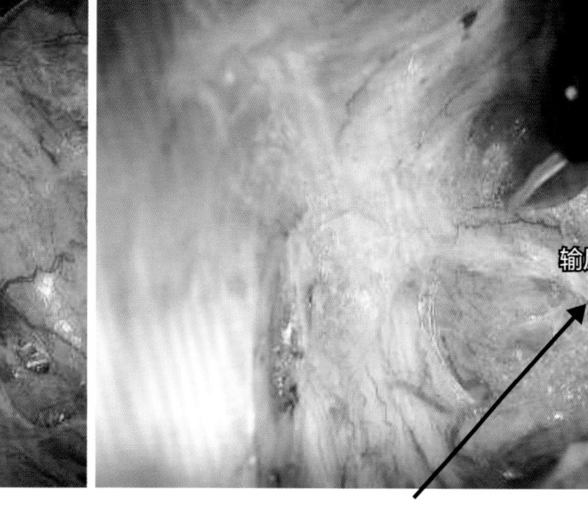

使输尿管内侧的膜贴在输尿管上一起游离

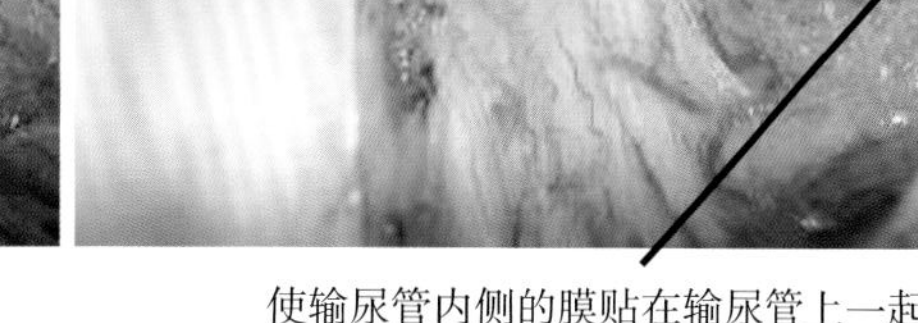

对膜组织施加牵引力以在血管和膜之间产生疏松层

续表

手术流程	主刀医生	第一助手	第二助手	器械护士	巡回护士
切除左侧卵巢时	从子宫阔韧带后叶裂孔打开腹膜，并向骨盆漏斗韧带方向切开腹膜（左手钳轻轻夹持并牵拉腹膜），切开子宫阔韧带前叶腹膜以暴露卵巢动静脉 LigaSure 垂直于血管，分别凝固血管末梢侧和中枢侧各 1 次，第 3 次在中间切断	牢固地夹持骨盆漏斗韧带卵巢下部，向腹侧牵拉	使子宫前屈并将其推向右侧	递送 LigaSure	
保留左侧卵巢时	需要保留卵巢的情况下，右手钳夹持住左侧输卵管向腹侧牵引，左手持 LigaSure 由卵巢侧开始离断左侧输卵管系膜 换为右手持 LigaSure，离断左侧固有韧带，于左侧固有韧带末梢侧、中枢侧各电凝 1 次，第 3 次在中间切断，与后叶切开的孔连接（右手钳抓持卵巢）	夹持固有韧带的子宫侧	使子宫前屈并将其推向右侧	递送 LigaSure	

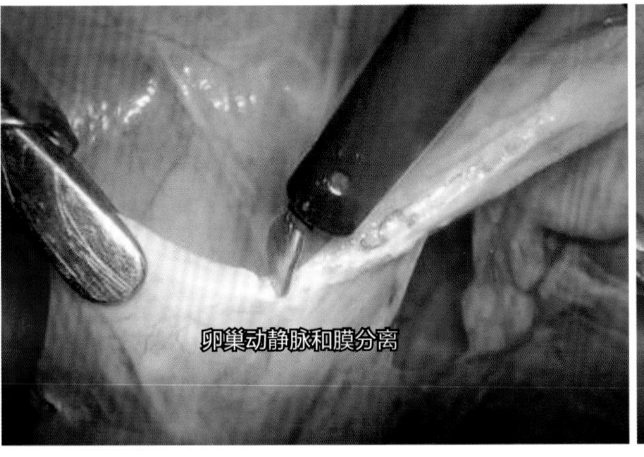

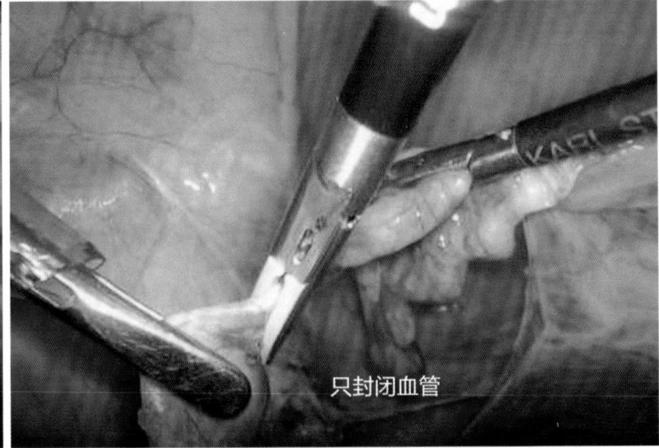

左侧输尿管游离

将输尿管与腹下神经前筋膜一起从后叶剥离开

自输尿管与髂血管交叉部头侧 1 ~ 2 cm 处开始，与其说是将输尿管，不如说是将输尿管内侧组织从后叶剥离开。术者夹持住输尿管上方的结缔组织或交叉部附近的子宫动脉，并向 10 点方向施加牵拉力。用 Opti4 铲形电刀将输尿管内侧的膜与后叶间的疏松层次行短距切开。

上述操作中 Opti4 铲形电刀的凸面朝向输尿管侧。在输尿管的背侧判断疏松层次。如此继续平行于子宫主韧带血管进行剥离，剥开后叶和血管之间的粘连。此时术者向 6 点方向牵拉后叶，使得血管和筋膜形成疏松间隙，单极电铲凸面朝向后叶，由颈部侧向体部侧切开

游离输尿管时要牢固夹持住子宫阔韧带后叶，向 4 点方向牵拉。剥离子宫主韧带血管筋膜时，夹持子宫圆韧带切断部位，向画面右侧牵引，确保子宫左侧的术野

使子宫前屈并将其推向右侧

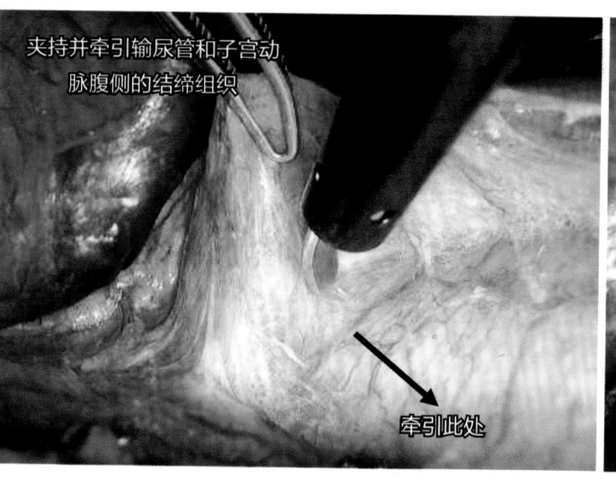

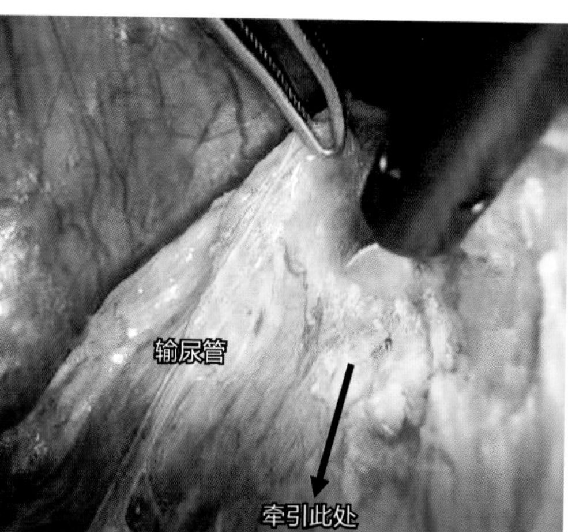

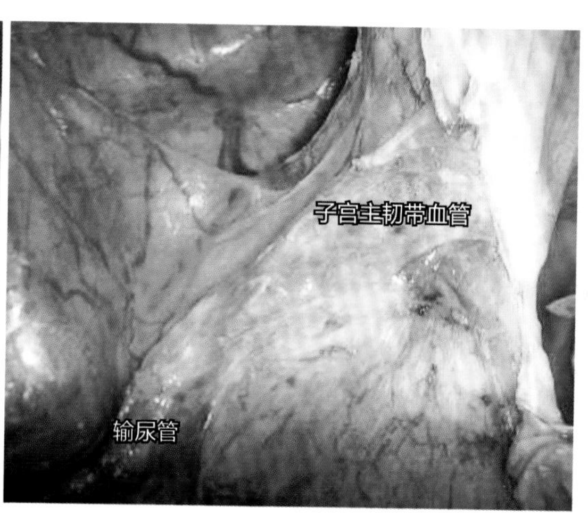

续表

手术流程	主刀医生	第一助手	第二助手	器械护士	巡回护士
子宫骶韧带	通过上述操作，将输尿管游离至子宫动脉交叉处，然后将后腹膜切开至子宫骶韧带，用 LigaSure 切断左右子宫骶韧带	使用器械推挡附件，保证术野空间	使子宫前屈，确保子宫后方的术野	递送 LigaSure	
左侧子宫主韧带	再次检查确认输尿管的走行 处理的高度是输尿管隧道近端 1.5 ~ 2 cm 处 左手钳从下方支撑子宫主韧带血管 先用 LigaSure（凸面朝向阴道）对准备切断处进行 1 次电凝处理，此处的两端再各电凝 1 次，第 4 次再进行切断。接着，使 LigaSure 凸面朝向宫颈方向，不切入颈管筋膜，沿着颈管，切开到子宫骶韧带处理的高度	夹持左侧子宫主韧带断端向术野右侧（助手戳卡侧）牵拉，以保证术野清晰	向右侧头侧推举，保持子宫伸直	递送 LigaSure	
右侧子宫主韧带	再次检查确认输尿管的走行 处理的高度是输尿管隧道近端 1.5 ~ 2 cm 处 主韧带血管由助手从下方挡住保护 先用 LigaSure 对准备切断处进行 1 次电凝处理，此处的两端再各电凝1次，第4次再进行切断。接着，使 LigaSure 凸面朝向宫颈方向，不切入颈管筋膜，沿着颈管，切开到子宫骶韧带处理的高度	用右手钳从下方挡住子宫主韧带血管	向左侧头侧推举，保持子宫伸直	递送 LigaSure	

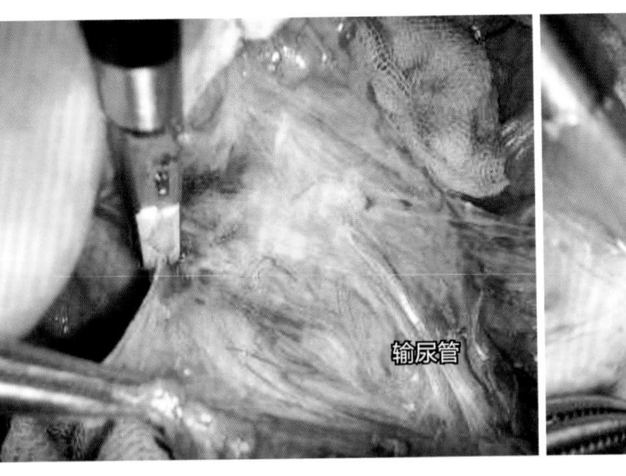

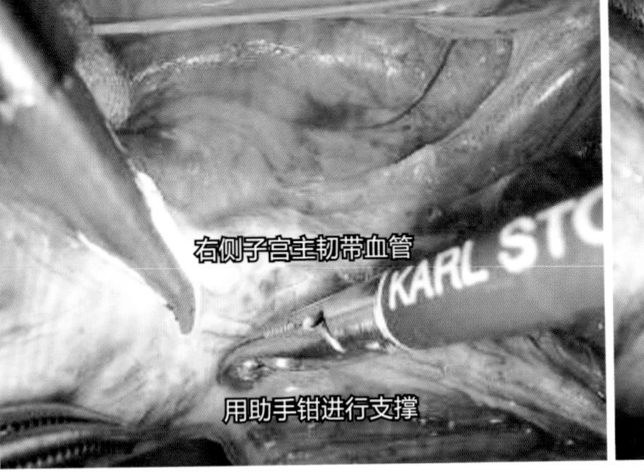

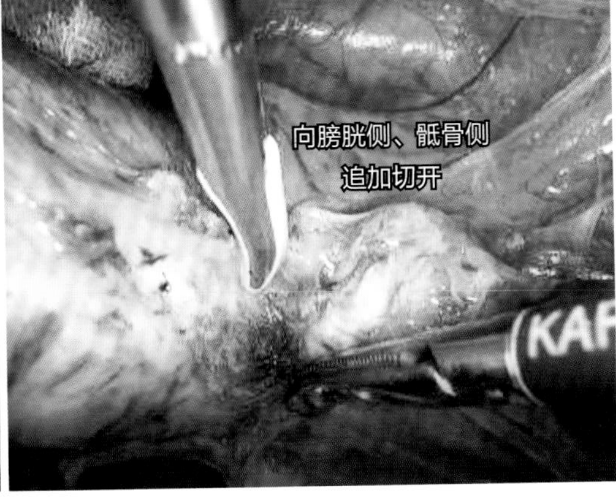

阴道切开准备	调整举宫杯位置，将杯的前端伸入阴道前壁		拔出举宫器，插入 Vagi 管（译者注：TLH 专用的一次性举宫杯）	递送 Vagi 管	请术者确认 Vagi 管的型号
切开阴道	使用 Opti4 铲形电刀从 12 点处切开阴道前壁，开放阴道。 用 LigaSure 将阴道筋膜和黏膜分为两层进行切断，由 12 点逆时针方向切开至 6 点。左手用 Portio 钳夹持阴道壁组织，顺时针转动 用 LigaSure 将阴道筋膜和黏膜分为两层进行切断，由 12 点顺时针方向切开至 6 点。左手用 Portio 钳夹持阴道壁组织，逆时针转动	将子宫体牵引至头侧，避免下垂 阴道左侧切开时，将宫体向右侧头侧方向牵拉，使子宫拉直 阴道右侧切开时，将宫体向左侧头侧方向牵引，拉直子宫	把 Vagi 管推入阴道 阴道切开后，将管口前端与开放部对齐，轻轻推入 使管口前端与阴道开放部对齐，继续轻轻推入	把 LigaSure 交到术者右手	
子宫标本取出		准备照相	膀胱拉钩和肌肉拉钩在阴道内牵开阴道。用 Muzo 双钩钳抓住宫颈部并取出标本 如果取出困难可以用 Cooper 剪刀将其剪碎 子宫取出后自 12 点处剖视		用生理盐水纱布包裹子宫标本

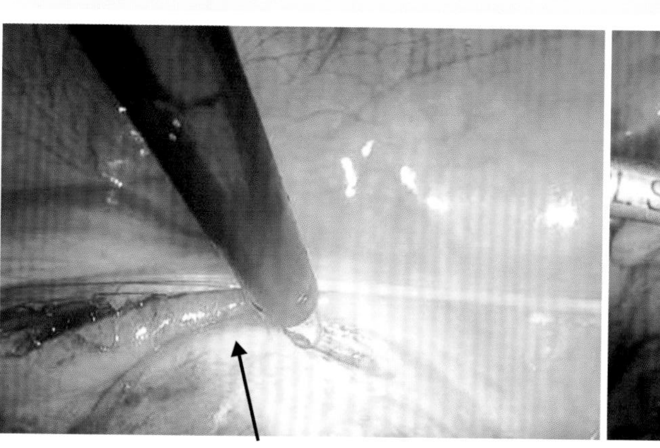
举宫杯的前端

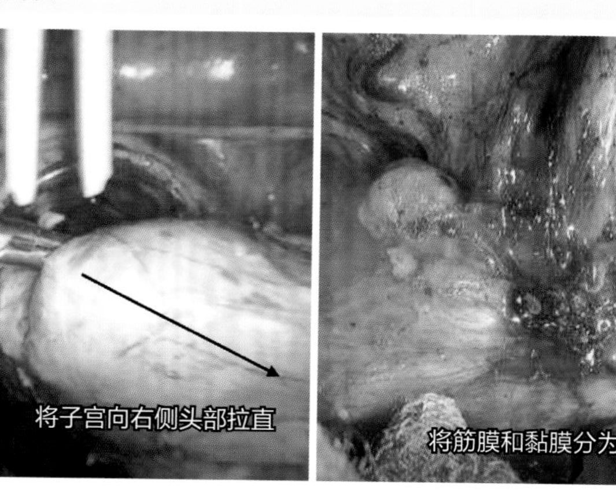
将子宫向右侧头部拉直

将筋膜和黏膜分为两层切开

续表

手术流程	主刀医生	第一助手	第二助手	器械护士	巡回护士
阴道缝合	缝合前充分冲洗 在阴道断端右侧端Z字缝合1针（3点方向筋膜和阴道黏膜Z字缝合）。断端左侧端也Z字缝合1针。中间部分单针间断缝合。将筋膜和黏膜进行可靠的全层缝合。 缝线变短不够使用的时候，用左手钳夹线，拔出左侧戳卡进行针线更换。钳子夹住新的针线，从戳孔插入钳子并插入戳卡	如果直肠下落则用器械挡住直肠；膀胱下垂的话同样挡住膀胱 如果处于空闲状态的话，可以帮忙剪线 使用腔镜拍照	从Vagi管置入30 cm长的0号Vicryl CT-1缝线 或者使用30 cm的0号V-Loc缝线 保留Vagi管	准备2根30 cm长0号Vicryl CT-1缝线。如果需要使用0号V-Loc缝线，需要进行确认 准备腹腔镜剪刀 准备好需要更换的针线	对子宫进行称重
冲洗	冲洗		取出Vagi管		

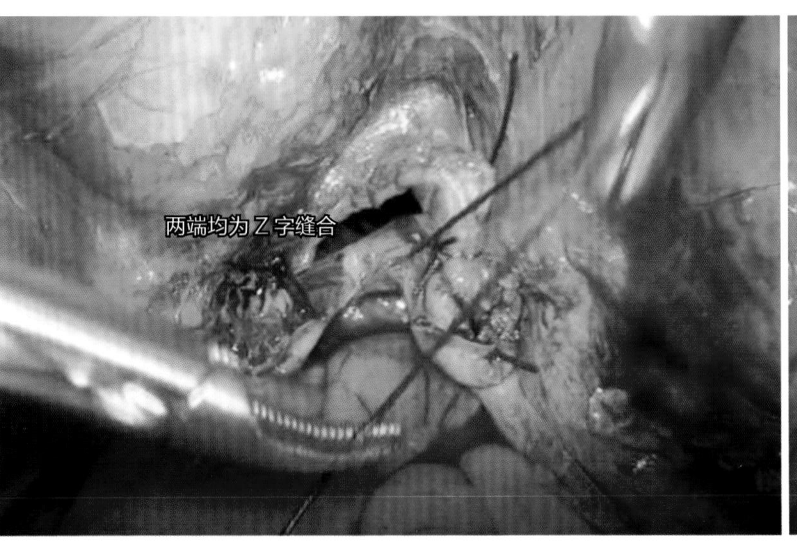

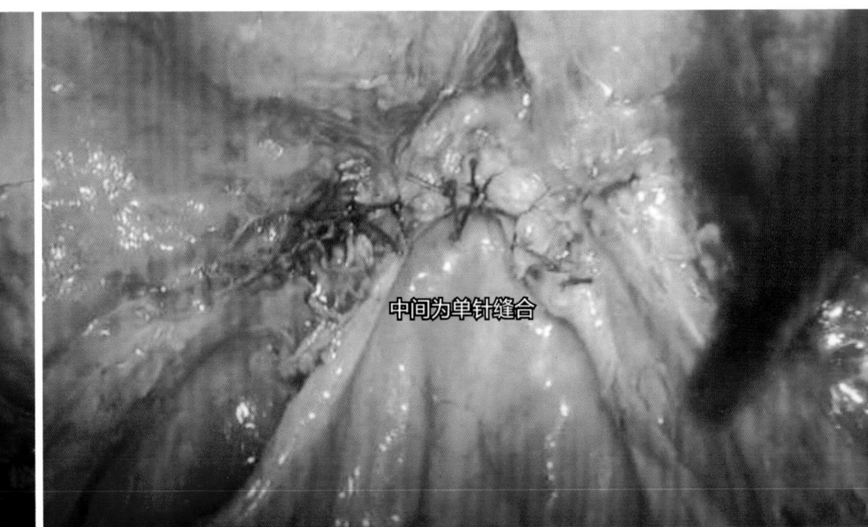

缝合腹膜	使用 30 cm 长 2-0 的 Vicryl CT-1 缝线缝合腹膜。缝线从左侧戳卡放入盆腔。自右侧向左侧连续缝合断端腹膜	牵拉缝线		准备 30 cm 长 2-0 的 Vicryl CT-1 缝线 准备持针器	
防粘连剂	需要时使用				随时听候指示
拔掉戳卡	拔去戳卡后，切口用双极电凝止血。从右侧→中间→左侧依次进行				
关闭气腹	在内镜观察下取出肚脐穿刺孔戳卡				
关腹	用 2 把 Kocher 钳提拉脐部戳孔，用 5/8 弧圆针 Vicryl 缝线缝合 使用 4-0 PDS 缝线缝合真皮 使用 3M steri-strips 免缝胶带贴附切口				

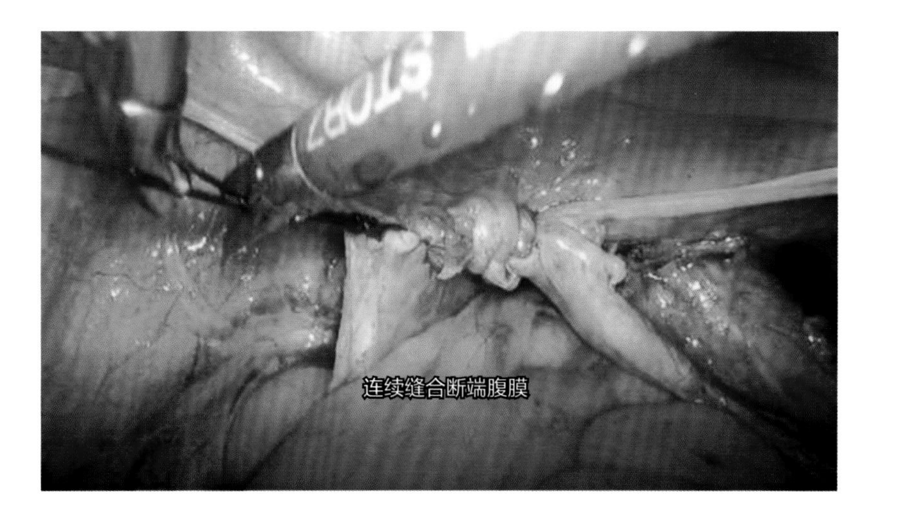

来自指导医生和团队成员的反馈

通过语言表述，能够将自己对手术的理解共享给周围的指导医生和团队成员。通过相互间的适当的反馈，团队合作的默契程度也会提高。

客观地感受手术的进阶

完成语言表述之后，在自己的手术技能进阶的过程中不断对其进行修改是很重要的。通过修改语言表述的文件，可以客观地感受到自己手术技能的进步。

结束语

当今，腹腔镜手术已经不再是“特殊的手术方法”，而是“普通的、日常的技术”，每个人都必须掌握腹腔镜手术。为了有效地学习腹腔镜手术，研习手术视频并将其进行语言表述是非常重要的。

随着腹腔镜手术的普及，人们可以一边反复观摩手术视频，一边进行手术学习。不仅是腹腔镜手术，整个手术教学都取得了巨大的进步。

通过对手术进行语言表述，不仅在团队内、医院内，甚至是医院间的技术传播也能顺利进行，从而有效地将教育效果惠及更多的人。

参考文献

1） 長井辰哉．熟練術者のTrifectaを可及的に損なわないための教育システムの構築～開放手術，ミニマム創手術を次世代に伝えることは可能なのか．Jpn J Endourol. 2018; 31: 27-31.

2） 小林泰之．手技の言語化～技術認定制度に合格するために～．泌尿器外科．2017; 30: 1087-90.

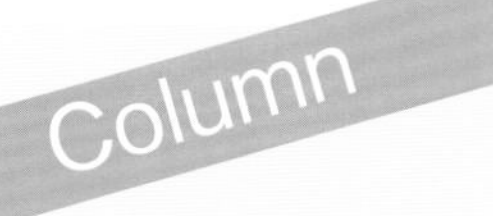

“语言表述”在学习中的重要性

在地方医院工作到第7年的时候，我才开始腹腔镜手术的训练。由于院内没有腹腔镜手术的指导医生，为了学习腹腔镜手术，我委托在国内研修的两位医生拿到了专家的视频，每天反复观摩进行研习。虽然当时还没有意识到“语言表述”的概念，但我认为如果从当时就开始试着对手术进行语言表述的话，或许能更早掌握腹腔镜手术。由于身边没有腹腔镜手术的指导医生，所以我的学习方式是反复观摩专家的视频，随后在实际手术中尽可能地模仿专家的操作进行手术。但是，由于我无法通过请指导医生或专家来点评我的手术并进行复习，因此在手术技术的进阶上耗费了很长时间。鉴于我的这些经验，我衷心地希望本书的读者能够完全吸收本章的知识，以更高效地掌握腹腔镜手术。

第8章 能量器械的安全使用

札幌医科大学妇产科教研室　玉手雅人

要　点

- 了解电刀的原理。
- 了解电刀的临床效果和不良事件。
- 了解电刀以外的能量器械。
- 根据术式和操作需要合理选择能量器械。

我们日常使用的能量器械大致可分为单极、双极（包括高级双极）和超声波凝固切开装置。根据术者的技术、疾病、摘除的脏器、本机构的政策和成本效益，选择并组合各种设备，就可以安全地进行手术。特别是电刀，1926年由脑外科医生H.Cushing和电气工程师W. T. Bovie开发并应用于临床，最初用于脑肿瘤的手术，迄今为止已经有将近100年的历史。我们在享受能量器械的这些益处时，不能忘记由于操作不当和知识不足所带来的并发症。

在本章中，将阐述能量器械的原理和不良事件的发生机制。每个术者都有各自独特的手术理念和器械使用方法。因此，本章的作用并非提醒“必须执行”的规则，而是旨在减少由于“不知道”而引发的能量器械相关并发症，并希望对大家的手术理念的进一步提升有所帮助。另外，笔者有幸在北海道大学消化器外科Ⅱ的渡边祐介医生的指导下，取得了美国胃肠道与内镜外科医师学会（Society of American Gastrointestinal and Endoscopic Surgeons，SAGES）的外科能量应用基础（Fundamental Use of Surgical Energy，FUSE）项目的资格认证。

step 1：了解电刀的原理

从根本上去理解电刀原理是非常困难的，因此，本书刻意多做了一些图表，以便于读者的理解。

我们日常使用的“用电刀烧灼 = Burn，Cautery”这句话其实并不十分恰当。切开和凝固是通过Electrosurgical Generator（电外科发生器）/ Unit（ESU）产生的高频电流传递到手术电极（Electrodes）时产生的焦耳热和电弧放电来实现的。因此，并非是通过将电刀本身加热到高温来进行操作的（表8-1）。

表 8-1 以前的手术器械和现在的电刀的区别

以前的手术器械 ※ 组织中没有电流通过		现在的电刀 ※ 组织中有电流通过
Cautery	Electrocautery	Electrosurgery
烧灼器	电烧灼器	电刀
手术使用通过火焰来加热的器械	用电加热器械破坏组织	通过向人体施加的交流电进行组织的切开和凝固

电刀的优点是，既具有止血功能，又可进行活体组织切开，不需要特殊的设备就可以使用，也不需要熟练掌握就可以操作。可问题由此产生，正因为从一开始就能轻易上手，所以没有机会接受使用前的安全教育。

我们将ESU连接到50/60 Hz的室内商用电源，转换为300000 ~ 500000 Hz后输出（图8-1）。由于是高频电流，虽然不会发生触电危险，但会产生噪声和泄漏电流。通过ESU转换的高频电流（交流电）流向电刀的电极头，流动的电流再流向对极板。换句话说，形成闭合回路是非常重要的。如果没有保持闭合回路，就会出现有害事件。也就是说，通过将从ESU输出的高频电流在电刀尖端active（=放大）和在对极板dispersive（=分散），形成回路（图8-2）。

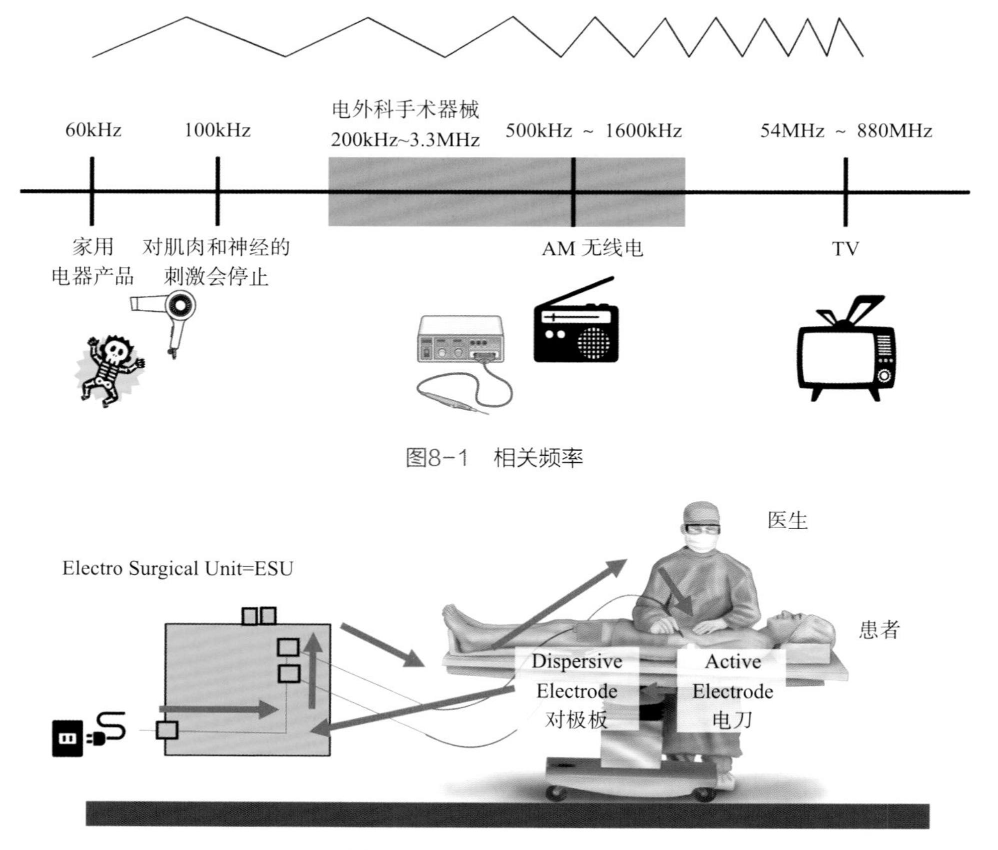

图8-1 相关频率

图8-2 形成闭合回路很重要

电和热

焦耳热是电流流过导体时产生的热量。它是细胞内离子之间，大分子蛋白质与阴离子之间碰撞的总和，由摩擦能量产生（图8-3）。ESU的输出功率（W）=电流（A）×电压（V）。电流是单位时间内的流动的电荷量，单位是A（安培）。电压是推动电流克服阻抗（=电阻，单位是Ω）的力，单位是V（伏特）。根据欧姆定律，U=IR，$P=U^2/R$。和雷击地面的原理一样，电流流向电阻低的部分。因此，在闭合电路中，电流集中在电刀的前端和切开部位之间。该部分的焦耳热使细胞内温度急剧上升，达到100℃以上。通过直接移动电刀，组织中的水分被加热，细胞因水分沸腾而膨胀、破裂（vaporization）。移动电刀时产生的连续的细胞破裂，就产生切割作用。之前所说的“用电刀烧灼”这个说法不恰当，理由就在这里。

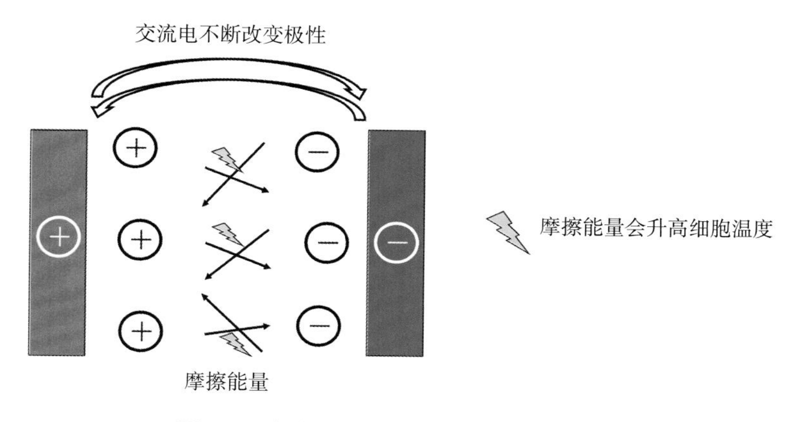

图8-3 交流电的极性变化和摩擦能量

热和组织

关于热对细胞、组织的影响，请参见图8-4。组织在40℃以内不会出现细胞损伤，但在温度上升至60℃时，约6分钟内就会因蛋白变性而造成不可逆的细胞损伤。超过100℃时，细胞内水分蒸发，组织干燥，称为干燥（desiccate）/凝固（coagulate）。当温度达到160℃时，组织变得有黏性（caramelization），当温度达到200℃时，组织发生碳化（carbonization）。我们进行手术时需要控制温度，在100℃左右组织的干燥称为white coagulation[1]，促进碳化的凝固称为

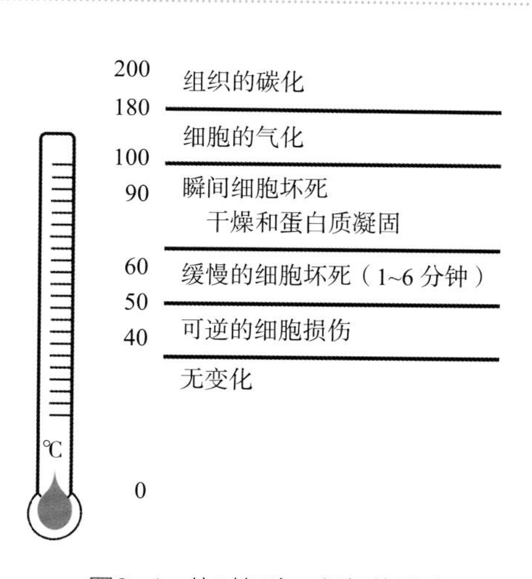

图8-4 热对细胞、组织的影响

1 白色凝固，指使用能量器械时，温度达到100℃时组织凝固，呈白色。——译者注

black coagulation[1]。对于组织来说，理想的温度是60～100℃，这是引起蛋白变性的温度。从凝固到碳化，组织反而会变脆，有时止血效果反而会降低。

电流密度

除了输出功率以外，电阻和电流密度也决定了电刀的临床效果。电阻因组织而异，组织效果则因电流密度而异（图8-5）。在具有较多细胞内液的肌肉和肝脏中，器官的电阻较低，而脂肪、皮肤、瘢痕组织和粘连组织的电阻比较高。电流密度将在后文描述，电流密度根据“电刀的形状”（电极的种类）而异，也根据“电刀的使用方式/力度”有所不同（图8-5）。建议读者学习和体会与临床效果密切相关的电阻和电流密度这两个因素。

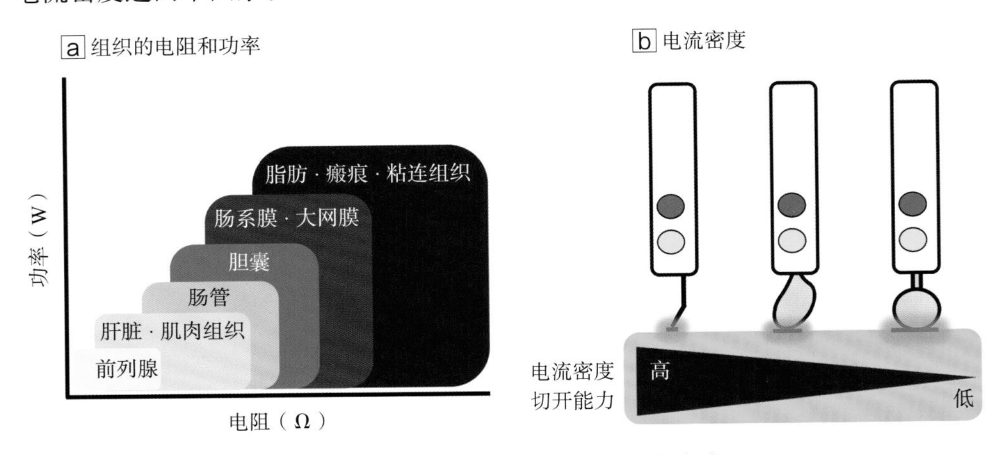

图8-5 组织的电阻（a）和电流密度（b）

接下来，笔者将对指压按钮式电刀的模式进行说明。ESU有切开（PURE CUT）和凝固（COAG）两种模式。根据ESU的种类，也可以用AUTO CUT等不同的名称来表示。 请参照图8-6所示的占空比（Duty Cycle）。切开模式由低电压的连续波形构成，凝固模式由高电压的间歇波形（大约6%）构成。根据ESU的类型，还有其他模式，被称为BLEND或DRY CUT。大多数医生将切开模式用于切开的操作，将凝固模式用于出血的电弧放电凝固（fulguration）操作。电压越高，放电越强，而放电越强，表面就会产生高温，从而发生碳化。从宏观和微观的视角来观察切口的剖面会更容易理解（图8-7）。前述的凝固模式是断断续续的波形，当然，肉眼是无法察觉的。但读者朋友们也能切身体会到，提高切开速度时所谓的“抵抗感”较多的就是凝固模式。切开和凝固的混合模式的波形为BLEND MODE，根据ESU的种类不同，混合凝固的波形也有所差别。柔和凝固虽然带有凝固的名称，但其为被控制在200V以下的低电压且连续波形的模式（图8-8）。尽管注意事项在图中列出，但妇产科手术使用柔

1 黑色凝固，指使用能量器械时，温度达到200℃时组织碳化凝固，呈黑色。——译者注

和凝固的机会是有限的，需要注意热传导的深度和通电时间，如果在滴水的同时进行操作，则必须更加注意热扩散。滴水的意义在于降低组织电阻（避开ESU的电阻感知功能）而不降低功率。由于ESU搭载了CPU（计算机的中央处理控制功能），利用这些模式进行手术，能够发挥非常稳定的性能（视频8-1：不同模式的组织变化）。在前面的解说中，介绍了电刀的机械结构、对组织的影响以及功率相关的原理。百闻不如一见，如能参加实际的hands on研讨会（指有实际动手操作训练内容的培训班），理解会更加深刻。笔者也参加过hands on研讨会，虽然笔者不擅长物理学，但却兴致盎然。现在只要时间允许，笔者也会反复参与同类的研讨会。有机会了解和手术相关的电刀知识以及设备安全使用知识是笔者的兴趣所在。对于那些因故不能参加研讨会或者必须在医院留守的同行，为了方便他们远程学习，我们制作了附有二维码的视频，供大家参考。

视频 8-1

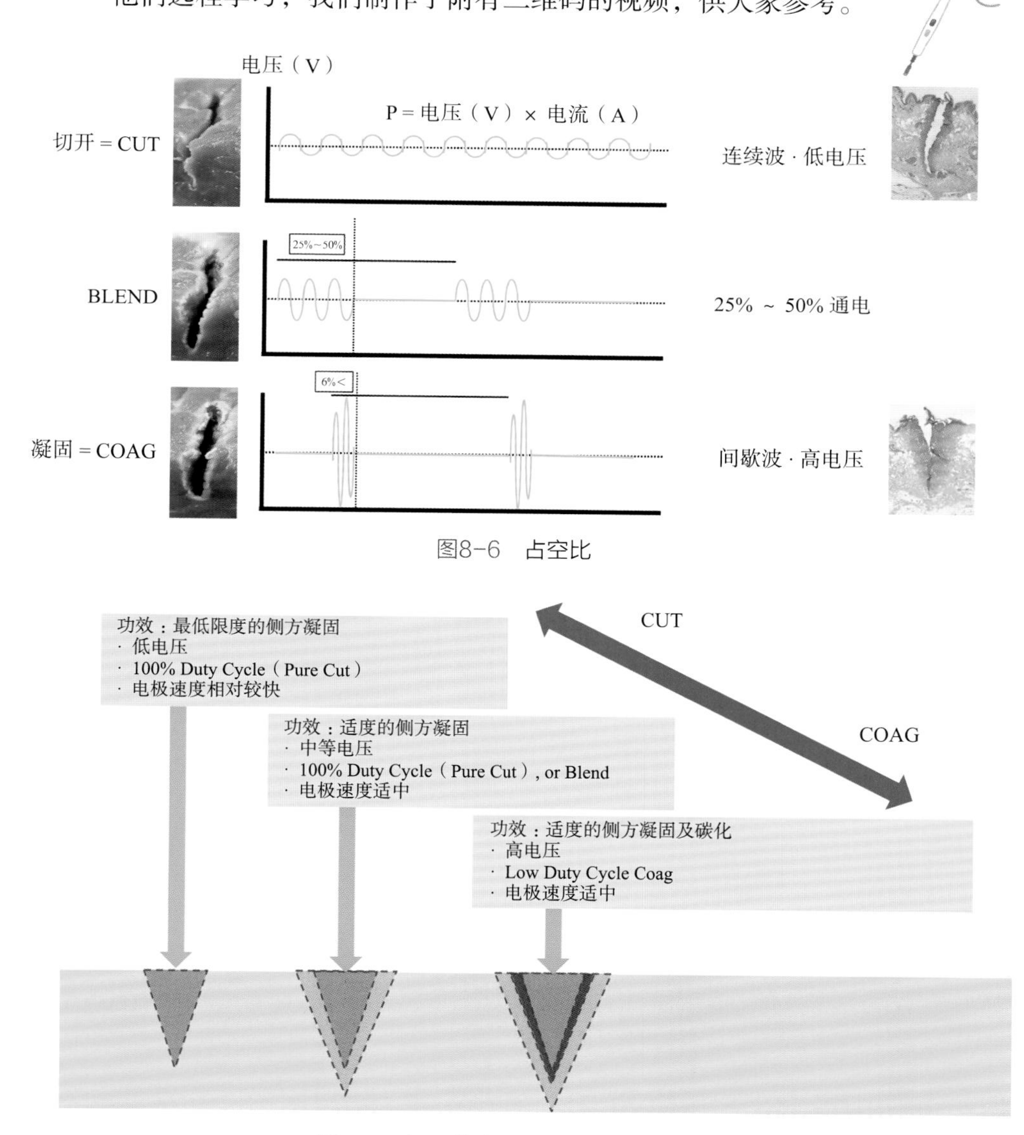

图8-6　占空比

图8-7　切开模式和凝固模式对组织的影响

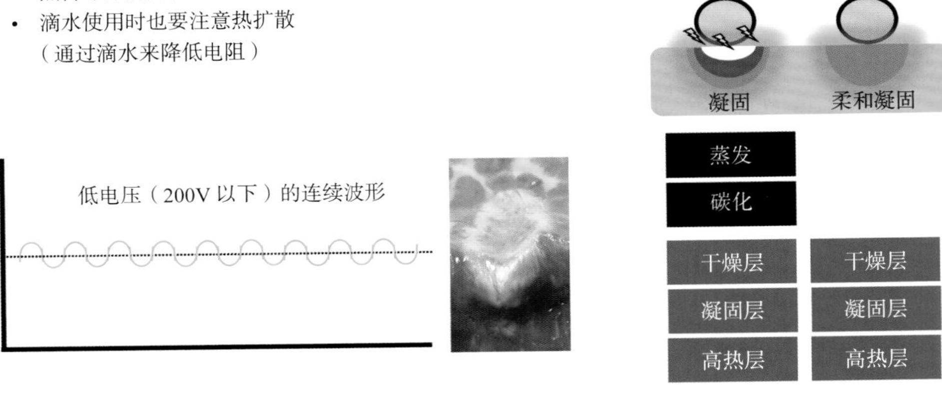

图8-8　柔和凝固=低电压凝固

step 2：了解电刀的临床效果

各位读者使用的是哪种ESU呢？使用这种ESU的理由又是什么呢？大多数原因可能是医院、教研室的政策，以及手术室的建议等，不过我想听听各位读者自己的意见。笔者在了解了电刀的原理之后，开始特别关注各种ESU设置的更改。“切开”和“减少出血”的电刀的使用方法很大程度上取决于术者，大相径庭的临床效果令人印象深刻。ESU大致可以分为如VIO这样的电压恒定型和FT10、MEGA POWER等功率恒定型。每个公司都有独特的发展历史，其产品也各具特色。

最近，笔者在观看各种腹腔镜手术视频时，会更加关注电火花闪烁（电弧放电），使用切开模式还是凝固模式，以及为什么不能切断，为什么不能止血。在进行止血处理的时候，笔者开始关注术者选择了什么样的设备。

言归正传，关于电刀的临床效果，笔者将解释用镊子进行止血操作时的电流密度的使用原理。

蜂鸣模式

想必很多人都知道“蜂鸣=Buzzing”这个词。外科手术中的“蜂鸣”是指用镊子夹住出血部位，并用电刀向镊子通电（视频8-2：蜂鸣模式的使用）。一些ESU的附属说明书中不建议使用蜂鸣模式。原因是存在烧伤术者并形成另一个闭合环路的风险。为了规避此类风险，在用止血钳进行蜂鸣模式操作时，有几点需要注意。首先不要贴近患者（另一只手不要接触患者），以免形成另一个闭

视频 8-2

合环路（图8-9）。其次，建议使用切开模式代替凝固模式。这是为了在低电压下获得均匀的止血效果（图8-10）。此外，为了使电流密度最小，务必牢牢握住止血钳，并在尽可能靠近患者的部位进行蜂鸣操作（从电刀的效果和避免术者烧伤的角度讲，不建议在握着镊子的手的上方进行蜂鸣操作），然后在电刀接触止血钳之后再按下按钮（如果先按下按钮再靠近会产生电弧放电=touch first）等（图8-10）。笔者是在做研修医生时了解到这个情况的。当时为了不妨碍术者老师的视野，笔者在按下凝固按钮的情况下、在术者的镊子还在晃动时，在其上方使用电刀，这就是为什么老师发出惨叫的原因。当时为了避免颤抖，还刻意将手臂靠近身体，固定不动。正所谓费尽心思，结果一切都适得其反（手术手套的破孔越小，电流密度越高）。

安全有效的止血方法是，紧紧握住钳子进行止血，清除周围组织液，将电刀在靠近组织附近的位置接触钳子，然后通过切开模式=连续波形进行组织凝固。回到图8-10，由于使用凝固模式的情况下是间歇波形，所以会形成如图所示的不均匀的凝固层，碳化组织附着，形成的封闭容易脱落。另外，由于凝固部位的电阻增高，因此侧向热损伤的风险增加。特别是在像喷射模式那样的高电压（4000V左右）下进行蜂鸣模式操作时，如果术者手套上有小孔，就会伴随危险，所以应该避免。

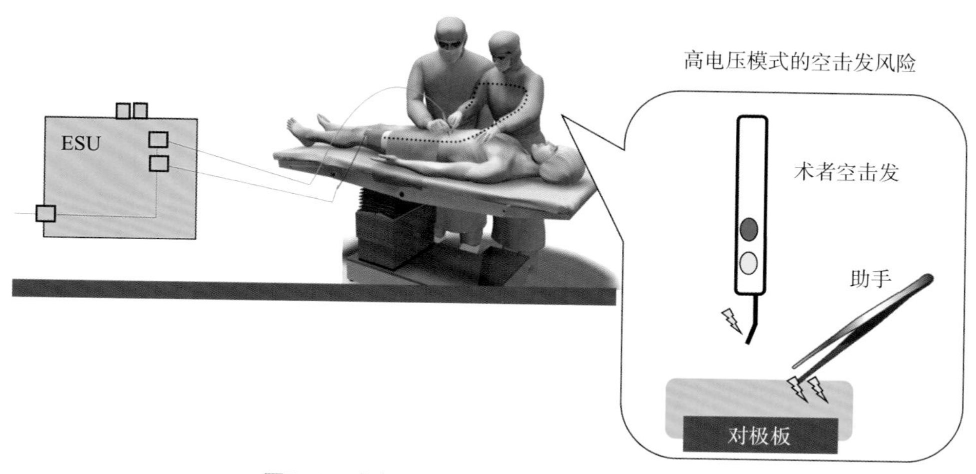

图8-9　术者不接触空击发未形成闭合环路时

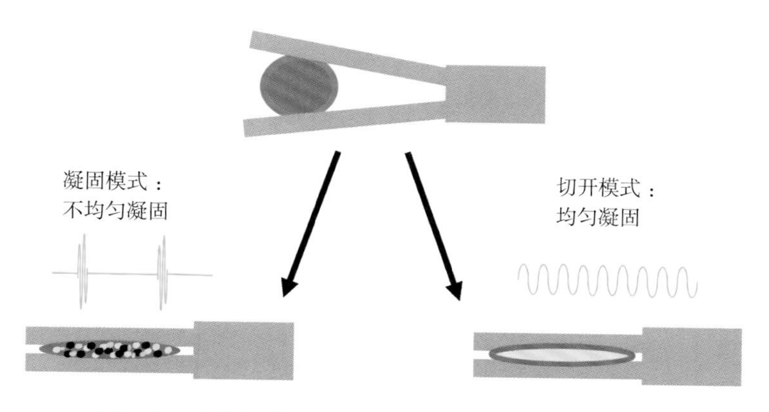

图8-10　用镊子进行止血，蜂鸣模式操作（Buzzing）

电刀的选择

接下来，我们了解一下电流密度和止血的关系。在腹腔镜手术的演讲中，经常会涉及“为什么要使用铲形（或钩形）电刀？”这样的问题，接下来笔者就从电流密度的角度来谈一谈。根据焦耳定律，组织温度的上升与电流密度（电流/面积）的平方成正比（图8-5）。换句话说，组织温度取决于刀头的形状及其使用方式。由于钩形电刀前端的面积很小，因此在短时间内以切开模式通电来分离坚韧组织时被认为是非常有效的，但当组织凝固，电阻上升时就失去了这一优势。这就是为什么当钩住组织想要切断时，如果牵引力过强，就会使周围组织凝固，从而无法切断的原因（图8-11）。此外，铲形电刀由于接触面积大，除了切开功能，还可以通过有效利用较大接触面积按压组织进行止血。笔者会根据用途使用多种电刀头，在进行子宫内膜异位症手术时，使用电钩进行抽提式动作的短时间切开模式通电，对没有粘连的结缔组织剥离时使用电铲，以钟摆式动作进行接触或无接触切开。希望读者们通过了解电流密度和模式，来采用适合相应手术的使用方法和恰当形状的刀头。

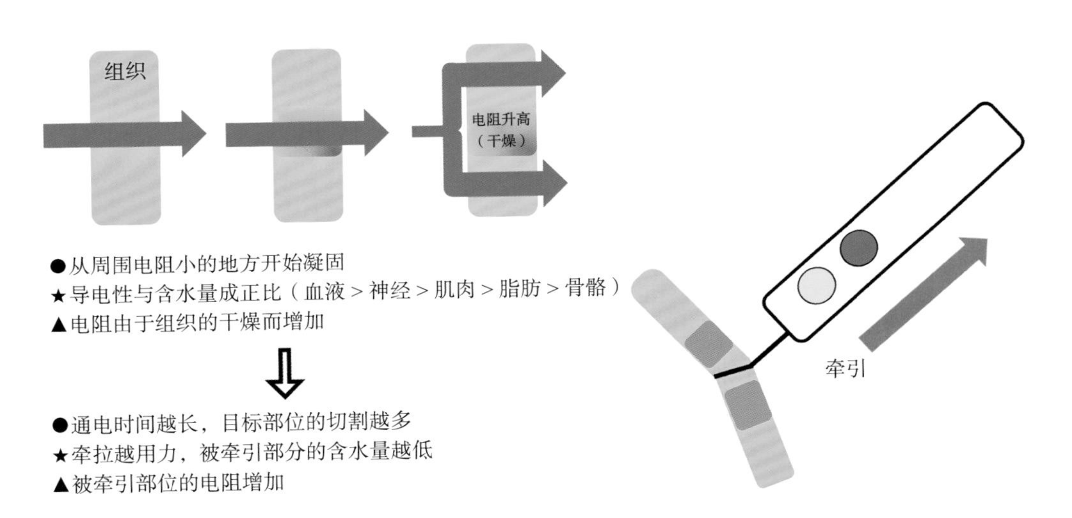

图8-11　电刀难以切开的场景（示例）

step 3：学习双极和超声波凝固切开装置

至此，我们已经对电刀和单极相关知识进行了解释。双极也需要建立闭合回路，这一点和单极相同。单极是患者的身体介于电极与对极板之间，而双极的不同之处在于两个电极间夹有组织（图8-12）。组织和双极钳之间不存在间隙，电阻也低，因此通电电压也低，而且还有周围组织热损伤少的优点。应该注意的是所谓的“蘑菇现象”，这和前述的电钩切开相同（图8-11）。电流流过电极间夹持的组织，产生焦耳热，开始出现蛋白变性、细胞脱水。接着组织开始干燥、凝固，由于没有水分，组织电阻上升。这样一来，电流就会流向电阻更低的部分，从而向侧方扩散，这就可能造成周围组织、脏器的热损伤。为了将这种“蘑菇现象”降到最低，LigaSure、Enseal、BiClamp等高级双极配备了组织电阻（resisitance）和温度反馈功能，以及间歇调制功能（modulation）。由于具有自动停止功能，温度几乎不会上升到100℃以上，因此可以在不碳化的情况下进行white coagulation，有的还附带切开功能。除此之外，针状双极和宫腔镜等也具有此项功能，但本章就不进行赘述了。此外，刀头形状和夹闭组织的方式（棘轮）也是选择的重要标准。

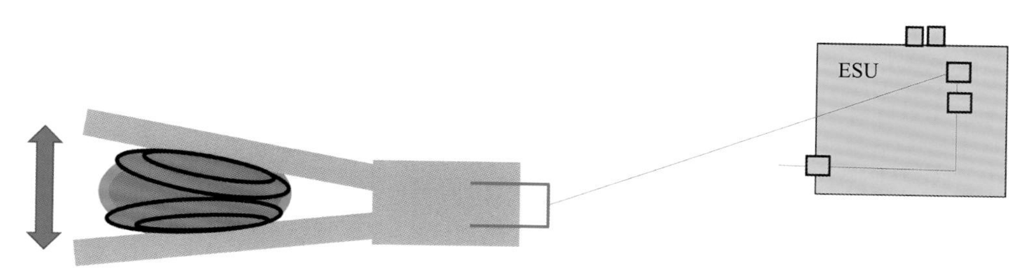

- 温度上升扩散至全部组织
- 发生干燥，电阻增加
- 电流像气球一样扩散至电极周围
- 侧向热损伤因激发时间的延长而扩散

图8-12　双极

超声波凝固切开装置

关于超声波凝固切开装置，由于它是通过超声波振动产生的摩擦热来进行凝固和切开的手术装置，因此与电刀有根本的不同。该装置由作为主机的发生器以及手控组件组成。主机将交流电电能通过换能器转换为机械能，用柱体将振动传至刀头，使之产生超高频（23000 ~ 55500 Hz）振动。该超声波振动使工作刀头产生往复运动，组织被夹持在刀头与组织垫之间，使组织产生摩擦热而凝固和离断。

通过反复振动的刀头将局部组织的弹性伸展到超过极限，从而进行机械性的切开，并且可以通过术者手部控制刀头施加的压力加以控制。另外，凝固是由刀头振动产生的摩擦热使生物组织中的蛋白产生热变性从而闭合管腔状（血管等）结构而产生的。和高级双极最大的区别是，刀头附近会产生“空洞化气泡效应”。由于气泡是在刀头附近局部产生的，因此机械损伤作用集中在发生点附近的可能性很高。刀片的形状是直线的话，会在前方发生空洞化，如果是弯曲的形状，则会在前侧方发生空洞化。在利用超声波凝固切开装置进行游离操作时，周围组织并没有被封闭，而是通过空洞化气泡展开，这就是这种效应的结果。

设备的选择

关于究竟是使用双极还是超声波凝固切开装置，要根据处理的部位、血管直径、形状、输出方式和速度等来决定。这里之所以没有说明能不能处理几毫米的血管，是因为根据手术时的条件（组织电阻、周围的液体、矢量等）和密封的偏差不同，处理的可能性也不同。由于说明书提供的终究是在一定条件下的实验数据，所以还是以实际的临床和医生的经验来保证安全。希望和技术高超的医生使用同样的设备的心情固然重要，但对手术的患者来说，最重要的是使用设备的术者。更多的相关详细信息有很多论文和产品说明书可供参考，我认为，了解的越多，选择的乐趣就越大（表8-2）。

表 8-2　高级双极和超声波凝固切开装置

种类	名称	特点
高级双极	LigaSure	棘轮型组织夹闭，连续波
	Enseal	侧向热损伤小，血管封闭耐压性高
	BiClamp	输出功率高且快，间歇波
超声波凝固切开装置	Thunderbeat（搭载双极）	同时搭载双极
	Harmonic	弯曲形刀头且有涂层
	Sonicision	直线形刀头，无绳

本表只列出了最有名的和平时不被关注的部分特点，详细情况最好参见说明书。

step 4：了解不良事件发生的机制

视频 8-3

较使用原理，笔者将对不良事件的发生机制进行更详细的解说（表8-3）。不良事件有的是由对极板引发的，有的是由电流迂回引发的，还有的是由电极引发的。让我们来看一下第一个，由对极板引发的。虽然我们贴附对极板的机会可能很少，但笔者认为这很重要，因为这是与其他医护人员共享的知识范畴。首先要对贴附部位和不完全贴附等情况进行理解。对极板（dispersive electrode）类似于活动电极（active electrode），将小接触面积（small contact area）/高电流密度（high current density）/高热效应（high thermal effect）产生的能量转换为大接触面积（large contact area）/低电流密度（low current density）/低热效应（low thermal effect），起到形成回路的作用（图8-13，视频8-3）。因此，不应将其用于小儿手术的切割，因为均匀、大范围的贴附是很重要的。最近的对极板已经设计成双重类型的，使得热效应变小。根据手术部位的不同，贴附的部位也有相应的变化，越靠近术野，越能发挥电刀的能量。贴附对极板时应避开有骨头突出的部位、金属物植入部位或人工关节、瘢痕组织、毛发浓密部位、皮肤损伤/变色部位、血液循环不良的肢体，以及靠近电极/电缆和受压的部位。另外，根据粘贴的方向不同，也会发生边缘效应，使对极板边缘的热效应变强（图8-14）。

表 8-3　不良事件的发生机制

对极板	贴附部位
	不完全贴附
电流迂回	直接耦合
	绝缘不良
	电容耦合
	其他部位分流
电极	不小心通电
	直接热传导

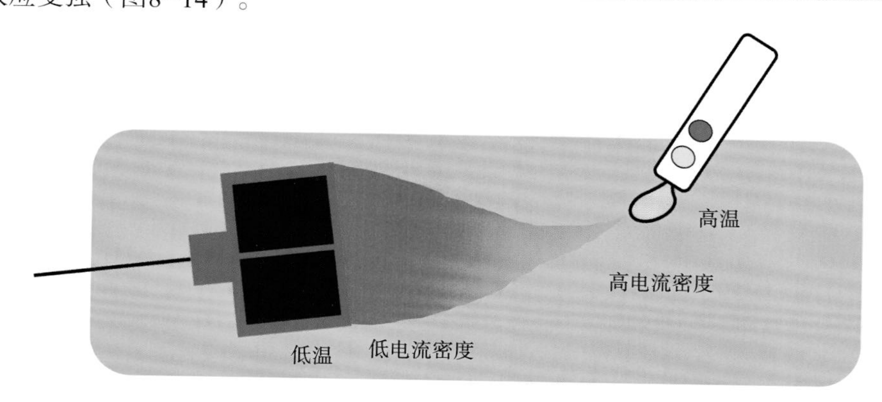

图8-13　对极板

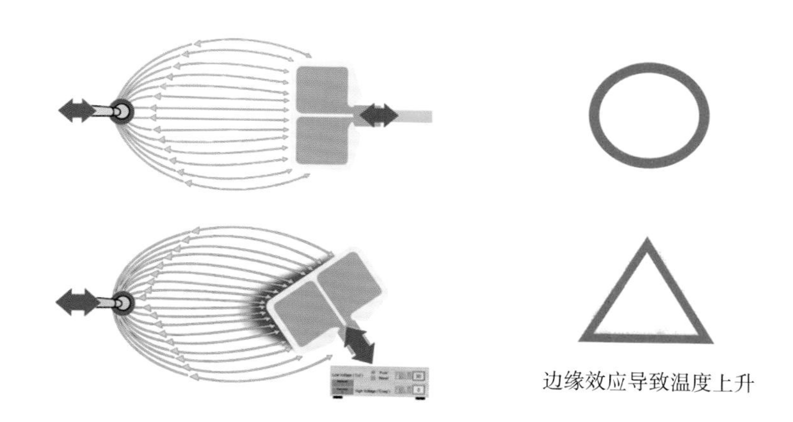

图8-14　边缘效应

视频 8-4

下腹部手术时，如果没有人工关节或瘢痕组织，建议将对极板贴附在放置电刀主机一侧的大腿上。此时，应避免用含有可燃物质的液体擦拭后再进行贴附，还应注意重新贴附以及消毒造成的液体污染等。

视频 8-5

第二，由电流迂回引起的不良事件。电流迂回包括直接耦合、绝缘不良、电容耦合、其他部位分流等。直接耦合是直接接触时发生的（视频8-4，8-5），指的是电流流向非目标组织，或在电极看不到的地方接触其他脏器导致其损伤

视频 8-6

视频 8-7

视频 8-8

（图8-15）。另外，术者的烫伤也多属于此类。在吻合钉附近使用电刀，导致迟发性吻合口漏和损伤的情况也属于这种情况。关于在视野外发生的灼伤，多是由于止血钳附着其他地方（皮肤等）而造成，也可能发生在腹腔镜摄像镜头的视野之外。腹腔镜手术中时常会发生绝缘不良现象，但大多数情况下都无法看清破损在哪里，因此推荐使用绝缘不良检测仪（视频8-6）。在step 1中也介绍过，由于破损越小电流密度越高，因此损伤也越大。电容耦合是在两个导体夹住绝缘体时产生的导电现象（图8-16）。容易发生的条件有：设定高电压波形（凝固>混合>切开）和高功率、使用开放回路（空击发）、产生高电阻（对已经凝固的组织使用）等。更容易发生的场景是把电缆绕在钳子上进行固定，使用金属和塑料制成的戳卡。另外，单孔式手术时钳子的交错和空击发很多，所以采用高电压设置模式时需要注意（视频8-7，8-8）。

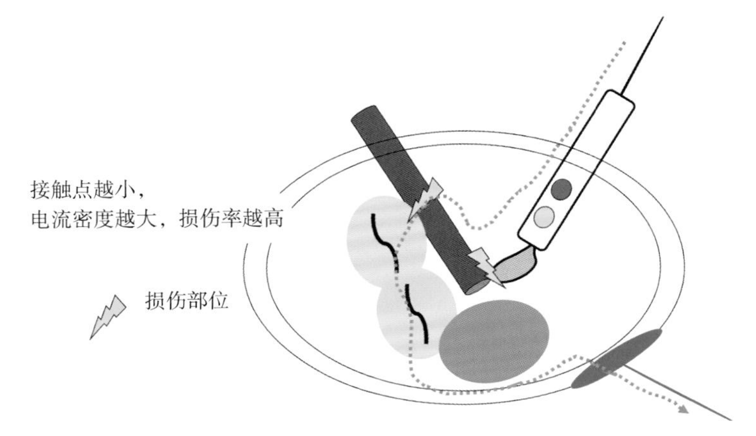

图8-15　直接耦合

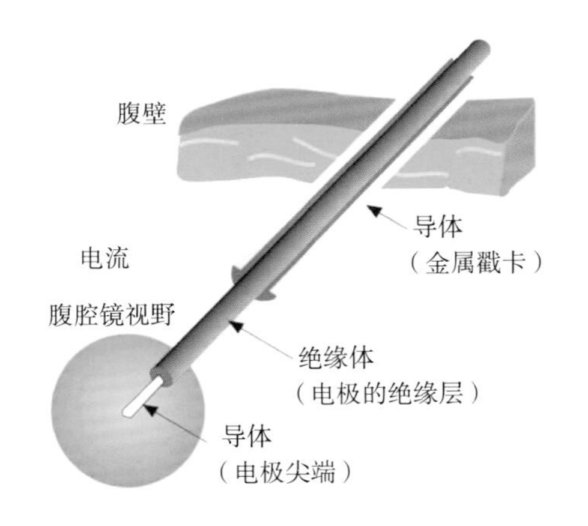

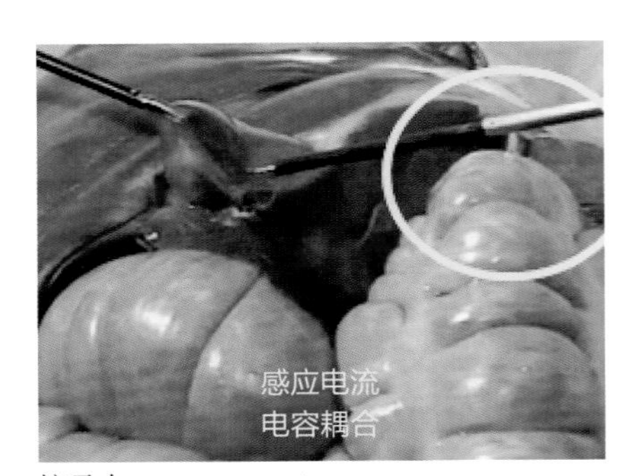

摘录自 FUSE e-learning

图8-16　电容耦合

第三，由电极引起的不良事件。多为不小心通电和直接热传导所致。不小心通电的原因可能是不小心按下按钮，也可能是靠近患者身体时按下按钮。使用的器械种类越多，发生的概率就越高，所以暂时不用的器械要尽量放在器械盒中、Mayo器械台上或绝缘垫上。另外，在熟练使用器械设备之前，如果脚踏型开关变多的话，误操作概率也就越高，所以如果对盲目输出操控感到不安的话，不妨考虑一下切换成手控模式。

关于超声波凝固切开装置，温度上升至150℃以上时，刀头自身热度的下降也需要40秒左右的时间，因此要非常小心。对短距的连续击发和空击发造成的温度上升也应注意。建议将刀头取出体外，利用生理盐水浸湿的纱布进行冷却。另外，如果刀头有烧焦的组织附着的话，温度是很难自行下降的，造成热损伤的可能性也很高。所以，此时建议用蒸馏水或生理盐水浸湿的纱布擦拭清洁器械。

step 5：尝试选择 ESU / 能量器械

视频 8-9

到目前为止，我们对电刀、双极、超声波凝固切开装置进行了介绍，那么我们该如何选择ESU/能量器械呢？虽然有重复之处，但还是有必要在此进一步阐述。

对于一般的卵巢囊肿切除手术，考虑到对卵巢皮质的损伤，使用剪刀或电刀进行锐性分离似乎更好。其在成本上也比高级双极和超声波凝固切开装置更低。在ESU参数设置时，对出血时止血损伤的热损伤深度也应予以充分考虑。

在附件切除术中，卵巢动静脉的切断是需要封闭血管的，因此推荐结扎后切断或者使用高级双极（腹腔镜手术）。结扎后切断时，不建议用电刀切断止血夹之间或结扎线之间的血管，关于理由，请参见电流密度相关的切断香肠的视频（视频8-9）。

LM

关于LM，浆膜的切开大多采用电刀或超声波凝固切开装置（腹腔镜手术）。由于目的是保留妊娠功能，所以应避免浆膜和子宫肌层的过度烧灼，比起止血能力，更需要关注在可剥离层进行精细的切开。这两类器械笔者都在使用，电刀的优点是可以识别高度变性肌瘤剥除过程中的可分离层次。但是如果不进行适当的牵引，凝固比切开更容易引起手术烟雾的增加。超声波凝固切开装置的优点是即使在不受牵引的状态下也能进行良好的切开。不过，由于会有手术烟雾，所以也需要在适当的层次进行手术，将出血控制在最小限度。

TLH

TLH的操作包括游离、血管处理和阴道的切开等要素。在游离操作方面推荐使用电刀、超声波凝固切开装置等器械，在血管处理方面，推荐使用高级双极，因此请根据费用和ESU的种类来选择。具体地说，在使用Harmonic、Sonicision、Thunderbeat等超声波凝固切开装置时，最好使用可重复使用的BiClamp进行血管封闭。相反，在使用LigaSure、Enseal等高级双极时，则采用电刀进行游离操作。

建议根据自己的技术方法（输尿管周围的操作等）进行器械的选择。关于BiClamp、LigaSure以及Enseal的使用差别，每个公司都有自己的优点和独创性设计，例如BiClamp为间歇波封闭（当使用VIO300D时），LigaSure为连续波封闭，Enseal在使用时要注意侧方的热扩散等。读者可以尝试根据自己的喜好选择设备。

step 6：规避不良事件（表 8-4）

就像很多人明明知道数学公式还是不会解题一样，即使理解了原理也很难在实际手术中应用。为此，我们有必要了解不良事件的发生方式。回顾一下自己的手术，即使没有发生事故，也很可能发生了小小的不良事件。

笔者本人在取得FUSE的证书时，亲身体验到了诸多颠覆以往常识的感受，手术也随之发生了变化。各位读者在阅读完本章之后，不仅要掌握能量器械的相关知识，还要掌握能够应用于实际临床的知识。话虽如此，有时还是会发生不良事件。

表 8-4 促进安全使用电刀的核查单

- □闭合回路和通电的确认
- □短时间、间歇性通电确认
- □充分检查手术钳
- □去除电刀上的焦痂
- □不要把电极线缠绕到钳子上
- □器械不用时放入收纳盒
- □对不良事件的理解
- □紧急手术的注意事项（戒指、起搏器、儿童）
- □对医疗专业人员的不良事件

与不恰当使用能量器械相关的不良事件主要包括出血和脏器热损伤。首先，对出血进行止血操作时不要急躁，要养成确认周围脏器安全的习惯。尤其在腔镜手术中，不宜盲目烧灼出血部位，此时比较适合用双极在识别出血部位后进行止血。像喷射模式一样的高电压放电和组织碳化形成的盖子也会成为二次损伤的原因。

其次是脏器热损伤。妇产科医生除了癌症以外有时还会因为子宫内膜异位症或妊娠分娩给同一个患者做多次手术，因此，笔者认为需要进行粘连松解的地方很多。牢固粘连的组织瘢痕化具有高电阻值，用电刀分离粘连时应力求快速，否则电流会流向电阻值低的周边脏器，引起迟发性损伤（图8-17）。可以考虑用剪刀行锐性切开或通过湿纱布润湿组织的方法来降低电阻。

笔者在术前会亲自确认对极板，并通过按钮进行电刀参数设置。根据主机和患者的身体条件调整设置，如果ESU为FT10（功率恒定型）时，从15W切开模式开始。如果感觉功率不足，就提高5W，但不会超过25W。如果是VIO300D（电压恒定型）则以切开模式20/效果2开始。此时感觉功率不足的话，效果变更为3～4。效果代表电压，简单地说就是推动电流的力。以VIO300D为例，在切开模式下，效果可设定为1～8，效果越低凝固速度越慢，效果越高则凝固速度越快。这是笔者术前的安全确认和设定的标准，除了必备的知识以外，术前进行充分精细的准备也可以避免不良事件的发生。

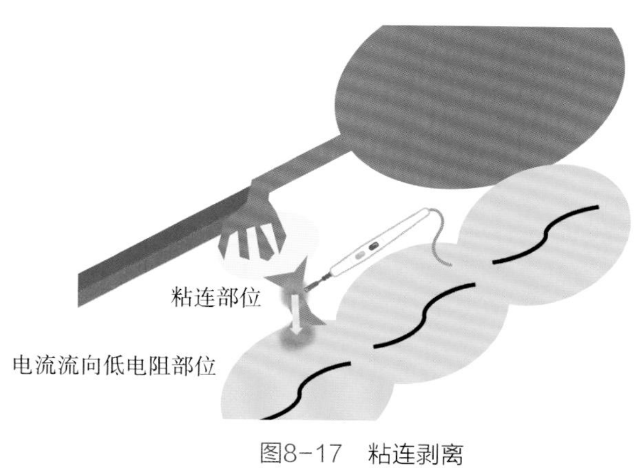

图8-17　粘连剥离

我们的安全

最后，我们要牢记一点，我们需要关注的不仅是患者，医务人员的自身安全也很重要。其中，手术烟雾中含有的“污染物质”会影响手术室的空气质量，因此推荐使用排烟装置。生物学的污染物质、微粒（碳化组织和血液）和水蒸气、潜在的病毒和细菌、化学污染物、致癌物质（丙烯醛、苯、甲苯等烟雾副产品）等会吸收入血。在美国，美国围手术期注册护士协会（AORN）也发布了使用排烟装置的建议。

手术室火灾也是不良事件之一。工作人员的电灼伤、酒精的引燃、氧气输入下的呼吸道灼伤等都属于此类情况。详情请参考独立行政法人医药品医疗器械综合机构（Pharmaceuticals and Medical Devices Agency，PMDA）的主页。

结束语

在表8-5中笔者追加了一些内容，希望对大家有用。希望大家能够参加实际的研讨会和hands on培训项目，以加深对知识理解。现在，以手术室中的On-the-Job训练为主的电刀使用教学，正在悄然转变为手术室外的以Off-the-Job训练为主的模式。今后，笔者希望能与所有矢志从事医学教育的人们一起交流学习。另外，如有任何疑问，随时联系我们。

表 8-5 电刀性能回顾

技术・控制	术者控制
• 电极的尺寸和形状 = 电刀的选择 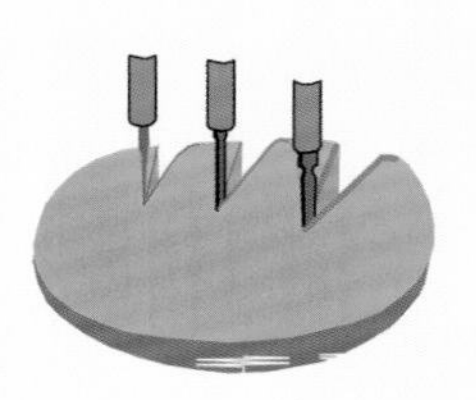	• 电极的操作方法 = 使用手法，通电时间 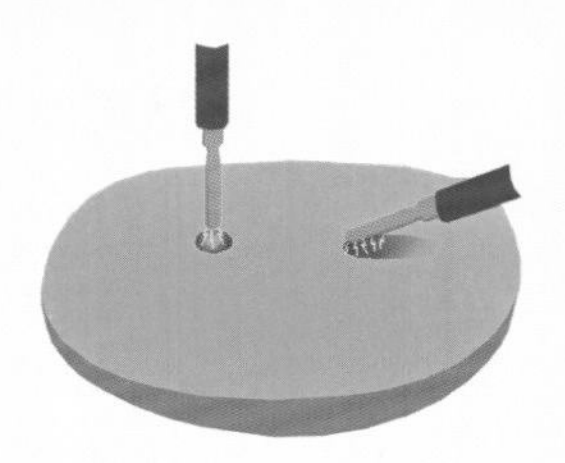
• 能量波形 = 模式和设置 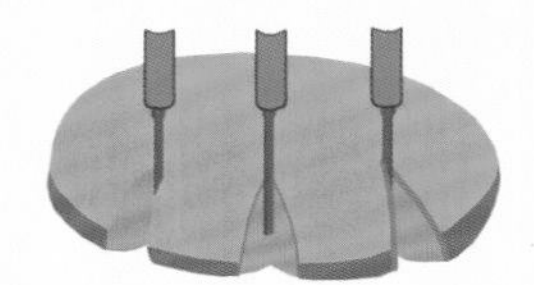	• 移动电极的速度 = 如何移动，牵拉 • 降低电阻值 = 保持尖端清洁，擦拭 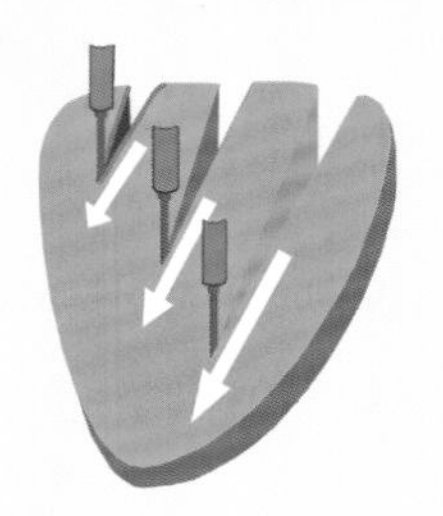

致谢

在此，向给予能量器械使用指导及日常指导的北海道大学消化外科Ⅱ的渡边祐介先生和给我提供此次执笔机会的新潟大学妇产科的矶部真伦先生表示深深的谢意。

参考文献

1）桜木 徹. わかりやすい電気メスの本：自分の武器を知る！ 東京： 金原出版； 2014. p.55.

2）Feldman LS, Fuchshuber PR, Jones DB, eds. The SAGES manual on the Fundamental Use of Surgical Energy（FUSE）. United States: Springer Press; 2012.

3）Jones SB, Munro MG, Feldman LS, et al. Fundamental Use of Surgical Energy （FUSE）: an essential educational program for operating room safety. Perm J. 2017; 21: 16-50.

4）日本外科教育研究会（Surgical Education Summit）. http://www.surgicaleducation.jp/ses.html

5）独立行政法人医薬品医療機器総合機構（Pharmaceuticals and Medical Devices Agency: PMDA）. https://www.pmda.go.jp/index.html.

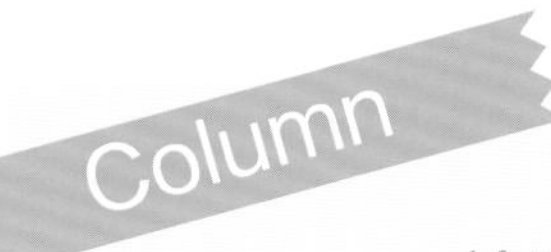

这种场面如何处置？紧急手术的应对和理论

有一天，我在家待命的时候，接到电话说："医生，有一个扭伤的患者需要急症手术，请过来。"当我到医院急诊部的时候，看到一位下级医生手里拿着截环刀站在那里，他说："患者戒指拿不下来，是不允许进手术室的。"一位平日肌肉强壮的值班医生过来帮忙，"交给我吧。"然后他就拼命地去切断戒指。

读者们经历过这样的场景吗？直截了当地说，如果有无法取下的戒指，不用剪断，只要在周围缠上纱布就可以了，这就是答案。那这是为什么呢？可以用理论来解释吗？

此外，"听说即使怀有胎儿也可以使用电刀""有刺青就要注意了"等，这些即使知道了也很少有人能明确回答其理由。为什么可以使用，对极板的位置如何，有无起搏器，有无人工植入物等都要注意。

我虽然知道答案，但是如果被问及是否百分百没问题，信心也会动摇。如果被告知"这是医院的规定"，就会退缩。我认为我在FUSE项目培训时有一个很好的习惯就是问"为什么？"

虽然回答所有问题都很容易，但还是希望大家能够回到自己学到的原理中去发现并解决这些临床疑问。

Column

与FUSE的相遇让我意识到电刀的自由和制约

当你被问到如何设置电刀时，该如何回答呢？询问各医院的外科医生、泌尿科医生、妇产科医生时，恐怕大多是"和平时一样，30～40/30吧"这样的回答。当问及为什么时，很多人都会这样回答"上级医生就是这么教的，以前就是这样的"。当然，说到这样的小插曲，我也是如此。切不开组织的时候，也会说"总觉得这把电刀切不动啊"，而从没想过为什么这么重视手术方法却还是切不动。直到有一天，笔者注意到随着了解单极的电流密度和切开部位的电阻后，很多以往的问题戏剧性地解决了。也就是说，电刀的输出功率（瓦数）会随着使用手法（电流密度）和电阻的变化而变化。

笔者以前的关注点主要集中在手术技术和手法上，而对眼前的ESU的设置却毫不在意。但是，在主刀到一定程度的时候，能够有机会参加FUSE项目，实在是一种幸运。在外科友人的帮助下，我有幸与日本这方面的先驱者，也就是FUSE项目考官渡边祐介医生（厚生劳动省医政局研究开发振兴科，北海道大学消化外科Ⅱ）取得了联络，并接受了e-learnig[1]教学。尽管是很唐突的邮件和访问，渡边医生还是很爽快地接待了我，为素不相识的我做了测试，如今这一切都还历历在目。

后来笔者（总算是）取得了FUSE证书。与所有资格证书一样，取得资格本身并不是最重要的，而在学习和理论实践中寻找真知才是意义所在。正如“teaching is learning”这句话所说，笔者正在这本书的撰写过程中向各位读者学习。

现在，对“应该如何设置？”，我会像“今天，电刀主机为××，所以让我们从CUT××（效果××）开始。术中可能随时会调整”这样回答。对于ESU的功率，考虑到患者的体格（电阻）和助手（牵拉技术掌握程度），通过单极传输所需的最小功率就足够了。从固定的功率设置中“解放”出来，感知单极功率的“自由”。

那么明明提倡“自由”，又何来“制约”呢？笔者在自己作为指导医生的角色参与手术的时候，除非有特殊指定，否则会将其设定为比较低的混合模式（不使用凝固模式）。这样就必须要施加适度的组织张力，假如组织比较干燥的话，就难切开。这并非故意刁难，而是希望有意识地通过左手的辅助钳来保证适当的反牵引张力。此外，在腹腔镜这样狭小的封闭空间中，希望初学者最低限度地使用高压模式。我希望大家能够了解不能切开的理由以及止血的正确方法。这些并非一成不变的，所以如果对切开效果感到不满意的话，那就切换到切开模式或提高功率。

巡回护士的工作越来越多，如果在不了解术者用意的情况下更改电刀的设置或更改模式，可能会令他们感到些许的不安，但没有谁规定不能改变电刀的设置。我会在医院的学习会和手术安全知识的普及方面发挥作用，以此来扩大渡边先生的教育影响力。

1 即在线学习，是一种通过互联网工具来学习或训练的方式。——译者注

第9章 手术的态度
——为了成为术者需要做的事

庆应义塾大学医学部妇产科教研室　林　茂德

要　点

- 要成为腹腔镜手术的术者，需要做的事情如下。
  - 经常思考手术时为什么需要这个手法。
  - 绘制手术流程图。
  - 准备的重要性：①知识；②技术；③环境；④工具。
  - 应对并发症的心理准备。
- 最重要的终归是对解剖的理解，形成自己的技术模式，并客观地看待自己。

作为大前提，手术始终是患者治疗的选择之一，更何况腹腔镜手术只是开腹手术、阴式手术等众多术式中的一种。如果这个大前提发生偏差，就会影响手术的质量，对患者产生负面影响。在此笔者将介绍腹腔镜手术的一些必备要素，但不仅限于手术，也包括一般诊疗中很多共通的项目。笔者在妇产科工作的第8年才第一次做腹腔镜手术，当时任职的医院一年的腹腔镜手术例数几乎为0。笔者将从通过反复试错取得的腹腔镜手术技术的经验出发阐述一些内容，以飨读者。

如何成为腹腔镜手术的术者

在进行腹腔镜手术时，如果是在大型医疗中心工作的话，可遵循的成长道路估计相对容易。也就是说，自己实现目标的过程（成为术者）是能够以具体的形式展现的。但是，在腹腔镜手术量比较少的医院里，很多情况下连具体从哪里开始都很困惑。笔者也曾有过想开展腹腔镜手术却又无法积累经验的经历。作为最初的契机，笔者参加了内镜相关企业在该地区举办的多个研讨会，并首次实际接触了干箱训练，然后在研讨会中结识了比自己技术和经验更丰富的医生，这一点非常重要。通过与这些医生建立联系，可获取手术视频、让对方观看自己的视频、寻求手术援助等。首先，我认为参加研讨会是最好的捷径。

学习腹腔镜手术过程中遇到的问题会随着成长而变化（图9-1）。总会有些事情需要时不时地解决，但是此图中描述的烦恼是每个人都会遇到的，为了解决以下所述的问题，和其他医院的医生建立可以互相交流的关系是非常重要的。

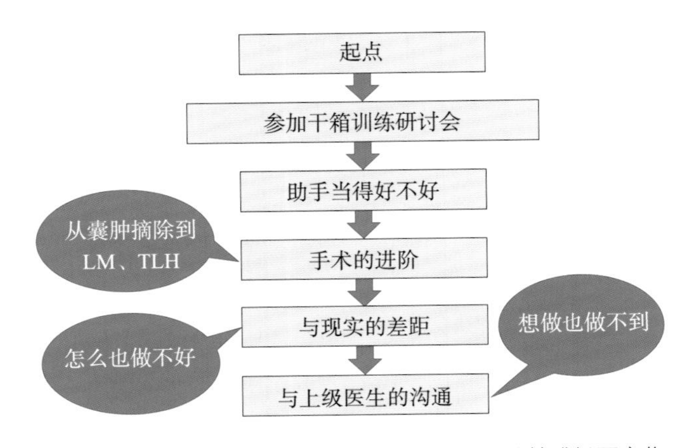

图9-1　学习腹腔镜手术过程中存在的问题会随着成长而变化

接下来，笔者将阐述成为腹腔镜手术术者的要点（表9-1）。

表 9-1　成为术者必须具备的条件

- 缝合等自我训练
  →高手们都在做
- 观看技术高超的医生的视频，直至参透
  →与开腹手术不同，可以在医院或家里学习，也有助于对解剖的理解
- 尽早消除自己的疑问点
  →自己创造向优秀的人请教的条件
- 让其他人评价自己的不足之处
  →客观地评价自己很重要
- 根据实力进行手术
  →手术的流程图画好了吗？一开始不要勉强，要知道哪里是自己薄弱的地方
- 与其他医院的同道积极沟通
  →吸收他人的技术风格，防止自己和本单位同道的“闭门造车”
- 花时间去手术室实地观摩
  →这里有光靠观看视频学不到的诀窍
- 预习和复习
  →术前进行图像训练，术后尽早复习
- 了解所使用设备的特性
  →不懂就不要使用
- 对现有的手术方式抱有疑问
  →经常思考一下（如子宫动脉的结扎、主韧带血管的结扎是必需的吗）
- 做适当的准备
  →向麻醉师和护士讲解（制作手册），准备工具和设备
- 开展新手术和术式扩展时
  →建议请求手术援助

缝合等自我训练

这在本书的前面章节中也有论述，在某种程度上是很有必要的。笔者认为最重要的是掌握左手的感觉。与开腹手术不同，腹腔镜手术是用受到限制的手术钳进行的，所以左手能熟练使用手术钳对于手术的进行是非常重要的，笔者认为干箱训练很适合培养这种感觉。另外，即使技术进步到了一定程度，维持感觉也是必要的。环顾四周，没有好好进行缝合练习就进行TLH的医生也大有人在。但是，现在业界内活跃的专家型医生都在进行缝合训练也是不争的事实。

观看技术高超的医生的视频，直至参透

如前所述，刚开始进行腹腔镜手术时，笔者所在的医院里没有指导者，学习技术的途径就是观摩研习DVD视频。与开腹手术不同，腹腔镜手术的优点之一是在手术室之外同样可以学习。另外，反复研习视频也有助于提高对解剖的理解。例如，对于TLH，如果手边有一个标准的手术视频的话，要写下在观摩手术时注意到的问题、技巧或要点。把这些记录下来（语言表述）是非常好的习惯，也就是说制作自己的教科书（讲义）很重要。

并且，掌握该手术操作流程的最快方法就是完全按照视频进行“copy”，即所谓的完全复制。在学习手术时，尝试各种方法是很诱人的，但在形成一定的模式之前，先把一种方法完整照搬是最重要的。而且要将参考视频参透，整个过程的各个环节你都能说出其中的手术方法和流程，这一点很重要。

尽早消除自己的疑问点

不管是作为术者进行手术，还是作为助手参加手术，自己有疑问的地方，尽早向上级医生询问并消除疑问是很重要的。如果在自己医院解决不了，可以通过编辑邮件或视频等方式向在研讨会上结识的医生提问。总之，尽早消除疑问是很重要的，推迟的话记忆也会变淡，对技术能力的提高也没有帮助。

让其他人评价自己的不足之处

可以这样讲，无论是术者还是助手，对自己的客观评价都很重要。做得顺利的手术得到的评价固然重要，但做得不顺利的手术得到的评价更重要。把不顺利的手术的视频给别人看会降低自己的声誉，一般人不愿意那样做，但实际上技术水平高的医生会对不顺利的手术进行评价，这样就能在之后的手术中吸取教训，技术才会提高。能

够客观评价自己技术的医生，技术最终会提高。

根据实力进行手术

这是不言而喻的。但是，从腹腔镜手术开始，在反复的病例积累过程中，确实存在这样一个事实，那就是你一定希望接触超过你能力范围的病例。例如卵巢囊肿的手术，能保证超过10 cm的皮样囊肿在剥除过程中不破裂吗？8 ~ 9 cm的LM出血时能快速缝合止血吗？存在可能超过500 g的子宫肌瘤的TLH如何确保术野的暴露和最终安全取出标本，等等，但更重要的是是否能够把手术的流程图描绘出来。去哪里旅行，当然要事先拟定交通工具、住宿等旅行计划表。与此相同，在手术前，能否描绘出从手术开始到结束的流程图也很重要。如果对这个手术流程图的制定有丝毫把握不足，就要认识到自己不应该做这个手术和术式。总之一开始不要勉强，要知道自己薄弱的地方。

与其他医院的同道积极沟通

与其他医院的同道进行交流，可以确认自己现在的手术方式是否是最合适的。另外，我认为掌握世界的标准、流程、共识，取得妇产科内视镜学会技术认证也很重要。换言之，仅靠自己的医院来完成是不够的，要通过与其他医院的交流来防止“闭门造车”以及片面的认知。自己医院现在的方法可能不是最好的，经常开阔眼界是很重要的。另外，在自己进行更高级的手术时或者在接受手术援助时，与其他医院的医生交流并得到具体的建议也很重要。

可以通过参加研讨会与其他医院的同行们进行交流互动，也可以在学会上交换名片。特别是撰写本书的医生，大多是有过艰苦学习腹腔镜手术经历的医生，所以如果有人向他们提出建议，他们一定会非常高兴。

花时间去手术室实地观摩

无论是在自己的医院还是其他医院，实地观摩手术都很重要。确实如前面所述，反复研习手术视频很重要，但在手术室里还能听到指导医生的即时讲解，有时还可以了解视频中无法传达的手术诀窍。因为在手术室可以实时了解手术的意图并提出疑问，比如为什么要这样做。另外，看别人的手术，能认识到自身不存在的更好的或者差的方面，特别是看同水平的医生的手术，这是非常重要的。

看过别人的手术后能得到借鉴的医生一定会进步。认真倾听上级医生说的“我说的是这个”“我是这样想的”，能吸收这些是很重要的。在别人的手术中，存在很多能借鉴到自己手术中的启示。

预习和复习的重要性（构建手术流程图）

即使在技术改进后，在手术前也要通过查看诸如MRI等影像来对手术进行图像训练，这一点很重要。术前需要评估的影像信息有很多，例如粘连程度、肌瘤的位置和数量。应该从最初就养成进行术前图像训练的习惯，笔者认为未必所有的术者都会执行这样的程序，但是在实施高难度的手术前，还是有必要进行术前图像训练，也就是说，能够将2D图像想象成术野的3D图像是相当重要的。

另外，术后不需要全程回看自己主刀的录像，但以等倍速复习不顺利的地方是很重要的（尽早）。通过等倍速复习，还能了解到镜下钳子的抖动、镜头的距离感以及正确的角度。然后养成思考什么是困难的、为什么进展不顺利的习惯，当然进展顺利的情况下也要思考为什么进展顺利，这个思考过程的反复，有助于技术的提高。这样是为了养成一种习惯，复习是不需要把所有的视频都看一遍的，可以下班回家后睡觉前回顾一下即可，总之要养成习惯。

众所周知，病例数对于手术技术的提高很重要。但是在什么也不思考的情况下做100例手术，和进行详细的术前评估、预习并复习手术的流程图的情况下实施1例手术相比较，后者更能提高技术。不言而喻，选择后者的医生在技术上会超过那些不加思考就进行100例手术的术者。病例数固然很重要，但边思考边做手术更重要，养成在做手术时思考为什么要进行这一手法的习惯至关重要（图9-2）。

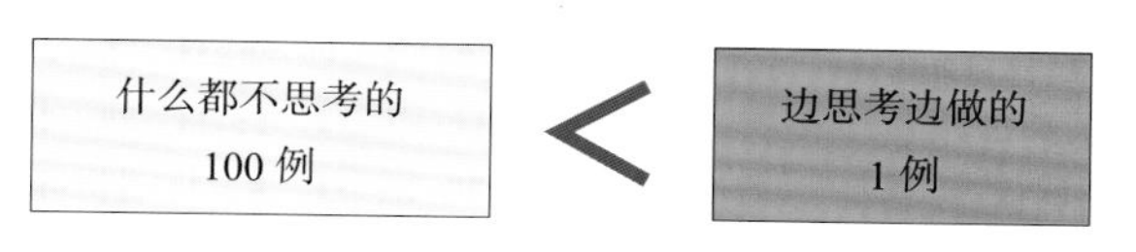

• 病例数固然重要，但更重要的是一边思考一边行动！
• 养成在做手术时思考为什么需要这个手法的习惯至关重要

图9-2 手术的要诀

了解所使用设备的特性

腹腔镜手术的特征之一是必须要依赖设备才能进行手术。在设备方面，各公司都推出了单极、超声波凝固切开装置、凝闭装置等各种各样的器械。每种设备都有其不同的功能和注意事项，但在使用前不去详细了解这些重要信息的情况也是随处可见。例如，超声波凝固切开装置是在热损伤方面需要特别注意的设备，其切割时温度上升超过200℃，而温度下降到60℃以下则需要40秒或更长的时间。超声波凝固切开装置在做功后马上接触输尿管等内脏器官是造成迟发性热损伤的主要原因。如果没有这样的知识，请不要仅仅因为在学会的午餐上听说过，或者某某医生使用过等短浅的理由而盲目使用。因此，利用扎实的知识进行设备的选择对于成为一名好的术者也是相当重要的。

对现有的手术方式抱有疑问

在掌握学习技术的过程中，大胆地对当前的标准技术提出质疑是重要的。例如，在TLH中识别输尿管的最佳方法是什么，是否有必要结扎子宫动脉，是否有必要缝合主韧带血管等。常常思考手术时为什么需要这个手法，它会产生什么样的结果，然后随着技术的改进，就会形成自己的手术风格。

做适当的准备（手术室相关）

当然，准备包括前面提到的预习，在此，笔者对手术室的准备进行说明。妇产科医生不可能单独进行腹腔镜手术，麻醉师和护士的合作必不可少。由于腹腔镜手术是在与开腹手术（如头低位）不同的环境中进行的，因此有必要事先向麻醉师解释手术的概况。这在刚开始引进腹腔镜手术时尤为重要，有必要举行包括护士在内的学习会议并制作手册。与麻醉师和护士之间的良好关系对于顺利进行手术非常重要，在术式扩展（如开展恶性肿瘤手术）时更加重要。手册内容包括术式、所使用的器械、患者体位等，将具体的项目用简单易懂的文字记录下来，以便理解和沟通。

另外，腹腔镜手术需要使用多种设备和器械，因此，有必要事先向手术室和一同进行手术的医生告知使用哪种设备和器械。腹腔镜手术已经开始，但器械仍没有准备齐全的情况想必大家也经历过，这可不是我们所希望的理想状态。

开展新手术和术式扩展时

在自己的医院开展新手术或术式扩展时，建议邀请指导医生进行手术援助。请来有经验的术者，不仅可以学习新术式，还可以同时学习手术的理念和器械的使用等，这是非常宝贵的机会。在开展新术式时，有可能发生并发症，所以术式扩展时最好请有经验的术者进行指导。也许有读者会问该找谁，本书由很多位在恶性肿瘤腹腔镜手术方面具有丰富经验的医生执笔，如果你愿意，他们会非常愿意助你一臂之力的。

以上列举了成为腹腔镜手术专家的重要事项。概括起来就是：设定目标，思考为实现此目标所必需的东西，预习和复习，做适当的准备，以及养成思考手术时为什么需要这一手法的习惯。

经验积累之不避斧钺——并发症

可以说，在进行手术的过程中，一定会出现并发症。这对任何专家都是一样的，而且并发症有时会在不经意间发生。并发症预防要点如表9-2所示。这里最重要的是通过对解剖的理解、术式的定型化（总是以同样的流程和手法进行）来确定需要注意的关键点。

表 9-2　并发症预防要点

①对解剖的理解
②始终用相同的流程和手法进行手术
③危险就潜伏在你注意力不集中的时候
④不要慌乱→防止二次损伤
⑤质量上不将就，不妥协。
⑥不要激怒助手

发生并发症时，听取其他医生的客观意见。并发症的事后共享也很重要

另外，要尽量保持冷静，创造一个（如及时向其他医生寻求支持等）可以保持镇定的环境也很重要。在环境方面，尤其术者比助手级别高的情况下特别需要注意，如果对助手太严厉，助手就会在高压下畏缩不前，手术会陷入更困难的局面。另外，适时地中转开腹也很重要，如果自身技术难以扭转困境，应毫不犹豫地中转开腹。

万一发生并发症，重要的是事后如何进行反馈，腹腔镜手术留有影像，一定要再回顾，而且要听取他人的客观意见。然后和大家分享一下如何预防，关键点在什么地方。这对以后的手术操作很重要，决不能让自己止步不前。诚然，观看发生并发症的手术录像可能会降低别人对自己的评价，但这只是暂时的，从长远来看，得到别人的客观评价会有很多收获。

笔者作为术者所意识到的

笔者作为术者所意识到的相关事项如下（表9-3）。

首先，不要拘泥于时间

急躁情绪会导致注意力下降，而且手法也会变得繁杂，最终耗费大量时间。当然，手术时间过长也是个问题，但还是预先留有一定的余裕比较好。关于手术时间，如果预计时间比较久的话，事先和麻醉师说明一下，通过术前沟通，给人的印象会大不相同。

另外，长时间手术时，要注意每2 ~ 3小时就要解除患者的头低位，变成仰卧位。这个时候，笔者会让助手放下手休息。助手的疲劳程度往往是术者的好几倍，这是需要认识到的一点。

对解剖的理解

这也是前面说过的最重要的。解剖因病例而异的情况很多，笔者自己的解剖学认

识至今也是处于不断更新的状态。

表 9-3　笔者作为术者所意识到的

- 不需要拘泥于时间（安全性优先）
  虽然时间过长也是个问题，但还是要预先留有一定的余裕。每 2 ~ 3 小时休息 5 分钟（患者体位变成仰卧位），助手休息等
- 对解剖的理解
  最重要。因病例而异的情况很多，要掌握正常解剖
- 模式的形成
  最终，无论何种术式，都要建立一定的模式（流程）
- 改善手术室的气氛
  腹腔镜手术是需要高度配合、共进退的手术，需要营造良好的氛围
- 获取信息，经常客观地看待自己
  学习吸收其他医院和其他术者的优点，并将其与对自己的客观评价结合

模式的形成

最终，无论何种术式，都要建立自己定型化的模式（流程）。这种模式的形成，有助于克服困难病例，也有助于术式的扩展。

改善手术室的气氛

腹腔镜手术是大家共享画面进行的手术，与开腹手术相比是需要高度配合、共进退的手术（在腹腔镜手术中会经历图9-3那样的场面，绝对应该避免）。笔者认为，无论是作为术者还是助手，尽量保持手术室的良好氛围，才能最终使手术顺利进行。

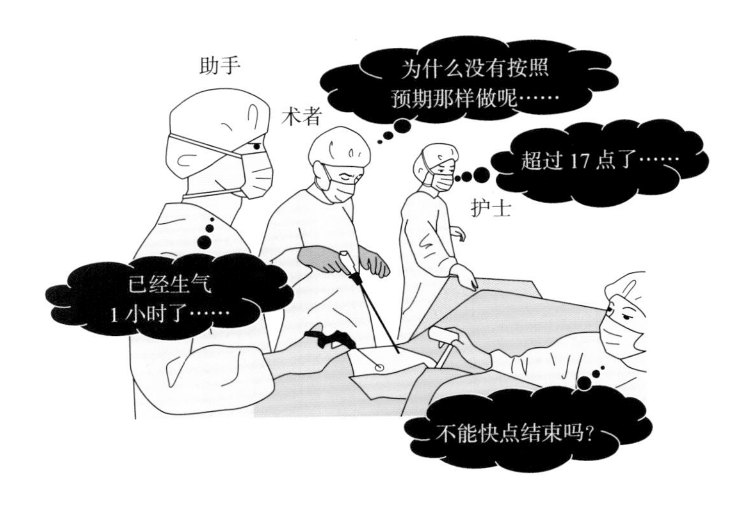

图9-3　笔者想要避免的场景

获取信息

技术提高到一定程度，级别高了，别人也就不提意见了。就此止步不前，技术很难再有进一步的提高。笔者认为，无论技术如何高超，学习吸收其他医院和其他术者的优点，并将其与对自己的客观评价相结合是非常重要的。

以上，对手术的态度进行了阐述。在一开始笔者就说过，腹腔镜手术在诊疗中只是一种选择，如果最好的策略是保守治疗，而不是手术，那就没有必要采取手术这种具有创伤性的治疗方式。

如果要进行腹腔镜手术，请遵守以下注意事项。

- 进行必要的准备——知识、技术、环境、工具。
- 每个病例都要预习（绘制术式的流程图），一定要养成复习的习惯，经常思考手术时为什么需要这一手法。
- 一开始就知道比较勉强，那就不要勉强。
- 考虑自身实力、适应能力、手术环境等因素，手术时时刻为患者着想。

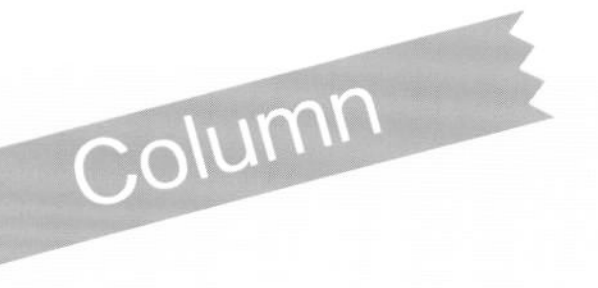

什么是高明的手术?

何谓高明的手术？（表9-4）“由灵巧的医生进行的手术”“由有悟性的医生进行的手术”？这样一来，对于以腹腔镜手术为目标的医生而言，恐怕只能放弃了。当然，拥有这些素质并不是坏事，但是这种灵巧和悟性是做腹腔镜手术必须具备的吗?

表 9-4　什么是高明的手术?

- 手术的理解≈解剖的理解
- 教授手术≈教授解剖学

高明的手术≈基于解剖的手术，只要熟悉解剖，即使笨拙也能做出高明的手术

可以说，实际手术所需要的是对手术的理解和对解剖的理解，而教授手术就是在教授解剖学。换句话说，高明的手术是基于解剖的手术，如果熟悉解剖，即使笨拙，也可以做出高明的手术。基于解剖学理解的手术是可重复的，不再是随意的手术。

这种情况下的解剖不是所谓的学生时代的解剖（当然也很重要），而是外科手术必需的临床解剖，这需要在学习外科手术过程中自己摸索和学习（通过实践总结出来的解剖理论）。腹腔镜手术能够促进对解剖的理解。

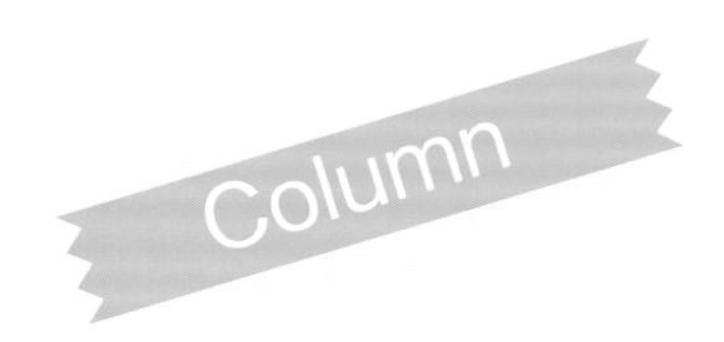

什么是助手能力?

腹腔镜手术与开腹手术相比，助手的能力是非常重要的。助手握持的位置越准确，组织就越容易受到良好的牵引，剥离、切开也就越容易，手术也就越顺利。另外，在镜头操控中适当的特写近摄和巧妙地利用斜视镜观察术野等也很重要。由此可见，助手能力在腹腔镜手术中非常重要，助手当得好的医生，手术也会做得好。助手能力不佳时，想做好腹腔镜手术是比较困难的，但作为术者，也不要把做不好手术的原因全归咎于助手（不要迁怒于助手），而是要考虑如何充分利用助手的能力去做好手术。有朝一日成为术者，也不要忘记自己当助手的时候。

第10章 e-learning

1 e-learning在学习中的重要性

新潟大学妇产科　矶部真伦

要　点

- 我们的世界充满了e-learning。个人电脑、智能手机、平板电脑等设备都能以低廉的价格买到，在如今司空见惯的网络环境中，可以自由且便利地使用各种应用程序和平台。
- e-learning大致分为4种（同步、非同步、非交互式、交互式）。根据学习、教育环境以及个人喜好，使用的e-learning也不同。
- e-learning有各种各样的方法，但各有各的特性。在充分发挥其各自特点的同时将其加以利用是很重要的。
- e-learning不可能承载我们的全部学习教育，但可适当使用，这样可以加强我们的学习教育效果，弥补短板。

在腹腔镜手术教育中，e-learning已经成为不可或缺的一部分。想必大家都看过Ethicon和Meadotronic公司网站提供的视频及YouTube上免费播放的视频，并从中学习过吧。这在笔者刚成为医生时是无法想象的。不仅是腹腔镜手术教育，像癌症治疗认证医生的小测验、临终关怀医疗讲习会的事前学习、医院的医疗安全管理的讲座等也都包含在e-learning中。

e-learning是electronic learning的缩写，是指利用信息技术进行的学习。在我们的周围，个人电脑、智能手机、平板电脑等电子通信设备随处可见。在大多数环境中都有网络覆盖，可以很容易地与全世界的人免费共享信息并进行交流。另外，教育和学习的工具、应用程序和平台也可以免费、方便地使用。在这样的情况下，使用教科书、铅笔、黑板、粉笔的教育和学习，正在被使用个人电脑、智能手机、平板电脑的网络环境所取代。

e-learning的好处是什么呢?当然，在偏远地区接受教育是第一位的。除此之外还有什么呢?让我们通过“同步”“非同步”“非交互式”“交互式”的四分表来分析e-learning的优点（图10-1）。

首先以时间为轴进行讨论。也许有人会回答，e-learning的好处是“可以随时在自己喜欢的时间学习”。无论何时何地，甚至在电车里都可以观看YouTube的视频。这也是为何e-learning的“非同步”被青睐的原因（图10-1中的①和②）。但是有的人可能会回答“因为可以配合对方的时间实时学习”。通过Skype等在个人电脑上实时观看某堂课，以及学会的实况手术直播都属于这种情况。也就是说，e-learning的“同步”更受欢迎（图10-1中的③和④）。

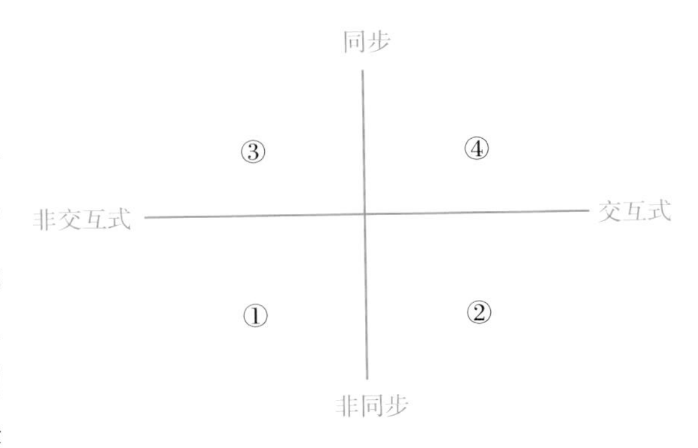

图10-1　e-learning的分类和四分表
按同步还是非同步、非交互式还是交互式来分类

接下来，我想以人际关系为中心进行讨论。有人说，e-learning的好处是“没有教学对象，也可以独自一个人学习。”YouTube的视频随时随地都可供个人学习之用，可以不用考虑对方的存在。也就是说，e-learning的“非交互式”更受欢迎（图10-1中的①和③）。但也许有人会回答：“因为可以从与对方的交流中学习。”Facebook、Chat以及Google form的问卷调查也属于此类。有了交流的对象，学习的过程中就包含了反馈的要素。这体现了e-learning的“交互式”（图10-1中的②和④）。

综上所述，e-learning大致适用于这4种分类。如果将主流的e-learning放在这个四分表上的话，便如图10-2所示。不过，即使是同一款应用，也会根据使用方法的不同而变化。如果在YouTube上使用实时聊天进行讨论，则是同步的、交互式的。但是，如果只是单纯的视频发布，关闭评论，就会出现非同步、非交互式的情况。

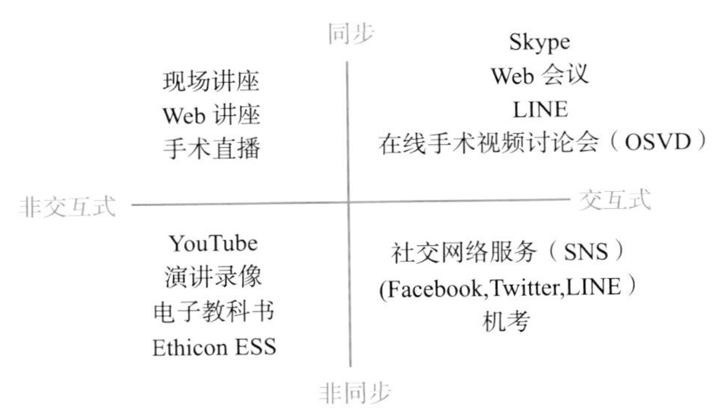

图10-2　e-learning的分类及其匹配的应用程序和内容
需要注意的是，它会根据使用方法的不同而变化

在这里，我们再来思考一下。读者喜欢的学习方法是这4种中的哪一种呢?恐怕无法锁定其中一个吧。根据学习的内容、时间、喜好等不同，所青睐的e-learning的方法也不同。另外，学习的一方和教育的一方也经常发生变化。也就是说，没有最好的e-learning方法。但有一点可以肯定的是，越往四分表的右上角（同步的、交互式的），就越需要彼此的时间和精力（图10-3）。另外，人员越多越往右上角走就越困难。如果世界上所有的e-learning都是同步的、交互式的，那就太费力了，使用起来也不方便。我已经说过很多次了，根据学习的内容、时间、喜好等不同，使用

e-learning的方法也是不一样的。

同样，e-learning也不可能承担我们学习、教育的全部任务。因为在e-learning的情况下学习略显枯燥和无聊。为了在教育中保持积极性，毫无疑问需要人与人之间的交流。通过适当使用e-learning，可以加强我们的学习教育，弥补短板。我们应该认识到，e-learning是今后我们学习教育中不可缺少的工具。

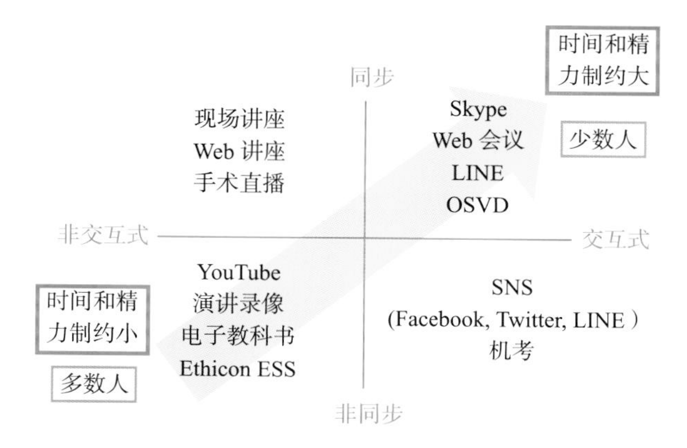

图10-3 e-learning的分类和精力

越往右上角，就越需要耗费精力，同时也有人数越多越难应对的倾向

利用 e-learning 学习和教育的实例

使用e-learning的学习和教育是无止境的。笔者本人对e-learning并不是特别在行，但是能够轻松驾驭的平台和应用越来越多，并正在将其应用到实践中。以下是实例。有同步、非同步、非交互式、交互式等方法可以供读者参考，如果可以运用到日常的学习和教育中，那就太好了。

利用YouTube进行训练（主要为非同步、非交互式）

在YouTube上看过手术视频和缝合结扎训练视频的医生应该有很多吧。本书的执笔者之一羽田智则医生的滑结视频和竹中慎老师的缝合视频拥有众多粉丝（图10-4），可以随时免费、反复观看。但是，在向公众公开视频时，应充分注意个人信息。另外也可以限定公开。

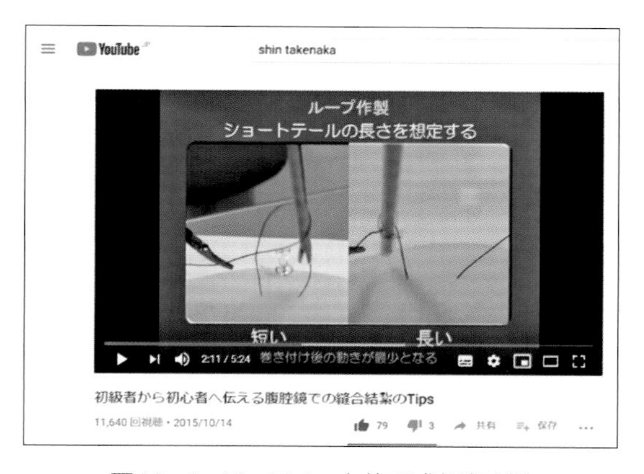

图10-4 YouTube上的手术视频1例

（《初级者传授给初学者的腹腔镜缝合结扎的诀窍》竹中慎）

利用企业网站的视频训练（主要为非同步、非交互式）

即使是企业网站，只要有密码就可以免费观看专家的视频（图10−5）。Ethicon和Medtronic都提供大量术式和相关内容。最近也出现了有声视频。这真是一个美好的时代。但是，我们应该认识到，企业网站的视频可能涉及一些利益冲突，一些信息是带有偏见的。

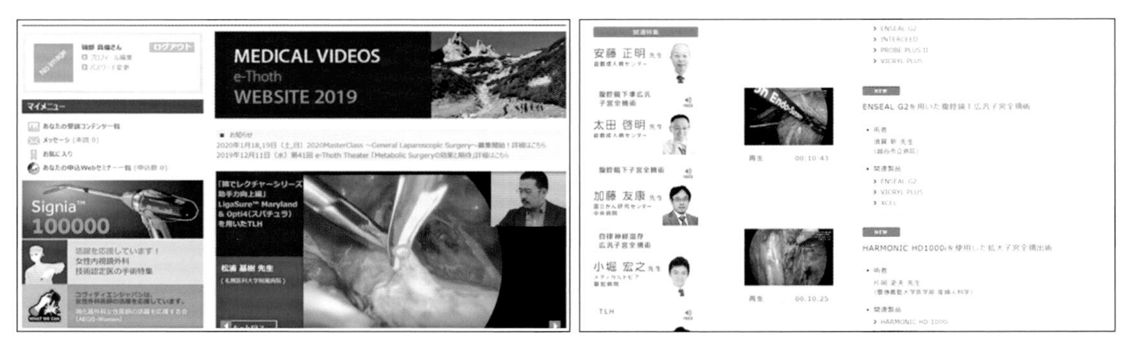

图10−5　企业网站的e−learning内容
只要注册就可以免费观看
（分别选自Medtronic E-thoth和Ethicon ESS网站）

利用SNS的训练（主要为非同步、交互式）

SNS是指社交网络服务（social networking service），是能够在Web上构筑社会性网络的服务平台。目前有Facebook、Twitter、Instagram、LINE等众多SNS。将大家每天都使用的SNS用于学习和教育的想法是在TRY研讨会上想到的。即使身处偏远地区也可以共享信息、视频和照片。另外，它是一个交互式工具，可以期待对方的反馈。之后（第224页）将有描述使用Facebook的训练的内容（图10−6）。另外，本书的执笔者之一堀泽信医生开发出了利用LINE的同步、交互式的实时缝合训练。这也将在后面（第228页）叙述。

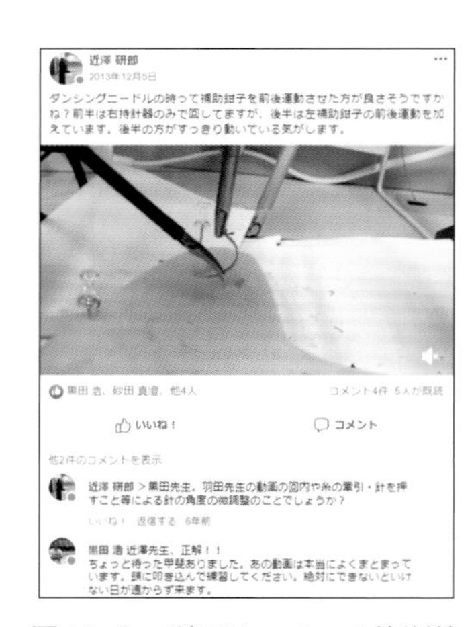

图10−6　利用Facebook的训练
（Facebook　来自第三届TRY研讨会小组）

利用Google form收集问卷（主要为非同步、交互式）

以前在研讨会等场合，为了了解学习者的需求，有时会使用问卷。以前采取的是发放纸质问卷后再收回的方法。现在只要有Google的账号，就可以轻松地免费创建调查问卷（图10-7）。将URL转换为二维码（这也是免费的），通过智能手机读取二维码，就可以很方便地完成答卷。另外，如果有网络环境，结果也会自动统计，非常轻松。如果在演示中使用这些，就可以实时反馈预演中的问题、意见和反应。

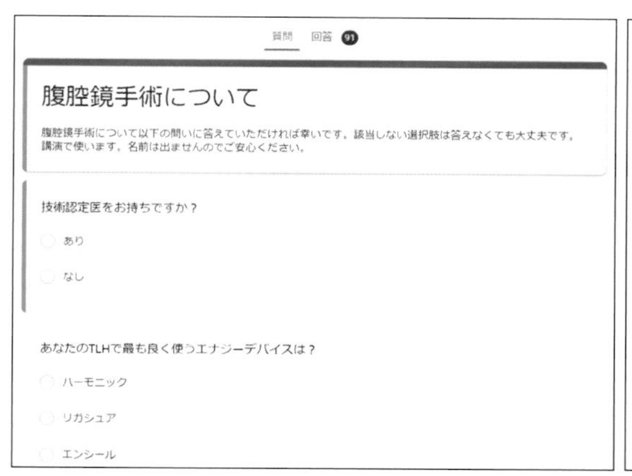

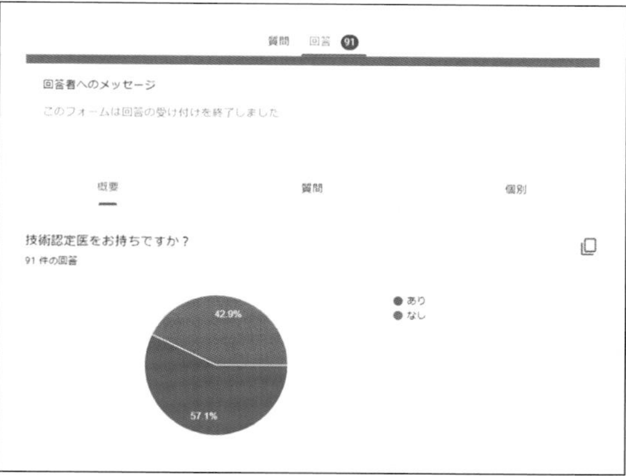

图10-7　Google form调查问卷和结果示例

（来自笔者的Google form）

利用云端共享和管理文件（非同步、非交互式）

在过去，我们一直依靠个人计算机存储和USB存储器来保存文件和视频，但是现在，如果存在互联网环境，我们可以将其保存在云端并可以在任何地方查看浏览，还能够轻松进行编辑（图10-8）。另外，下载、与他人共享以及与他人同时操作也很容易。

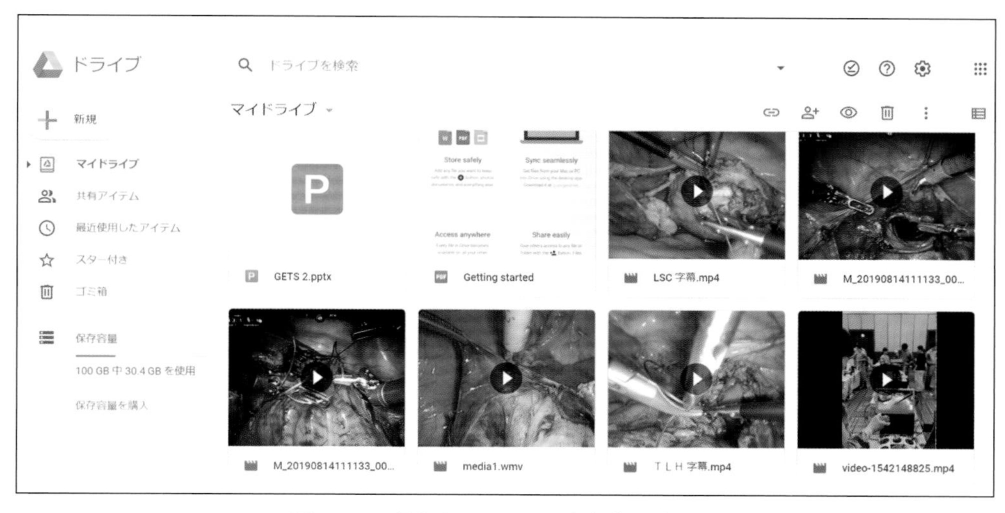

图10-8　保存在Google云盘中的手术视频

（来自笔者的Google云盘）

利用文件传输服务的视频共享（非同步、非交互式）

当想将大容量的手术视频作为文件发送时，文件传输服务（如Gigafile fly）非常有效。有密码设定、期限等，安全性也很高。另外，对方也不需要开设账号。

利用智能手机进行单人演示练习（非同步、非交互式）

笔者自己在评价演示练习时也会使用智能手机。也就是说，把自己的演示录制下来。当没有机会让别人评价自己的演示，或者自己想评价的时候，可以使用智能手机进行录像、录音，然后对自己的演讲进行客观的评价。对于想要自我提升的医生来说是极其有效的。当然，如果把正式演示也录下来的话，会得到更好的反馈。

OSVD（同步、交互式）

身处异地，就不能有机会实时共享手术视频进行讨论吗?针对这个问题，前文提到的堀泽信医生开发了在线手术视频讨论会（online surgical video discussion，OSVD）（参见第232页）。在伦理委员会批准的情况下，利用YouTube（现为Zoom）发布视频，通过实时聊天与全国的医生进行讨论。参会者采用会员许可制，上传得到患者同意的视频。这种情况下，就成了同步、交互式的e-learning。该系统使身处全国各地的人都能对视频进行反馈，具有划时代的意义。

结束语

在e-learning中，充分利用每种方法的特性是非常重要的。此外，还有无数种e-learning方法。然而e-learning不可能承载我们所有的学习和教育。因此，在人们的学习和教育活动中适当地使用e-learning，可以加强我们的学习教育，弥补短板。

2 以Facebook为媒介的训练

新潟大学妇产科 矶部真伦
东京医科大学妇产科 土田奈奈枝

要 点

- Facebook是一个实名认证的免费SNS，通过远程共享信息（文本、视频、附件等），有效地形成了社交群体。
- 与Mailing list相比，在Facebook上查看和管理每个主题（包括答复）更方便，并且还可以在各自方便的时间就某个议题进行讨论、反馈和问卷调查。
- 组群的文字讨论是对知识和技术进行语言表述的训练。
- 还可以按时间顺序回顾过去的内容。
- 由于是实名认证，这要求每个人必须要为自己的言论和行为负责，这使Facebook成为建立强调纪律的社群的有效SNS媒介。
- 即使在封闭式小组中进行讨论，也要注意个人信息的管理。另外，遵守社群规则和进行必要的管理也很重要。

Facebook是由Facebook，Inc.运营的全球最大的社交网络服务（social networking service，SNS），总部位于美国加利福尼亚州门洛帕克市。据估计，截至2019年4月日本Facebook的活跃用户数量达到了2600万。在这上面创建账户是免费的，但是必须实名认证。用户可以轻松上传和共享文本、照片和视频，公开范围可以单独设置，也可以创建一个封闭式小组。

笔者在2012年开始意识到Facebook对于学习和教学非常有用。在第1章也提到过，笔者在TRY研讨会中开始意识到距离遥远的医学同行之间很难创建社团小组，而使用Facebook可以有效解决该问题。以下是第1章的引文。

“每个人都回到自己的家乡并开始了训练。我们6个人和金尾教授之间的联络媒介是Mailing List……（中间省略）大家用Mailing list相互鼓励，随后便开始了各自的训练。尽管如此，本地的训练却是极其困难的。理由如下。

①在接受缝合的讲座指导之后，就没有重新复习缝合方法的途径了。

当时，诸如e-learning之类的形式还没有被开发出来，还无法从YouTube以及Ethicon等网站了解关于缝合技巧的知识。

②缺乏反馈。

自己一个人学习是很难的。由于对缝合训练中的有待改进之处和优点无法做到评价和分享，所以我只能在孤独的状态下闭门造车。

③没有形成良好的社群。

Mailing list这种形式，让我感到与千里之外的伙伴之间的距离非常远，也很难了解竞争对手们进行了什么样的训练及他们是如何成长的。”

因此，为了解决以上困难，第2届的学员们决定使用Facebook取代Mailing list，这样更容易获取视频，互相之间也可提供学习反馈，从而形成社群小组。这样做的效果非常显著，第2届学员们在Facebook上的互动非常活跃，再也没有人继续使用Mailing list了。另外，在教学方式上利用第1届学员的视频，通过屋瓦式教育法进行授课，同时让第2届的学员们彼此间分享视频，相互竞争，相互学习（图10-9）。这既增强了同期生的友谊，还使社群小组更加团结。这一成果从第2届学员成功延续到第3届学员，直到现在的GETS研讨会中也采取同样的形式。

有趣的是，在毕业之后，这些社群小组依然活跃，大家像校友会一样相互汇报各自在当地的病例报告，开展疑难病例讨论，进行信息共享，甚至召集学术会议的聚会（图10-10）。

近泽 研郎
2013年12月5日
用针时来回移动辅助镊子会不会更好一些？进针前半部分只用右边持针器转动，进针后半部分加用左辅助镊子前后移动。后面的动作最好干净利落。
黑田 浩、砂田 真澄、等4人
评论（4）已读（5）
赞
评论
显示其他2个评论
近泽 研郎 回复黑田教授，羽田教授的视频里向内旋针引线还有进针等是否可以通过针尖角度的细微调整来改善呢？
赞 回复 6年前
黑田 浩 近泽教授，没错！！再多练习一会就能收到成效。这个视频真的做得很好，请继续练习，加深印象。世上绝无难事...

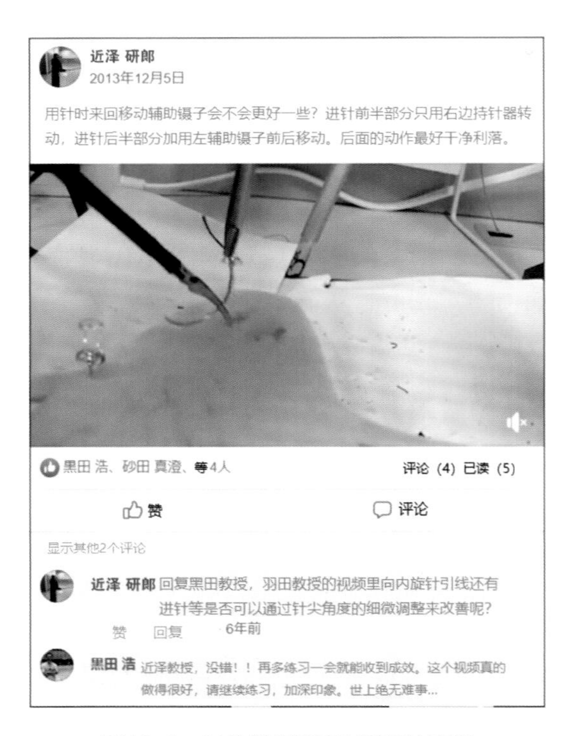

图10-9　对教学视频实时反馈的案例

（Facebook来自第3届TRY研讨会小组）

矶部真伦 刚刚创建了一个问卷
11月25日 11:54
想请教大家有关巧克力囊肿剔除的术式，腹腔镜下子宫双附件及肿瘤切除术和腹腔镜下子宫内膜异位病灶切除术哪种更安全可靠？
腹腔镜下子宫双附件及肿瘤切除术
+22
开腹下子宫内膜异位病灶切除术+盆腔粘连分离术
+7
腹腔镜下子宫内膜异位病灶切除术
其他
增加选项
权丈 洋德
评论（11）
已读（49）
赞
评论

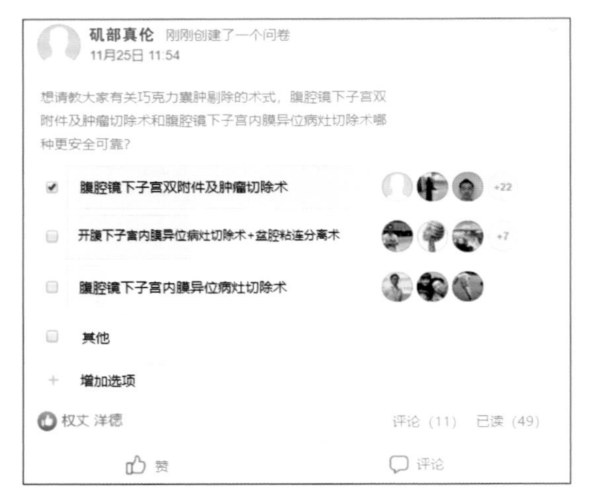

图10-10　利用Facebook的问卷调查功能

（Facebook来自腹腔镜手术教育研究会）

根据TRY研讨会的使用经验看，现将秉持相同目标的社群小组作为一个封闭式小组使用Facebook的优点、缺点和注意事项总结如下。

①Facebook可以使不同地域的人通过共享信息形成社群。

在同一个组织中找到志趣相投的伙伴其实是很难的。通过和其他地区的同事讨论和反馈，则可以获得新的想法和感悟。

②Facebook可以轻松上传文本、视频、文件、照片、问卷调查等内容。

大家都知道视频教学的效果很好。在Facebook上可以自由地通过视频教学，发送照片和文件等信息，还可以进行简单的问卷调查。

③Facebook的内容是按主题分类的，因此比Mailing list更易于查看和管理，还可以把知识和技术通过语言表述进行训练。

针对每个主题都组织了专门的讨论，之后很容易进行再回顾复习，而不会被杂乱的评论所淹没。此外，通过将平时凭感觉收获的知识和技术语言表述出来，还能成为重新审视自己的知识和技术的契机。

④可以按时间顺序回顾过去的内容。

学员们发表的内容将成为社群小组的共同财产，可以不断回顾复习以进一步巩固学习。

⑤大家可以在各自方便的时间使用。

繁忙的现代人，因为距离的隔阂使教育者和学习者难以调整同步时间。Facebook是非同步的SNS，人们可以在各自方便的时间观看或者发表，让彼此保持良好的来往。另外，有“SNS疲劳”这个词，不强制参与或评论也很重要。

⑥要求实名认证，每个人必须要为自己的言论和行为负责，这是SNS有效的管理手段。

这种情况下，实名认证起到了良好的引导作用。人们不会做出轻率或轻浮的举动。这对追求共同目标的医生们利用各自的规章制度形成群组有很大帮助。

⑦即使在封闭式小组中进行讨论，也要注意个人信息的管理。遵守团队规则和服从团队的管理也很重要。

必须注意个人信息的细心管理。提供患者手术视频时对隐私的保护要格外慎重。成熟的群组中有时会有一些大家心照不宣的规则，但将这些规则明文写出来也不失为明智之举。由于是封闭式小组的缘故，要考虑到小组的方向和目标有时也有可能是错误的。

⑧由于有些医生不擅长使用SNS，不要勉强让他们参与，同时允许大家自由退出。

总会有一定比例的医生不擅长使用SNS，尊重他们的意愿并保证退出自由是很重要的。让大家有退出自由，群组的自由度和信用度也会大增。

以 Facebook 为媒介的训练实例

下面笔者将汇报一个已经完成的教育实例。之前在某研究会上笔者做了一个针对异地的远程教育项目企划，即从2018年11月开始，为期3个月，在学习者和教育者不会面的情况下进行腹腔镜手术干箱训练教学（即远程教育）。教育者即为笔者，位于新潟市，学习者则是身在东京的毫无腹腔镜手术经验的一位研究生（本章的共同作者土田奈奈枝）。评价指标是3个月内，从持针完成3个结扎到剪刀剪线为止用时能缩短多少秒。初始测试的结果是超过2分钟，这显然是超时的。

对于像这样一个未曾谋面、距离遥远的初学者应该怎么进行教学呢？在各种各样的SNS工具中，我们选择了Facebook作为学习和教育的手段，理由如下。

①因为彼此都非常忙，很难安排共同的时间。

②一个人独自学习以上内容是非常困难的。

如本章第1节所述，基于满足“非同步、交互式”的特性，我们使用了Facebook作为学习工具。实际的教育过程中，由于是“1对1”的缘故，所以大多使用Facebook的“Messenger”。教学内容包括示范视频的提供、YouTube网站上的视频介绍、对实际操作视频进行语言表述的回复、对视频进行反馈等（图10-11）。我们还共享了Google云盘上的文件。

笔者切身感受到的使用Facebook的优点如下。

①彼此的时间安排不受约束；②可以共享视频；③记录可以保留（可以回顾）。

缺点如下。

①反馈方面存在时滞性；②反馈的质量不高。

土田奈奈枝
有时候可以像上面视频里那样
打结打得很好不会松动呢
线结松动的话有可能是进针
海绵部分过多了
之后在腹腔镜下打结的时候，
视野是反的也不要紧。右手推
线结，左手牵线固定即可。
输入信息...

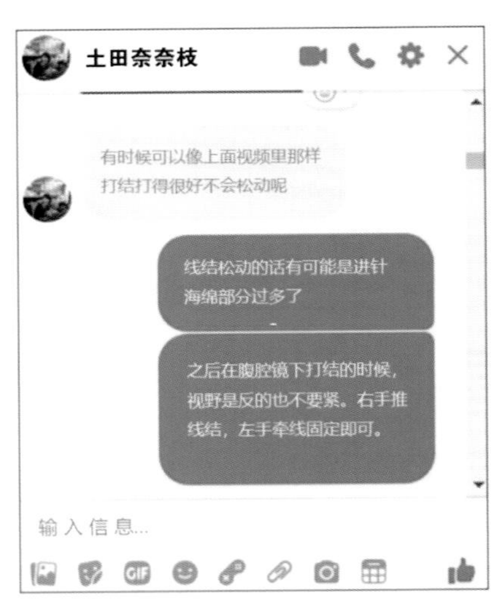

在 Messenger 上的交流

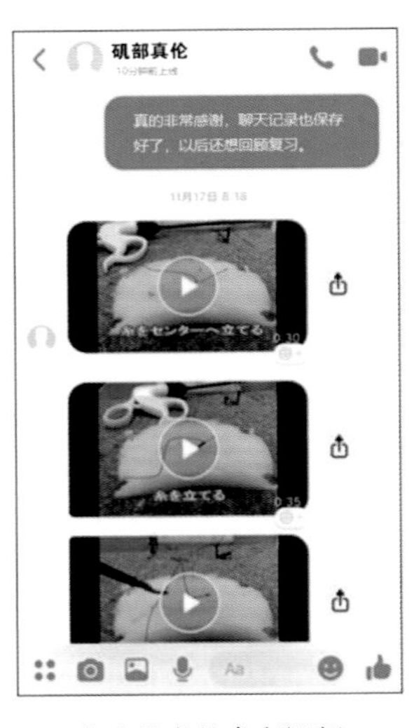

来自笔者的参考视频

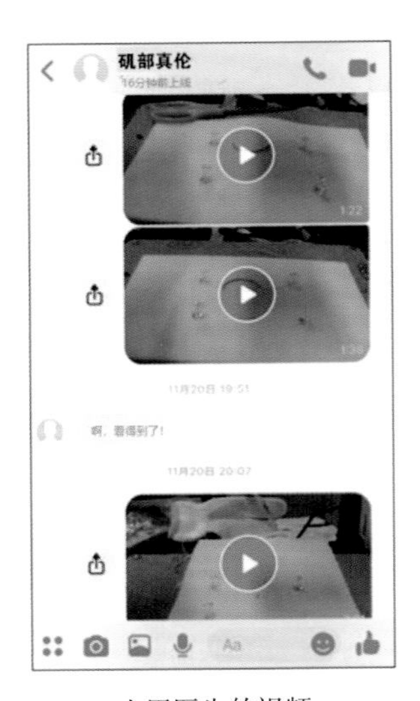

土田医生的视频

图10-11　通过Facebook Messenger进行远程教育的信息交流实例

（来自笔者的Facebook Messenger）

如图10-11右图所示，当学生向你发送视频时，你将如何答复并给出反馈呢？笔者认为可以是文字、无声视频或者配有语音的视频。如果仅用文字回复，虽然反馈速度快，但是反馈质量不高。尽管发送带语音的视频比较花费时间，但是这样反馈的质量是最高的。如果使用文字、无声视频和带有语音的视频进行交流，反馈花费的时间变长，虽然提高了反馈质量，但是投入的精力也增加了，确实会陷入两难境地（图10-12）。经过3个月的试错训练，加上本人的努力，最终操作的用时缩短到最快40秒（图10-13）。

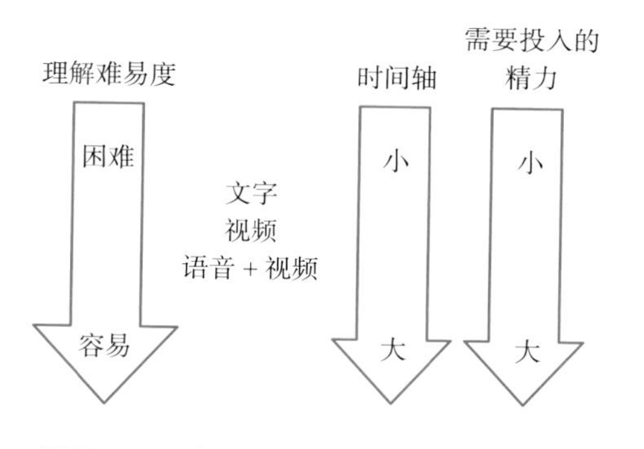

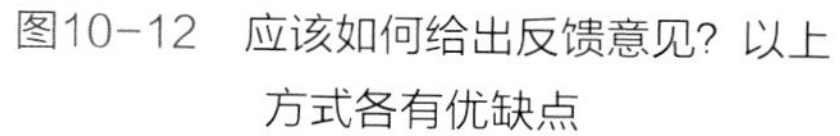
图10-12　应该如何给出反馈意见？以上方式各有优缺点

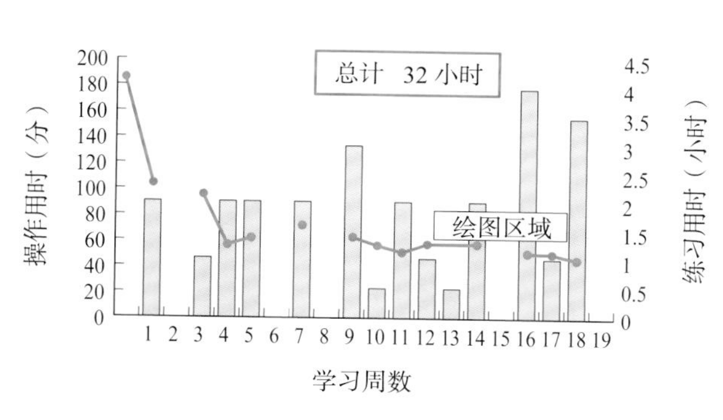

图10-13　使用Facebook进行远程培训的结果

这个“1对1”远程培训项目结束之后，当问到学习者遇到的最大的困难是什么时，得到的回答是“保持学习动力和反馈的时滞性”。这也是笔者一直在考虑的问题。

有什么方法可以解决这些问题呢？在反复思考之后，笔者提出了一个解决方案，就是创建由多人组成的社群。如果是“1对1”的教学关系，反馈组合只有$_2P_1$=2种，并且需要依赖双方（图10-14）。但如果1个教育者对应3个学习者，即1对3的关系时，则有$_4P_2$=12种反馈组合。换句话说，学习伙伴之间的反馈也是学习社群的组成部分（图10-15）。那如果2个教育者对应6个学习者，即2对6的关系又是怎么样的呢？将会有$_8P_2$=56种反馈组合。这将形成一个包含学习伙伴之间的反馈以及多样化教育的学习社群（图10-16）。笔者发现这次学习和教育的困难，除了远程教育本身的原因之外，还源于“1对1”的教育模式。由此可见，这是一次切身体会到在学习和教育中形成社群的重要性的企划项目。此外，这也是为什么Facebook能在TRY研讨会和GETS研讨会中在语言表述教学上取得成功的原因（图10-17）。

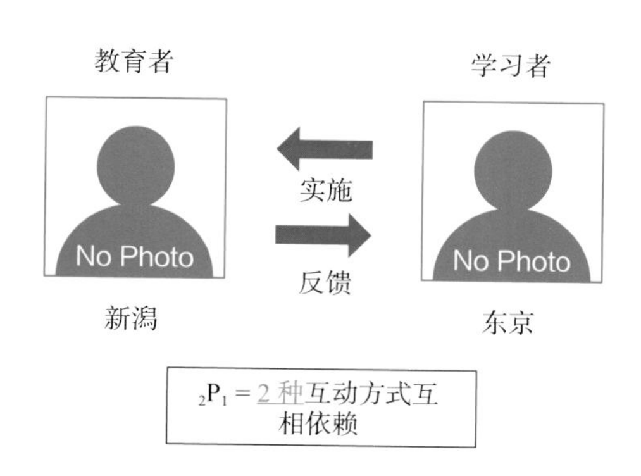

图10-14　“1对1”的教育

该图展示了“1对1”的教育方式是如何联系的，可以看出，只有2种方式，需要依赖双方

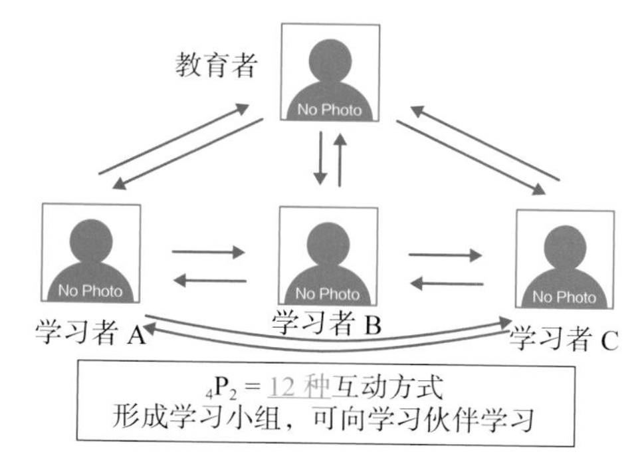

图10-15　“1对3”的教育

该图展示了“1对3”的教育方式是如何联系的，互动方式增加到12种，形成了学习社群，伙伴之间可以相互学习

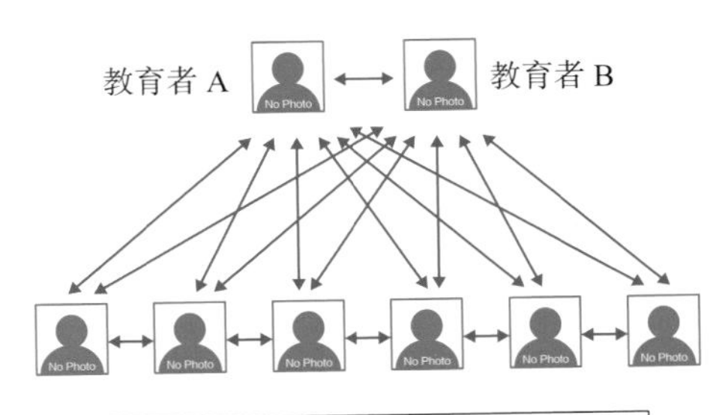

$_8P_2 = 56$ 种互动方式
形成学习小组，可向学习伙伴学习

图10-16 “2对6”的教育

该图展示了“2对6”的教育方式是如何联系的，互动方式增加到56种，形成了学习社群，除了学习伙伴之间的互相学习之外，也增加了教学方式的多样性

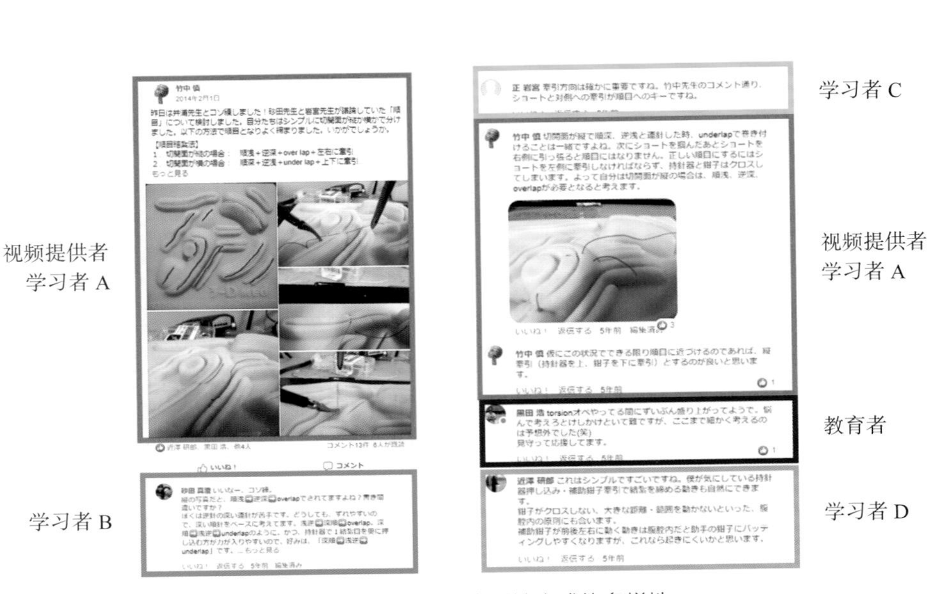

图10-17 学习小组中反馈方式的多样性

（Facebook来自第3届TRY研讨会小组）

结束语

本文介绍了利用Facebook的学习方法，特别是创建学习社群和远程教育的可行性。当然，Facebook并不是万能的，但通过使用此类SNS，可以强化在平时的学习和教育中欠缺的部分，进而进行更好的学习和教育。

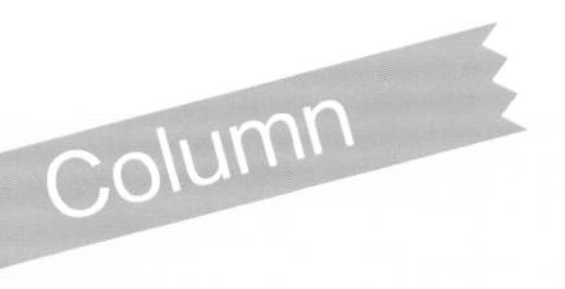

利用Facebook远程指导的回顾

2018年的夏天，笔者在初次参加的腹腔镜训练中有了一次非常痛苦的经历，当时误伤到猪的髂总静脉造成大出血，经过中转开腹方才止住血。不知道是否因为这次事件引起了注意，几个月后，笔者接到了“仅需通过与远在千里之外的指导者进行网络交流，就能超熟练地掌握腹腔镜干箱训练”企划项目的邀请。当时笔者所在单位的腹腔镜手术几乎全部采用皮下钢丝悬吊的免气腹法进行，加上猪手术培训失败事件的精神创伤，当时犹豫要不要参加这个项目。但是，当时本院也在计划引进气腹法腹腔镜术式，并且笔者对“不需要和指导教授见面，仅通过远程指导来提高水平”的内容非常感兴趣，就决定参加了。

在学习开始前，对学习者和教育者互不见面的情况下，到底能否相互传达想要传达的内容，我是半信半疑的。然而，从结果来看，笔者从准备用具阶段到缝合结扎完成仅需大约40秒，这些全部都是通过Facebook交流来实现的。由此说明，即使只是一个初学者，并且在没有指导医生在身边的情况下，依然可以通过远程指导来实现真正的进步。

这种学习方式最大的优势是，指导者和学习者之间没必要在练习时间上相互配合。我们最初在电话上商议策略花了6天时间。我们的生活方式居然有如此大的差异，实在出乎意料。而通过Facebook，将练习视频和问题发送到Messenger上，稍后就能获得反馈意见。与其在调整日程上花费精力，还不如在各自自由的时间里进行交流，这很适合我。此外，在Facebook上保留了所有的学习记录，以后随时都能回顾复习，这也是直接面对面指导不具备的优点。

但缺点就是难以保持学习动力。因为我当时作为研究生，正处于感受不到实际临床实践的成效的阶段，所以特别辛苦。虽然指导老师是其他大学的老师，这在某种程度上是挺有紧迫感的，但只要不登录Facebook，就能轻易偷懒。拍摄练习视频，发送到手机并上传到Facebook的工作虽然简单，但是忙起来的时候就会觉得这个很费功夫。

最后，这个企划项目成功的背后，有赖于指导老师对我的鼓励。从学习者的角度出发，一起朝着学习目标迈进非常重要。由于是远程指导，没有办法进行实时指导，因此需要付出相当大的精力才能给出反馈意见。笔者认为这需要指导老师肩负很大的责任和付出很多精力。但是，砚部先生无论多忙都能制作完成原创视频，并将解说和要领融合进视频里，就好像教授亲临现场直接教学一样，内容非常容易理解。今后笔者也将以这些视频作为范本继续练习，直至能完成实际的手术。在文末我要向我的指导老师砚部先生以及参与该企划项目的所有工作人员表示诚挚的感谢！

（土田奈奈枝）

3 使用LINE的远程培训

长野赤十字病院妇产科 堀泽 信

要 点

- 利用智能手机作为干箱训练的摄像机，利用智能手机与指导老师进行视频通话。利用互联网视频通话完成远程干箱训练的指导是可行的。
- 通过接受远程指导，可以切实提高镜下缝合结扎技术，因此有助于消除地区间和医疗机构间水平的差距。
- 虽然对提供远程指导的老师而言获益不大，但笔者期待着更多对培养晚辈抱有满腔热情的、致力于远程教育的指导老师的涌现。

读到本书此处的读者们，想必已经多多少少开始，或者即将着手训练了。但是，想想看，你的身边有指导老师吗？可以毫不犹豫回答“有”的，应该是身处优越环境的人，而且，应该已经拿到这本书了。然而，身处优越环境的人毕竟还是少数。很多读者，可能刚开始接触腹腔镜手术，要么是无所适从，要么就是刚刚开始实际操作就感受到了技术壁垒，或许是为了寻找摆脱这种状况的“方法论”才拿起这本书吧。随着腹腔镜手术的普及，指导老师的人数也在增加，但是能够认真培训，同时兼具技术、热情和时间充裕的指导老师是很少见的。

第10章的主题是e-learning。身边没有指导老师的医生通过“e-learning”也能继续学习。居住在长野的笔者在2018年11月至2019年2月的3个月时间里，利用LINE软件对居住在东京的后辈进行了远程个人指导。该后辈是一名研究生，日常工作没有腹腔镜手术相关的内容，周围更没有指导老师，但是她学习腹腔镜手术的热情非常高涨。本节将根据在这种环境下进行指导的个人经验，结合指导方法和成果，对利用网络视频通话进行远程指导的尝试进行解说。

指导方法

双方均准备好干式训练箱，使用智能手机作为摄像机，然后用HDMI线连接智能手机和液晶显示器。这样一来，就可以将智能手机的画面投屏到液晶显示器上，虽然手部动作和显示器画面之间存在大约0.2秒的时间差，但还是可以进行二维视野下的训练的。在这种状态下，双方的智能手机启动LINE，就可以开始视频通话了（图10−18）。这样就可以同时在显示器上看到自己的操作和对方的画面，就好像两个人站在“并驾齐驱”的两个模拟箱前训练一样，可以在观看对方的操作的同时进行实时指导（图10−19）。

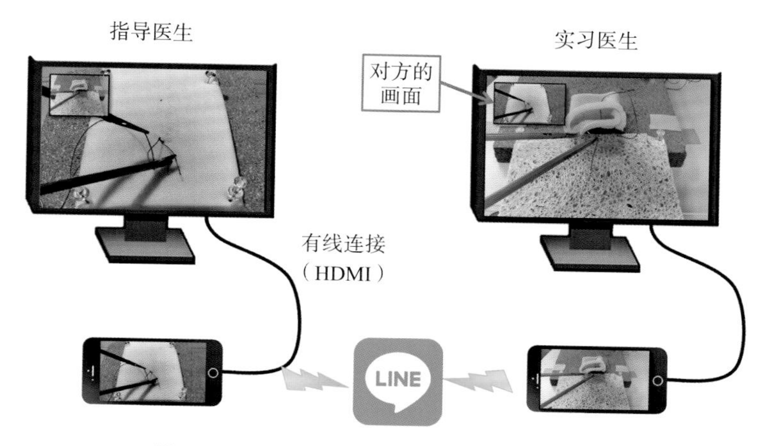

图10-18　通过LINE进行远程指导的方法

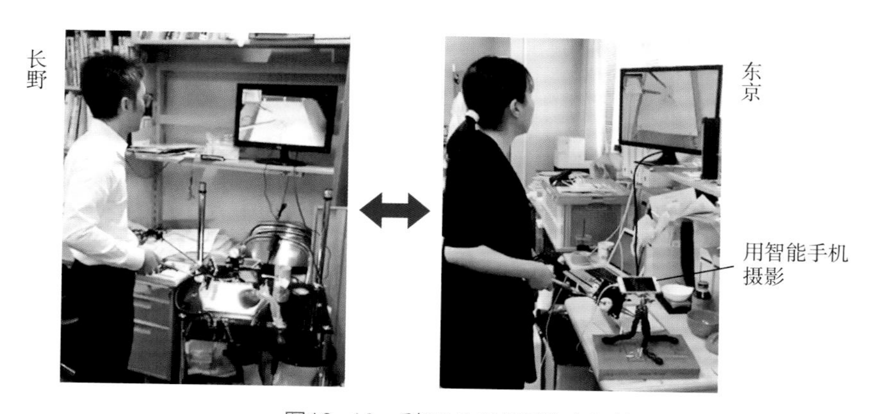

图10-19　利用LINE指导的实际情景

如果只是点评实习医生的操作，指导医生则无须准备模拟箱和显示器。只要有时间，就可以用智能手机一边观看实习医生的操作，一边进行指导。指导医生也准备模拟箱的优点是，可以当场演示难以用语言表述的操作技巧。

远程指导的成果

在2018年11月至2019年2月的3个月时间里，每隔2～3周进行1次远程指导，共计6次。每次时间约为30分钟。实习医生在每次指导之间，针对前次指出需要改善的方面，进行自主训练。以缝合结扎计时测试（持针、在海绵上运针、完成3次结扎、剪线）为课题，从训练开始到结束持续监测并记录时间。所需时间变化如图10－20所示。每周的练习天数为3～5天，用时从开始的9分27秒大幅改善到最佳纪录47秒。除此之外，她努力的态度也得到了认可，在研究生阶段就获得了所属医院进行TLH时完成阴道断端缝合的机会，并最终顺利完成。

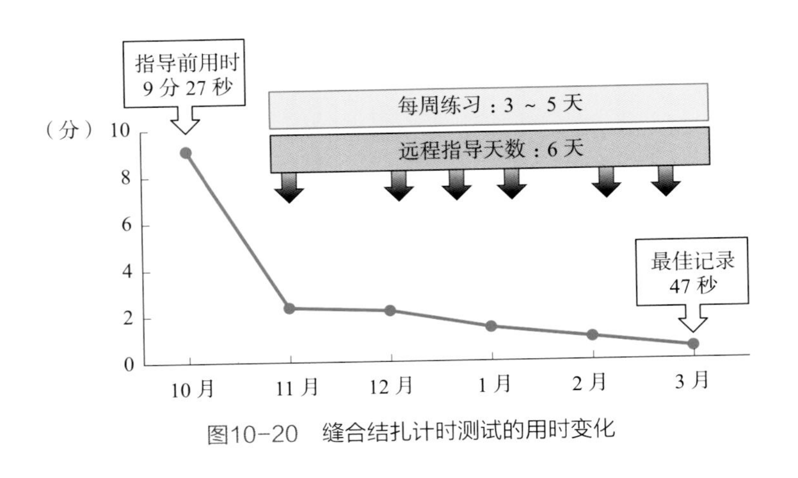

图10-20　缝合结扎计时测试的用时变化

远程指导面临的问题

表10-1所示为在远程指导的实施中，实习医生和指导医生各自的有利点和不利点。对于实习医生来说，远程指导可以在没有指导医生的医疗机构、产假期间、育儿假期间、外出研修留学等任何环境下进行，益处多多，没有什么不利点。但是对于指导医生而言，指导在自己医疗机构以外工作的医生几乎没有什么好处，而且还有耗费时间的不利点。远程指导最大的问题在于指导医生很难有热情和动力。就现状而言，医疗机构内部对后辈指导的责任感，可能是指导医生完成远程指导的动力。

表10-1　在远程指导中实习医生和指导医生的有利点及不利点

	有利点	不利点
实习医生	在没有指导医生的医疗机构、产假期间和育儿假期间、外出研修留学等任何环境均能进行	无
指导医生	无	耗费时间

结束语

通过网络视频通话进行远程指导，实习医生的腹腔镜下缝合结扎技术水平得到了极大的提高。据研究报道，通过接受交互式的远程指导，确实可以显著提高手术操作技术水平，从医疗机构内没有指导医生也可以接受指导教育这一点来看，这可能是消除腹腔镜手术的地域差别和医疗机构间水平差距的新尝试。然而，要实现远程指导，指导医生的积极性是不可或缺的。遗憾的是，目前指导医生的积极性取决于对培养后辈的热情，个人之间的差异很大。各位实习医生们，如果有这样热情的指导医生，请试着寻求远程指导。此外，希望在医局这样的组织中，能对进行教育的医生给予适当的鼓励，并期待能有更多的满怀自信和自豪的致力于远程教育的指导医生的涌现。

参考文献

1） Mizota T, Kurashima Y, Poudel S, et al. Step-by-step training in basic laparoscopic skills using two-way web conferencing software for remote coaching: a multicenter randomized controlled study. Am J Surg. 2018; 216: 88-92.

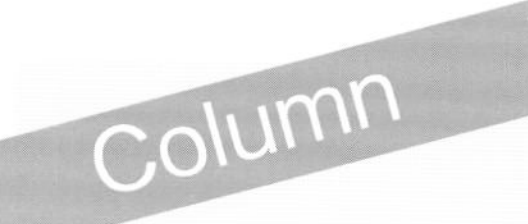

无论身处何处都可以进行腹腔镜训练
远程指导和养成习惯的力量

对于学习腹腔镜的医生来说，使用干式训练箱进行自主练习是必不可少的。可是实际上当我真正开始独自练习时，是很茫然的，因为对于保持恰当的手术视野、针和线的选择、持针器的拿法等，都无从下手。为了掌握手术技术，“正确的范本”和“反复练习”是必需的。作为一名研究生，我身边没有能树立“正确的范本”的指导老师。在这种情况下，我得到了接受来自长野县前辈远程指导的机会。在实际指导的过程中，最开始的学习就是如何保持正确的手术视野和操作空间。刚开始练习的时候，很难掌握镜下的远近感，但在反复练习之后，就完全不需要担心这个问题了。此外，前辈还指出了我在不知不觉中养成的不良习惯，还教我拿持针器的角度等小技巧，最终我缝合结扎的用时显著缩短。

在远程指导中，我还学到了在自主练习中“养成习惯”的重要性。刚开始训练时，我设立了“每天练习20分钟以上”的目标。但现实是，在做实验和值班的日子里，这个目标很难实现。当时，前辈教我要通过设立“不可能失败的小小目标”来养成习惯。我就给自己定了一个“每天要观看指导老师的示范视频”的小目标，希望能养成训练的习惯。最终我的小目标完成率几乎是100%。虽然时间很短，但是每天进行视频训练对掌握技术确实是有帮助的，我也切身体会到要想坚持不懈地扎实训练，必须养成习惯的重要性。

能在这么有限的时间内掌握缝合结扎技术，真的非常感谢我的指导老师。我想在未来成为指导医生的时候，我也能通过远程指导为后辈指导做出贡献。

（顺天堂大学妇产科教研室　武内诗织）

4 在线手术视频讨论会

长野赤十字病院妇产科 Sayaka Yamamoto 堀泽 信

要 点

- 为了满足地区腹腔镜手术的需求，提高整个地区医生的技术和培养技术认证资格的医生成为一大课题，但是在整个地区开展手术教育还存在很多困难。
- 长野县自2016年起引入了以Off-the-Job训练为中心的教育体系，其中衍生了独有的e-learning系统在线手术视频讨论会（OSVD）。
- 从2017年8月到2019年10月共举办了22次OSVD，目前已经成为全日本范围的学术活动。
- OSVD是地区性手术教育的有益手段之一。

OSVD 诞生的背景

直到数年前，长野县的各家医院对腹腔镜手术持有的积极或消极的态度仍不尽相同，还处于各家医院单独进行On-the-job训练的状态。于是，为了发展腹腔镜手术教育，长野县从2016年开始引入了腹腔镜研讨会等以Off-the-Job训练为中心的教育体系。

但是，长野县的面积非常广阔，属于很难频繁举办众多医生齐聚一堂进行研讨会等活动的地区。此外，由于妇产科医生人手不足，缺少专职医生的医院很多，去其他医院观摩学习或者周末去大城市参加研讨会的机会很有限。那么有没有不受地域和时间限制，又可以提高大家学习积极性的方法呢？经过各种考虑而诞生的想法就是OSVD。

OSVD 的概念

通过手术视频将参加者聚集在同一处的会议被称为视频会议（video conference，VC）或者视频诊所（video clinic，VC）。在长野县，因为地幅广阔，举办多人参加的VC的机会很少。OSVD则尝试在互联网上而不是现实的会议室中进行VC。

通过使用平板电脑或智能手机，无论在医院还是在家里，甚至在外地时都可以参加OSVD会议。当然这不仅限于长野县，全国任何地方都可以参加（图10-21）。

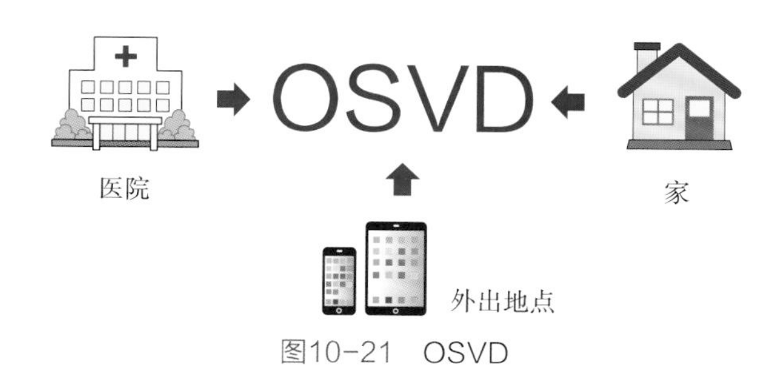

图10-21 OSVD

举办 OSVD

OSVD的发布方法

2017年，OSVD开展之初是利用YouTube live平台设置限定公开，并使用发布软件进行发布，从2019年8月开始使用专门进行云视频会议的软件Zoom（https://zoom.us/）。采用YouTube的理由是符合大多数会员的使用习惯、免费，而且一定程度上保证了高画质，但是即使确定了参加人数也无法确认特定的参加者，发布操作也非常麻烦。而Zoom可以实时确认特定的参加者，发布操作也很简单。

为了举办OSVD，需要：①主办方对视频进行募集，与视频提供者确定会议日期（通常会在晚饭结束后的20：00～21：00开始）；②视频提供者根据提供视频的必要条件编辑时长约1小时的视频，向主办方发送手术视频，由主办方再次确认；③主办方以邮件方式告知会员举办日期和会议题目、病例的详细情况，并在举办之前在官方网站的会员限定页面附上会议链接。邮件通知一般在会议开始的2周前、1天前、30分钟前发送（图10-22）。

截至2019年10月，全国范围内已经有超过130名会员，为了满足大家的各种需求，OSVD分为以研修医生的手术视频和技术认证医生的示范手术视频为主的basic版和以疑难病例、恶性肿瘤病例和并发症病例进行的advanced版两个级别（图10-23）。

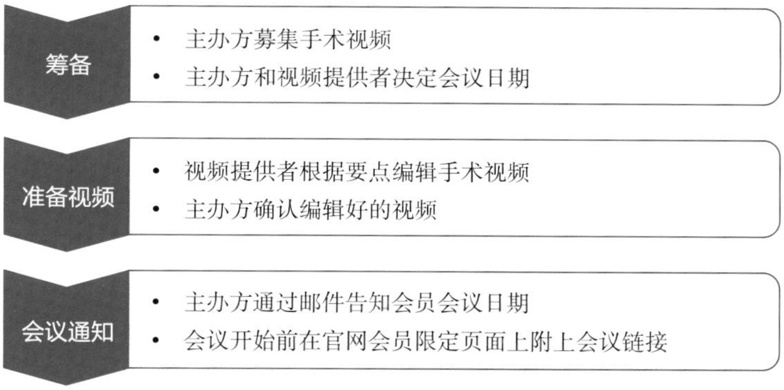

筹备
- 主办方募集手术视频
- 主办方和视频提供者决定会议日期

准备视频
- 视频提供者根据要点编辑手术视频
- 主办方确认编辑好的视频

会议通知
- 主办方通过邮件告知会员会议日期
- 会议开始前在官网会员限定页面上附上会议链接

图10-22 举办OSVD的流程

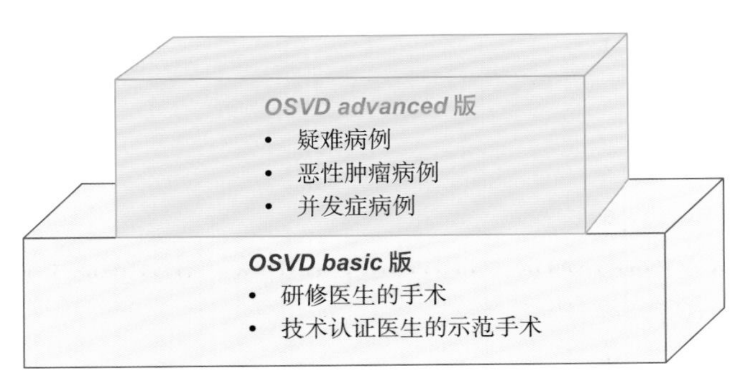

图10-23　不同级别的OSVD

OSVD的参加方法

从OSVD的网站进行会员注册。为了避免会员数无限制地增加，新会员需要老会员的介绍才可以注册。下载Zoom之后进行免费注册。通过邮件确认会议时间，并在会议时间打开OSVD官网会员限定网页，点击会议链接，启动Zoom软件，就可以参加会议了。可以一边观看手术视频，一边在聊天窗口进行实时讨论（图10-24a）。利用Zoom进行的OSVD中，可以在参加者窗口查看参加者，实时掌握参加者情况（图10-24b）。在Zoom系统中，参加者还可以对视频添加文字和声音（2020年3月该功能停止使用）。

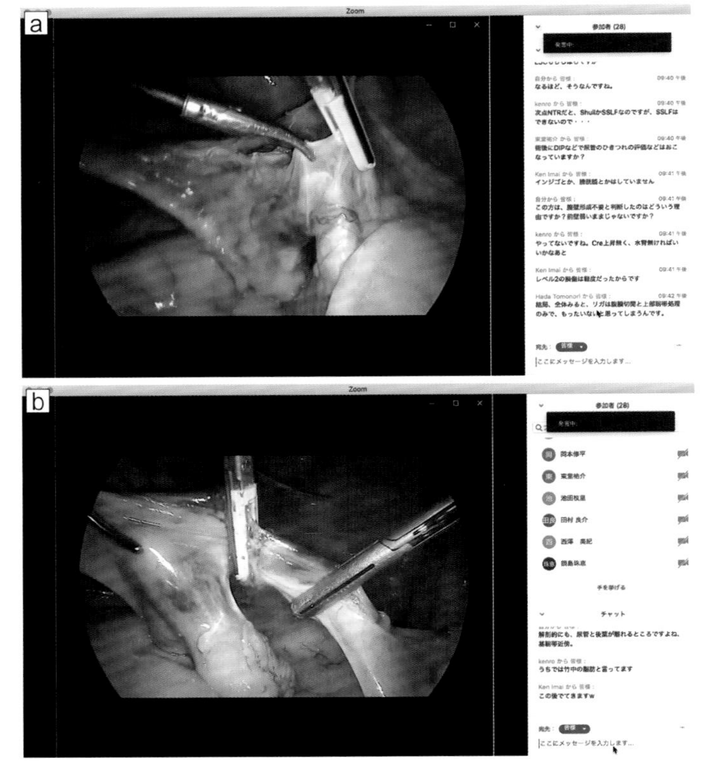

图10-24　使用Zoom进行OSVD的实际画面

OSVD的举办频率和内容

经伦理委员会批准之后，OSVD已经举办了22次，每3 ~ 5周举办1次。在已经举办的OSVD中，有12次为advanced版，有10次为basic版。具有技术认证资格的医生的手术讨论至少18次，内容分别是：TLH15次，LM2次，还有其他主题，如腹腔镜下附件切除术、子宫内膜异位症的粘连剥离术、腹腔镜下广泛子宫切除术、腹腔镜下盆腔淋巴清扫术，以及关于并发症的病例讨论等。

将2017年举办的3次OSVD的内容进行统计，参加人数最多为23人，每小时评论高达153条，技术认证医生的比例为38.8%。

OSVD参加者的心声（问卷摘录）

- 能直接和各个地区的医生们进行交流，我觉得受益匪浅。
- 虽然有很多比较苛刻的话，但是从中能知道大家的烦恼是什么，做着怎样的手术，而且还看到了在自己医院无法看到的内容，这也是一种学习体验。
- 学会上的手术视频只展示做得好的部分，而OSVD则可以清楚地看到其他部分，还能了解到自己医院以外的做法和操作速度。
- 生孩子之后，我很难出席和参加学术会议，能够在网上观看手术视频，并且能听到很多医生的讲解，这真的非常有意义。

对伦理问题的考虑

OSVD需要将手术视频上传到互联网，如何应对个人信息的泄露风险成为课题。

根据医疗・护理相关从业者的个人信息正确处理指南（厚生劳动省个人信息保护委员会2017年4月14日）（表10-2），只要充分匿名化，手术视频本身不被视为个人信息，可以用于学会发表等方面的用途。

OSVD需要上传手术视频，但这和在学会发表演示视频不一样。在一定的前提条件下（①管理观看视频的会员；②仅向指定的会员公开视频），可以认为OSVD个人信息泄露风险和在学术会议上演示视频是一样的（即使在会议上，观众也可能对发表的内容进行录像，学会成员以外的观众也可以旁听）。此外，根据《个人信息保护法》第二十三条（表10-3）规定，将匿名化处理后的手术视频发送给运营方上传到YouTube等视频发布网站，在获得本人同意的情况下，是合法的。

为了满足上述前提①②，我们创建了OSVD的专用网站（https://doubleholix.wixsite.com/osvd）。会员注册需要同意网站上的参与协议，从而可以管理观看视频的成员（①），OSVD的会议端口和链接仅显示在会员登录后的页面上，就能仅向指定的会员公开视频（②）。提供视频的会员必须要满足表10-4的条件，确认手术视频的匿名化，并且没有不恰当的病例。该会员注册系统在网站上实施之后，于2017年8月获得了长野市赤十字病院伦理委员会的批准。

表 10-2　医疗 · 护理相关从业者的个人信息正确处理指南
（厚生劳动省 个人信息保护委员会 2017 年 4 月 14 日）摘录

Ⅱ 1. 个人信息

个人信息是指有关在世个人的信息，该信息包括姓名、出生年月、其他可识别特定个人的描述（包含易于与其他信息进行核对，并可识别特定个人的内容），或者包含个人识别码的内容等。

Ⅰ 1. 个人信息的匿名化

当在学术会议或学术杂志上发表特定患者的病例或者手术者的案例时，应隐去其姓名、出生年月、住址、个人识别特征等，完成匿名化。当某些病例和案例难以完全匿名化时，必须得到本人同意才能发表。

表 10-3 《个人信息保护法》（2003 年　法律第 57 号）摘录

（第三方提供的限制）

第二十三条　未经个人事先同意，个人信息处理的从业者不得向第三方提供个人信息，但以下情况 * 除外（本书省略 * ）

2　关于向第三方提供的个人信息（不包括敏感的个人信息，适用于本节下文）。个人信息处理的从业者除了应当事人要求停止向第三方提供可识别当事人本人的个人信息之外，以下情况则根据个人信息保护委员会的规定，需事先通知当事人或者获得当事人的许可，同时向个人信息保护委员会报告，可以向第三方提供个人数据，而不受前一项规定限制。

一　以提供给第三方使用为目的。

二　向第三方提供个人数据的项目。

三　向第三方提供的方法。

四　应本人的要求，停止向第三方提供可识别当事人的个人数据。

五　接受本人要求的方法。

表 10-4　在 OSVD 上提供手术视频的必要条件

- 手术的并发症方面没有争议，或者在今后产生争议的可能性极低。
- 视频的录制内容不会显示可以推测出术者、医院和患者的信息。
- 获得关于在学会等使用手术视频的书面同意。
- 视频为视频提供者自身操作的手术视频，或者是已经公开的手术视频。
- 有教育意义的示范病例或者手术难度大的病例。

对 OSVD 的展望

自从采用Zoom以来，视频发布变得简单，任何人都可以成为主办方举办OSVD。除此之外，OSVD还具有许多方面的发展潜能。

在限定地区举办

OSVD的优点之一是可以跨区域进行沟通和交流，以了解其他医院或其他地区的做法。但如果只在院内或者关联医院之间举办的话，由于人数较少并且有相熟的伙伴，讨论交流可能会更加活跃。在工作时间以外举办活动的优势是育儿或者出差的医生也可以参加。

在使用视频教育的其他学科举办

实际上，我们正在研究在胃肠外科领域举办OSVD。除了腹腔镜手术之外，其他有影像记录的学科都可以举办。Zoom不仅可以共享视频，还可以共享发布者的显示器桌面内容，因此还能使用演示文稿和幻灯片举办远程会议。

跨国举办

只要具备合适的通信环境，OSVD可以在世界各地举行。

结束语

在笔者立志从事妇产科工作的时候，长野县很多家医院都没有引进腹腔镜手术，因此认为腹腔镜手术是只有少数人在少数医院进行的手术。然而随着采用以Off-the-Job训练为中心的教育体系，不再受所属医院的条件的影响，年轻医生的意识确实发生了变化。我们希望OSVD不仅可以保持在Off-the-Job训练中培养的技能和积极性，还能进一步提高这些能力。

此外，因OSVD而相遇的成员们可以跨越环境和等级的界限进行讨论，这是一件令人非常高兴的事。尽管目前是一个信息和知识爆炸的时代，但是仅靠自己想要持续提高技术和积极性是有困难的。参加OSVD的一大优势是通过讨论手术视频，能够与不同学习环境的成员交流，提高学习积极性。

要成功举办一次OSVD，除了主办方之外，同意视频发布的患者、视频提供者和参加者都缺一不可。在此对与OSVD相关的众多人士表示感谢，我们将继续致力于消除腹腔镜手术的地域和各医疗机构之间的水平差异，希望OSVD今后作为手术教育的工具之一能得到进一步的发展。

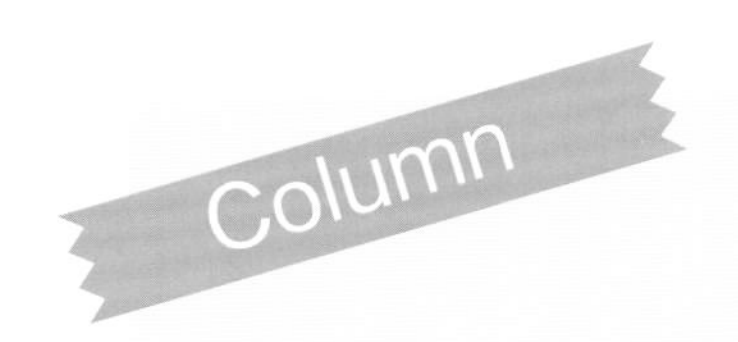

众筹体验记

Zoom唯一的缺点是每个主办者需要交2000日元/月的费用。于是我们决定通过众筹的方式来寻求支持。通过搜索“众筹”，我们决定选择一家医疗类项目较多的运营公司，并立即发送了咨询邮件。下一步就是与各个项目的负责人预约会面。公司有人打电话询问我OSVD是与什么样的人及如何举办的，今后想如何发展等。此外，医疗类的项目如果得到院长的许可的话，项目的成功率将很高。因此，笔者和本书合著者堀泽医生一起去见院长并获得了许可。之后我们一边与公司负责人商议，一边根据手册的流程制作了合同和项目细则。所谓回报，是我们对各位支持者的谢礼（虽然只是在OSVD的网站上留名）。经过多次交涉，终于完成了合同和项目细则。众筹项目于2019年9月6日顺利公布，目标为24000日元，每人可捐1000日元或2000日元。令人惊讶的是，在通知了OSVD会员的第二天，项目就完成了目标。接下来设定的下一个目标，增加了OSVD网站的运营资金（38000日元/年，过去由堀泽医生自费支出），定下70000日元的新目标。该项目在11月30日完成目标，获得了40人的资助，总计85000日元。虽然众筹的规模不大，但是没想到能得到这么多人的支持，笔者非常惊讶和感动。虽然笔者自身并不擅长做拉人入伙的事情，但是通过众筹得到了很多人的支持，这让我认识到为了自己想做的事迈出第一步是多么重要。

（Sayaka Yamamoto）